脊柱感染的影像学诊断
Imaging of Spinal Infection

主　编　（突）穆罕默德·费提·拉德布（Mohamed Fethi Ladeb）
　　　　（新加坡）威尔弗雷德·C. G. 佩赫（Wilfred C. G. Peh）

主　译　杨开舜　李绍波　王仕永

北方联合出版传媒（集团）股份有限公司
辽宁科学技术出版社
·沈　阳·

First published in English under the title

Imaging of Spinal Infection

edited by Mohamed Fethi Ladeb and Wilfred C.G. Peh

Copyright © Mohamed Fethi Ladeb and Wilfred C.G. Peh, 2021

This edition has been translated and published under licence from

Springer Nature Switzerland AG.

图书在版编目（CIP）数据

脊柱感染的影像学诊断 /（突）穆罕默德·费提·拉德布（Mohamed Fethi Ladeb），（新加坡）威尔弗雷德·C. G. 佩赫（Wilfred C. G. Peh）主编；杨开舜，李绍波，王仕永主译.—沈阳：辽宁科学技术出版社，2023.8
ISBN 978-7-5591-3047-1

Ⅰ.①脊… Ⅱ.①穆…②威…③杨…④李…⑤王… Ⅲ.①脊柱病—影像诊断 Ⅳ.①R681.504

中国国家版本馆CIP数据核字（2023）第099913号

出版发行：辽宁科学技术出版社
　　　　　（地址：沈阳市和平区十一纬路25号　邮编：110003）
印 刷 者：辽宁新华印务有限公司
经 销 者：各地新华书店
幅面尺寸：210mm×285mm
印　　张：15
插　　页：4
字　　数：360千字
出版时间：2023年8月第1版
印刷时间：2023年8月第1次印刷
责任编辑：吴兰兰
封面设计：顾　娜
版式设计：袁　舒
责任校对：闻　洋

书　　号：ISBN 978-7-5591-3047-1
定　　价：218.00元

投稿热线：024-23284363
邮购热线：024-23284357
E-mail:2145249267@qq.com
http://www.lnkj.com.cn

译者名单

主译

杨开舜　李绍波　王仕永

副主译

任莉荣　何健荣　姚汝斌

参译人员（按姓氏汉语拼音排序）

龚向东　郭纬莲　李　茂　李　蒙　李　颖　李忠杰

刘飞飞　刘洪志　阮玉山　童　欢　王晓伟　吴海芸

许吉涛　杨保家　杨发俊　仪洋洋　张红霞　张　磊

张　明　赵乾龙　周邦宇

谨以此书献给我们的学生和影像学未来的青年。

译者序言

　　在全世界范围内，迄今为止脊柱感染性疾病仍然是影响人类身体健康的一个重要因素，它可引起严重的神经系统并发症，甚至死亡。近年来，由于人口老龄化、HIV 感染、长期全身使用皮质类固醇、糖尿病、器官移植、脊柱内植物的广泛应用、恶性肿瘤等因素，无论在发达国家还是发展中国家，脊柱感染的发生率呈明显的上升趋势。

　　由于脊柱感染的早期临床特征缺乏特异性，加之病原微生物学检查以及病理学检查所存在的局限性，使得早期诊断脊柱感染困难重重。目前在脊柱感染诊断的诸多手段中，影像学检查仍然占据重要地位。据我所知，目前国内还没有一部有关脊柱感染的影像学诊断专著。因此，我们选择了由美国 Springer 出版社出版的、由突尼斯 Mohamed Kassab 骨科研究所的 Ladeb 教授和新加坡 Khoo Teck Paut 医院放射诊断科的 Peh 教授主编的 *Imaging of Spinal Infection* 一书进行翻译，以弥补此类书籍中无中文版本的缺憾。该书以大量文献综述为支撑，涵盖了有关脊柱感染影像学的各个方面，包括最新的影像学进展以及核医学技术，并配以大量的精美图片说明。本书也充分肯定了穿刺活检技术在脊柱感染诊断中的重要价值，并对穿刺方法、技巧等进行了详细总结。编者在最后一章提出了脊柱感染的诊疗策略，实现对该类患者有效诊断和管理。本书内容翔实、制作精良、注释详尽，具有重要的参考价值，适用于从事肌肉骨骼影像学和神经影像学的医生以及骨科、脊柱外科医生作为参考。

　　大理大学第一附属医院脊柱外科团队组织了本书的翻译工作。他们克服了临床、科研、教学工作繁忙等困难，精诚合作、精益求精，使本书的翻译工作得以高效地完成，谨此表示衷心的感谢！

　　本书是我科团队首次翻译的国外专著。在翻译过程中我们尽可能地忠于原著，对发现的明显错漏问题依据我们的理解并参阅文献进行了补充解释。由于中外术语表达或理解方面的原因，加之我们的知识和翻译水平有限，译注内容可能存在一些欠妥或偏颇之处，敬请各位读者、专家、同道批评指正。

杨开舜

2023 年 5 月 25 日

前言

20 世纪中叶，抗生素和抗结核药物的发现给彻底控制人类感染带来了希望。然而，尽管在诊断和治疗方面取得了惊人的进步，但在人口密集流通的环境中微生物的扩散不断增加，使得感染仍然是一个主要问题。此外，随着外科手术和介入手术的增加，导致机会感染大量发生，并且与全球化相伴而来的是骨结核的复苏，即使在发达国家也是如此。因此，骨骼感染的诊断，特别是脊柱感染，仍然是我们临床实践中主要关注的问题之一。

本书由 Ladeb 和 Peh 教授团队撰写，这两个团队分别来自人口密集交流和流通的两个地区。因此，两个团队在脊柱感染成像方面都有丰富的经验，包括由非典型微生物引起的感染，如包虫病和真菌感染。

本书专注于介绍脊柱感染的流行病学、病理生理学、临床与影像学的发现，包括最新的影像学、核医学模式和技术，并辅以大量的数据和解释图像说明，涵盖了脊柱感染影像学的各个方面。具体的章节专门针对不同的脊柱感染类型：化脓性感染（Pyogenic Infection）、布鲁菌病（Brucellosis）、沙门氏菌性脊柱炎（Salmonella Spondylodiscitis）、结核病（Tuberculosis）、包虫病（Hydatidosis）和真菌感染（Fungal Infection）。最后一章具有独创性和实用性：它提供了定义脊柱感染影像学诊断和管理的决策算法——无论是在临床疑似脊柱感染的情况下，还是在偶然发现脊柱感染典型影像学特征的情况下。

总体来说，本书以大量的文献综述为支撑，完成了一个涵盖整个主题的巨大挑战。全书以一种简洁和易读的形式呈现，方便专家和住院医生使用。

Jean-Denis Laredo

Professeurémérite de l'Université de Paris

Paris，France

Membre de l'Académie Nationale de Médecine

Paris，France

2020 年 11 月

序言

　　脊柱感染是一种严重的感染性疾病，可导致神经系统并发症，具有潜在的高发病率和死亡率。该疾病具有全球分布的特点，由许多不同的生物体引起，并表现为各种临床模式。这些数值在不同的研究中是不同的，但以下数值是普遍接受的：脊柱感染占肌肉骨骼感染的 2%~7%；脊柱感染的发病率为 1/25 000~1/20 000，死亡率为 2%~20%。

　　脊柱感染的发病率呈逐年上升趋势，即使在发达国家也是如此，这与血管设备和其他器械使用的增加、静脉药物滥用的增加，以及现代成像技术的进步带来的早期检测有关。脊柱感染的危险因素包括免疫系统受损的情况，如高龄、人类免疫缺陷病毒（HIV）感染、长期全身类固醇激素的使用、糖尿病、器官移植、营养不良和癌症，以及一系列手术危险因素。结核病和布鲁菌病等传染病在许多发展中国家仍在流行。

　　脊柱感染的早期临床表现通常具有非特异性和隐匿性的特点，这就是症状出现和诊断之间的间隔时间往往很长，并发症也很明显的原因。快速有效的诊断和管理有助于预防不可逆转的神经和骨骼并发症。因此，影像学检查在脊柱感染的整体治疗中起着重要作用，理想情况下应高度敏感，以便在早期发现疾病。

　　事实上，脊柱感染影像学是影像学中的一个小领域，据我们所知，这一领域以前尚未得到全面的研究。本书共 15 章，前 6 章论述了脊柱感染的流行病学和病理生理学，以及诊断脊柱感染的各种成像技术。之后的章节专门讨论脊柱感染的不同病因，重点是影像学特征，包括医源性因素和各种特定的致病微生物。最后一章介绍了与影像学诊断和管理相关的诊断策略。

　　本书的编者主要是来自突尼斯和新加坡，这些专家组成了最独特的组合。其中有一章出自比利时的知名团体，前言由我们共同的朋友、法国的 Jean-Denis Laredo 教授撰写。编者除了有肌肉骨骼放射科医生，还包括神经放射学、核医学、寄生虫学、实验室医学、病理学和传染病方面的专家。我们非常感谢 Filip Vanhoenacker 教授对本书的认可和帮助。我们都知道他是一位非常好的朋友和长期合作者。

　　本书旨在为所有治疗脊柱感染的医生提供有用和实用的参考。目标读者包括放射科、骨科和脊柱外科、风湿病学、传染病和病理学的临床从业者。这些专业的临床医生和学者也将从这本书中获益。

Mohamed Fethi Ladeb

Tunis，Tunisia

Wilfred C. G. Peh

Singapore，Singapore

2020 年 11 月

目录

第一章　脊柱感染的流行病学

Aida Berriche, Lamia Ammari, Hend Riahi, Mouna Chelli Bouaziz

李忠杰　刘洪志 / 译
王仕永　姚汝斌 / 校

目录

摘要

脊柱感染是一种可导致神经系统并发症的严重疾病，具有潜在的高发病率和死亡率。脊柱炎可由各种化脓性及肉芽肿性微生物（如结核分枝杆菌和布鲁菌）引起，很少由寄生虫或真菌感染引起。脊柱炎的发生率因地区而异，其中化脓性脊柱炎的发生率在发达国家更高，而结核性脊柱炎和布鲁菌性脊柱炎在发展中国家更为常见。因此，不同个体和地区的风险因素也存在差异。脊柱炎的症状通常是非特异性的，从症状出现到诊断通常被延迟较长时间。因此，快速有效的诊断和处理有助于预防不可逆的神经性和骨性并发症。

缩写

BSD	Brucellar Spondylodiscitis 布鲁菌性脊柱炎	
PSD	Pyogenic Spondylodiscitis 化脓性脊柱炎	
SD	Spondylodiscitis 脊柱炎	
TB	Tuberculosis 结核病	
TSD	Tuberculous Spondylodiscitis 结核性脊柱炎	

1.1 引言

脊柱感染是一个重要的临床问题。脊柱炎（SD）可分为化脓性、肉芽肿性，诸如结核病（TB）和布鲁菌病，或者少见的寄生虫性或真菌性。SD的症状可能是非特异性的，包括发热、背痛、局部压痛和神经症状。病程可以是急性的，也可以是慢性的。缺乏特异性的症状常导致诊断延迟，进而引起神经系统并发症和潜在的高发病率和死亡率。在大多数情况下，受影响患者有一种或多种易感的潜在疾病，如糖尿病、酒精中毒、人类免疫缺陷病毒（HIV）感染、肾功能衰竭、静脉药物滥用、脊柱异常或介入治疗，以及潜在的局部或全身感染源（Kapsalaki等，2009）。结核分枝杆菌是最常见的病因（约占全球50%的病例），其次是化脓菌，而寄生虫和真菌病病例罕见（Castilla等，2002；Zimmerli，2010；Duarte和Vaccaro，2013；Lee，2014）。化脓性脊柱炎（PSD）的发病率在发达国家更高，而结核性脊柱炎和布鲁菌性脊柱炎在北非、亚洲和中东更为常见和流行（Ben Taarit等，2002；Menon和Sorour，2016）。

1.2 脊柱布鲁菌病的流行病学研究

布鲁菌病是全球最常见的人畜共患病之一（Kursun等，2013；Kazak等，2016）。目前仍然是一个主要的公共卫生问题，主要分布在地中海地区、中东、中美洲和南美洲部分地区（Maurin，2005）。这种疾病通常好发于年轻人和中年人，婴幼儿和老年人不易感（Aubry，2017）。布鲁菌病是一种由布鲁菌引起的人畜共患病。它可以累及人类的各种组织和系统，并导致不同的临床表现。然而，近年来在一些国家，布鲁菌病的发病率略有下降趋势。

布鲁菌病通常通过与受感染动物直接接触，由受损的皮肤和鼻或结膜黏膜传播给人类。也可通过食用未经高温消毒的牛奶和受感染动物的奶制品（Kursun 等，2013；Kazak 等，2016）或通过实验室和肉类包装厂受污染气溶胶的空气传播发生（Aubry，2017）。在发达国家，更容易通过职业暴露而传播，农民和兽医手术操作者是受影响的主要职业群体，处理标本的实验室工作人员也是易感人群（Aubry，2017）。在土耳其进行的流行病学研究表明，62.6%~94.6% 的感染者有食用未经高温消毒的乳制品病史（Kursun 等，2013）。

根据症状持续时间，该疾病表现为急性、亚急性和慢性 3 种形式（Kursun 等，2013；Kazak 等，2016）。在诸多研究中观察到，急性病例占 25%~77%，亚急性病例占 12.5%~59%，慢性病例占 5%~27.5%（Kursun 等，2013；Kazak 等，2016）。这些差异归因于患者之间的经济和文化差异以及诊断方法的差异。

1.2.1 发病率（表1.1）

世界卫生组织（WHO）报告了全球人类布鲁菌病的发病率为每年 50 万例。然而，由于在一些国家缺乏系统的报告导致估计不足，其实际的影响仍然未知（Maurin，2005；Ministry of Health Tunisia，2020）。布鲁菌病发病率因不同国家而异，它几乎已经从日本、澳大利亚、新西兰，以及一些北欧国家和北美洲被根除，然而，它仍然在地中海盆地、西

表 1.1　不同国家的布鲁菌病的发病率

国家	发病率
叙利亚	1603.4/1 000 000
蒙古	818.5/1 000 000
伊拉克	268.8/1 000 000
塔吉克斯坦	211.9/1 000 000
沙特阿拉伯	149.5/1 000 000
伊朗	141.6/1 000 000
土耳其	49.5/1 000 000
吉尔吉斯斯坦	88/1 000 000
阿尔及利亚	28/1 000 000
利比亚	22/1 000 000
摩洛哥	131/1 000 000

亚、中东、南美洲、中美洲和撒哈拉以南的非洲地区流行（Papadimitriou 等，2006）。在所有向世界卫生组织报告其统计数据的国家中，叙利亚的发病率最高，为 1603.4/100 万，其次是蒙古（818.5/100 万）、伊拉克（268.8/100 万）、塔吉克斯坦（211.9/100 万）、沙特阿拉伯（149.5/100 万），然后是伊朗（141.6/100 万）（Kursun 等，2013；Kazak 等，2016；Menon 和 Sorour，2016）。在土耳其（49.5/100 万）和吉尔吉斯斯坦（88/100 万）等一些国家，布鲁菌病的发病率有所下降（WHO，2015）。

欧盟宣布了 8 个欧洲国家已无布鲁菌病。相比之下，希腊、意大利、葡萄牙和西班牙的发病率最高，为 0.14/10 万 ~0.87/10 万（Crump 等，2003；Welburn 等，2015；Hull 和 Schumaker，2018）。报告的病例主要是居住在流行国家或来自流行国家的移民（Zhang 等，2010；Rubach 等，2013）。

在美国，卫生研究所将人类布鲁菌病归类为一种罕见疾病，每年报告 80~120 例病例，大多数病例在南部和西南部，其次是暴露在已知的流行地区或食用从墨西哥非法进口的奶酪（Bechtol 等，2011；Ducrotoy 等，2014；Negrón 等，2019）。事实上，布鲁菌病仍然在墨西哥（Guzmán 等，2016）、阿根廷（Aznar 等，2014）、巴西（Tuon 等，2017）等中美洲和南美

洲国家流行。在吉尔吉斯斯坦（Mirnejad 等，2017）、阿塞拜疆（Dean 等，2012），以及中国（European Surveillance System，2020）等亚洲国家，布鲁菌病的发病率仍然很高。

在撒哈拉以南的非洲进行的研究很少。发病率最高的是尼日尔（European Centre for Disease Prevention 和 Control，2020）、乍得（Pelerito 等，2017）、埃塞俄比亚（Georgi 等，2017）和坦桑尼亚（Norman 等，2016）。整个马格里布（非洲西北部）仍然被认为是一个流行地区。阿尔及利亚 2010 年的发病率估计为 28/10 万（Abdullayev 等，2012），利比亚 2009 年的发病率为 22/10 万（Lai 等，2017），在摩洛哥的不同地区该病流行率不同，2017 年在阿尤恩地区报告了共计 131 例病例（Abdou，2013）。

布鲁菌病是一种多系统疾病，患者可能出现多个临床症状，并出现各种并发症，几乎可以影响到所有器官。肌肉骨骼系统并发症是其主要的并发症，报告的发病率各异。肌肉骨骼并发症可能存在遗传倾向，因为最近的研究数据表明其与 HLA-B39 相关（Chakroun 和 Bouzouaia，2007）。在布鲁菌病中，肌肉骨骼系统中的任何部位都可能受累（Zribi 等，2009；Zhang 等，2010；WHO，2020）。骨关节受累最重要的临床表现是关节炎、脊柱炎（SD）、滑囊炎、腱鞘炎和骨髓炎。关节炎常见于大关节，特别是骶髂关节（Turan 等，2011）。在系列研究中，骨关节并发症的发生率为 10%~85%（Turan 等，2011；Koubaa 等，2014）。

土耳其的一项研究中，肌肉骨骼受累占亚急性布鲁菌病的 30.6%，其中脊柱炎是肌肉骨骼系统受累最常见的（19%）（Kursun 等，2013）。在法国，布鲁菌性脊柱炎（BSD）非常罕见，仅占所有脊柱炎的 0.4%（Sans 等，2012）。在土耳其，布鲁菌性脊柱炎占所有肌肉骨骼受累者的 19%~73.6%（Sans 等，2012；Kursun 等，2013；ErenGok 等，2014；Kazak

等，2016）。Eren Gok（2014）等发现，在 214 例脊柱炎患者中，96 例（45%）为布鲁菌性脊柱炎，63 例（29%）为结核性脊柱炎（TSD），55 例（26%）为化脓性脊柱炎。在突尼斯的一项研究中，布鲁菌性脊柱炎的发生率为 19.5%（Koubaa 等，2014）。

1.2.2 微生物学

布鲁菌病的病原体是来自布鲁菌属的一种小型、革兰阴性、无包膜、无孢子的球杆菌。根据自然宿主的偏好和培养、代谢和抗原特征，该属被分为 6 种主要的动物种。其中 4 种已知会导致人类的疾病，即牛布鲁菌、羊布鲁菌、猪布鲁菌和犬布鲁菌（Karagoz Guzey 等，2007）。羊布鲁菌占人类布鲁菌病的大部分（Kazak 等，2016），且最具毒性和侵袭性（Akakpo 等，2020；WHO，2020），犬布鲁菌引起人类感染罕见（Maurin，2005）。羊布鲁菌的典型宿主为山羊和绵羊，而牛布鲁菌主要在牛体内发现，猪布鲁菌在猪体内发现，犬布鲁菌在犬科动物体内发现。布鲁菌随受感染动物的排泄物（尿液、粪便、牛奶和妊娠产物）流出传播（Papadimitriou 等，2006；Ducrotoy 等，2014；Ministry of Health Tunisia，2020）。

1.2.3 年龄和性别

布鲁菌性脊柱炎（BSD）常在老年人群中检测到，而布鲁菌性骶髂关节炎主要影响年轻人（Sans 等，2012）。在土耳其的一项研究中，BSD 平均发病年龄为 53~58.4 岁（Sans 等，2012；Kazak 等，2016）。在一项跨国多中心研究中，BSD 平均发病年龄为 55 岁，该研究包括了来自 4 个国家的 35 个不同中心的患者（土耳其、埃及、阿尔巴尼亚和希腊）（Erdem 等，2015）。在葡萄牙的一项研究中，平均年龄为

54.8 岁（Lebre 等，2014）；在土耳其的另一项研究中，其平均年龄为 68 岁（Turunc 等，2007）；在突尼斯的一项研究中，平均年龄为 51 岁（19~74 岁）（Koubaa 等，2014）（表1.2）。骨关节受累和无骨关节受累患者的平均年龄无统计学差异（Turan 等，2011）。

在土耳其的一项对比研究中，结核性脊柱炎（TSD）患者的平均年龄低于布鲁菌性脊柱炎（BSD）和化脓性脊柱炎（PSD）患者：分别为 43 岁，53 岁和 53 岁（$P < 0.001$）（ErenGok 等，2014）。在另一项比较研究中，BSD 患者比 TSD 和 PSD 患者更年轻（分别为 59 岁，68 岁和 65.5 岁）（Turunc 等，2007）。在大多数研究中，人们发现其有男性多发的现象。在一项多国多中心研究中，男性患者占 52.6%（Erdem 等，2015）；在葡萄牙的研究中，男性患者占 55.6%（Lebre 等，2014）；在土耳其的研究中，男性患者为 58%~64.3%（Turgut 等，2006；Turunc 等，2007；ErenGok 等，2014）；在突尼斯的一项研究中，男性患者占 72%（Koubaa 等，2014）。

1.2.4 危险因素

布鲁菌性脊柱炎与所有形式的布鲁菌病的危险因素均相同。布鲁菌病通过直接接触受感染动物或食用从受感染动物中获得的未经高温杀菌的牛奶，或由这类牛奶生产的乳制品传播给人类（Turan 等，2011）。在食用巴氏杀菌乳制品的国家，它是一种"职业病"，如果在兽医、屠宰场工人、农民和实验室工作人员中发

现了感染，情况尤其如此（Kazak 等，2016）。尽管有研究表明，职业性布鲁菌病在男性中更为常见，但其他研究表明，男性和女性受影响程度相同（Turan 等，2011）。

在土耳其一项包括 202 例患者的研究中，94 例患者有骨关节受累，70 例（74.5%）可确定可能的感染源，53 例患者（75.7%）从事农业和（或）食用未经高温杀菌的牛奶和乳制品（尤其是新鲜奶酪）。除此之外，这些骨关节受累的患者中有 15 例（21.4%）只食用过未经高温消毒的牛奶和乳制品，另外 2 例（2.9%）患者为职业暴露（兽医、实验室工作人员等），61% 的患者生活在农村地区（Turan 等，2011）。

在土耳其另一项包括 164 例患者的研究中，109 例（66.5%）居住在城市地区，55 例（33.5%）居住在农村地区。患者病史评估显示，83 例（50.6%）患者食用过未经巴氏杀菌的奶酪，61 例（37.2%）患者存在动物接触史，30 例（18.3%）患者同时存在与动物接触和食用未经巴氏杀菌的奶酪。48 例（29.3%）患者的传播途径未知。1 例患者（0.6%）发生了实验室传播（Kazak 等，2016）。在突尼斯的一项研究中，37.5% 的患者有居住性暴露，87.5% 生活在农村地区。摄入未经巴氏杀菌的牛奶或奶制品（96.9%）和接触受感染动物（90.6%）是人类布鲁菌病的主要危险因素（Koubaa 等，2014）。

1.2.5 部位

腰椎受影响最大（60%），尤其是 L4~L5 节段（Turgut 等，2006；Kursun 等，2013），其次是胸椎（19%）和颈椎（12%）。在 6%~14% 的病例中有 1 个以上的椎体节段受到影响（Papadimitriou 等，2006；Zribi 等，2009；Ducrotoy 等，2014；WHO，2020；Ministry of Health Tunisia，2020）。脊柱的受累可能是局灶性的或弥漫性的（Papadimitriou 等，2006；Zribi 等，2009；Ducrotoy 等，2014；WHO，

表 1.2 脊柱布鲁菌病患者的平均年龄

研究（年份）	国家	平均年龄（岁）
Kazak 等（2016）	土耳其	53
Sans 等（2012）	法国	58.4
Erdem 等（2015）	多国多中心	55
Lebre 等（2014）	希腊	54.8
Koubaa 等（2014）	突尼斯	51

2020；Ministry of Health Tunisia，2020）。在突尼斯的一项研究中，腰椎是最常受累的区域，发生率为78%，特别是在L4~L5节段，其次是胸椎（21.8%）、颈椎（6.3%）、腰骶椎（6.3%）和胸腰椎（3.1%）（Koubaa 等，2014）。

局灶性病灶局限于椎体终板的前部，由于血液供应丰富，通常发生在椎体与椎间盘交界处的前上终板（Zribi 等，2009；Ducrotoy 等，2014）。弥漫性病灶可累及整个椎体，并延伸到邻近的椎间盘、椎体和硬膜外间隙。感染通过韧带和血管扩散，后部附件很少受累，但可能发生小关节关节炎（Zribi 等，2009；Ducrotoy 等，2014；WHO，2015；Ministry of Health Tunisia，2020）。在BSD患者中，腰椎受累明显比TSD和PSD更常见（$P < 0.001$）（ErenGok 等，2014）。

1.2.6 临床症状

布鲁菌病的临床体征和症状通常没有特异性（Kazak 等，2016）。BSD患者的临床症状可包括中度发热和不同程度的脊柱疼痛或者混合存在（Papadimitriou 等，2006）。在葡萄牙的一项研究中，BSD患者最常见的体征和症状是背痛（98.1%）、发热（46.3%）和神经功能障碍（25.9%）（Lebre 等，2014）。在突尼斯的一项研究中，背部或颈部疼痛（100%）、发热（78%）和盗汗（68.6%）是最常见的症状（Koubaa 等，2014）。在对比研究中，BSD患者发热的发生率明显高于TSD和PSD患者（$P < 0.017$）（Turunc 等，2007；Skaf 等，2010a、b）。土耳其的另一项比较研究发现，3组之间的发热比率没有统计学差异；然而，盗汗在BSD患者中更为常见（81%）（$P < 0.001$），TSD患者上背部疼痛和颈部疼痛多于BSD和PSD患者（$P=0.016$ 和 $P=0.014$）（ErenGok 等，2014）。

神经系统症状在TSD患者中更为常见（61.5%），其次是PSD（50%）和BSD

（31.2%），但无明显差异（Turunc 等，2007）。体格检查通常表现为"脊柱综合征"，并伴有节段性脊柱僵直和椎旁肌痉挛。对受累椎体的棘突施加压力会引起疼痛。BSD患者很少表现为脊髓或神经根受压，从症状出现到影像学变化之间的长潜伏期（2~8周）可能会阻碍早期诊断（Papadimitriou 等，2006）。

1.3 脊柱结核病的流行病学研究

结核病（TB）仍然是世界上传播最广泛的传染病之一，主要分布在发展中国家，这仍然是全球面临的一个主要健康问题（Chen 等，2016）。世界约有1/3的人口感染了结核分枝杆菌，每年新增870万例病例。全球结核病的发病率与获得性免疫缺陷综合征（艾滋病）的发病率同时增加（Batirel 等，2015）。此外，在感染性死因中，结核病在艾滋病病毒感染后排名第二（Batirel 等，2015）。肺结核病是最常见的表现；然而，肺外结核病在结核病高流行国家的人群中很常见（Kristensen 等，2017）。TSD 又称波特氏病（Pott Disease），是一种进展缓慢的慢性疾病，诊断相对困难（Liu 等，2019）。如果未能诊断，它通常会导致不可逆转的神经损伤，包括瘫痪，从而发生脊髓受压，导致严重的和致残的神经后遗症（Kristensen 等，2017；Liu 等，2019；Pu 等，2019）。

1.3.1 发病率（表1.3）

在世界范围内，80%的TSD发生在发展中国家和贫困地区（Liu 等，2019），TSD是最

表 1.3 脊柱感染病例中 TSD 的发病率

研究（年份）	国家	发病率（%）
Javed 等（2018）	西班牙	14~45.2
Cebrián Parra 等（2012）	西班牙	19.6
Venugopal Menon 和 Moawad Sorour（2016）	阿曼	17

常见的肺外结核病形式，占所有结核病病例不到5%（Zimmerli，2010；Duarte 和 Vaccaro，2013；Lee，2014；Kristensen 等，2017；Javed 等，2018；Pu 等，2019），占骨关节结核病例的50%（Kristensen 等，2017；Tom 等，2018；Pu 等，2019），占脊柱炎（SD）病例的10%~35%（Javed 等，2018；Tom 等，2018；Liu 等，2019）。

在中国台湾，TSD 约占所有结核病病例的2%，约占肺外结核病病例的15%（Chen 等，2016）。在西班牙的一项研究中，10年内巴塞罗那居民的 TSD 发病率从14%增加到45.2%（Javed 等，2018）。在西班牙的另一项包含108例患者的对比研究中，结核病是 SD 的第二常见病因，仅次于葡萄球菌（56例培养物阳性中占11例）所致的 SD（Cebrián Parra 等，2012）。2013年，TSD 仅占美国所有结核病病例的2.3%（Sans 等，2012）。在阿曼进行的一项包括62例脊柱炎的研究中，TSD 的发病率为17%（Venugopal Menon 和 Moawad Sorour，2016）。

1.3.2 微生物学

结核分枝杆菌是引起 TSD 最常见的微生物，在一项包含314例患者的多国多中心研究中，在110例患者中发现了结核分枝杆菌（Batirel 等，2015）。在法国，结核分枝杆菌感染占法国所有脊柱炎的21%，其中75%以上的 TSD 病例发生在移民人群中（Sans 等，2012）。突尼斯的一项研究表明，在2014年1月至2018年5月期间发生的23例细菌学确诊的 TSD 患者中，有19例由人结核分枝杆菌引起，4例由牛分枝杆菌引起（Chebbi 等，2019）。

1.3.3 年龄和性别

这种疾病最常见于50岁以上的患者（Batirel

等，2015）。在一项多中心研究中（在土耳其、埃及、阿尔巴尼亚和希腊的35个中心），共包含314例患者，平均年龄为（51±18）岁（Batirel 等，2015）。在另一项回顾性多国（土耳其、埃及、阿尔巴尼亚和希腊）多中心研究（35个中心）中，641例患者（314例 TSD 和327例 BSD）的中位年龄相似（53岁和55岁，P=0.344）（Erdem 等，2015）。在一项比较研究中，TSD 患者年龄大于 BSD 或 PSD 患者（平均年龄分别为68岁、59岁和65.5岁），无统计学差异（Turunc 等，2007）。在中国的一项包含1378例 TSD 研究中，患者年龄更年轻，平均年龄为43.7岁，共有561例患者（40.7%）年龄为18~45岁，其次为46~60岁（27.2%）（Pu 等，2019）。许多研究都报道了 TSD 患者以男性为主，在两项多国（土耳其、埃及、阿尔巴尼亚和希腊）多中心（35个中心）研究中，男性分别占病例的51.2%和51.9%（Batirel 等，2015；Erdem 等，2015）。在中国的一项包含1378例 TSD 研究中，男性为805例（58.4%），女性为573例（Liu 等，2019）。在一项比较研究中，TSD、BSD 和 PSD 在性别上没有显著差异（Turunc 等，2007）。

1.3.4 危险因素（表1.4）

TSD 的危险因素为糖尿病（12%）（Batirel 等，2015；Liu 等，2019；Pu 等，2019）、慢性肾衰竭（5%）（Turunc 等，2007；Batirel 等，2015）、恶性肿瘤（2%）（Batirel 等，2015）、由抗肿瘤化疗引起的免疫抑制（Batirel 等，2015；Chen 等，2016）、HIV（Chenet 等，2016）和糖皮质激素治

表1.4　脊柱结核病的危险因素（Batirel 等，2015）

危险因素	发生率（%）
糖尿病	12
慢性肾衰竭	5
恶性肿瘤	2
其他（如肺部疾病、冠状动脉疾病）	19

疗、TNF-a 抑制剂治疗（2%）（Batirel 等，2015）、最近接触过结核病患者（Chen 等，2016）、长期体力劳动（Liu 等，2019）以及其他（例如：高血压、冠状动脉疾病、慢性阻塞性肺疾病、哮喘、肾结石）（19%）（Batirel 等，2015）。糖尿病患者的结核病患病率是非糖尿病患者的 3~6 倍，此外，糖尿病控制不良患者的结核病发病率是糖尿病控制理想患者的 3 倍（Liu 等，2019）。也有报道称，与普通人群相比，透析患者的结核病发病率是普通人群的 6.9~52.5 倍（Turunc 等，2007）。

1.3.5 部位

TSD 常累及胸椎和腰椎（Tom 等，2018 年）。在一项多国多中心研究中，腰椎（56%）是脊柱最常见的受累区域，其次是胸椎（49%）（Chen 等，2016）。在中国的一项研究中也发现了同样的结果，腰椎（38.2%）最常受到影响，其次是胸椎（35.7%）（Liu 等，2019）。在另一项多国多中心研究中，胸腰椎是 TSD 最常受累部位，而腰椎受累更常见（$P < 0.001$）（Erdem 等，2015）。在土耳其的一项研究中，胸椎受累在 TSD 中更常见（53.8%），而腰椎受累在 BSD 中更常见（65.6%），但差异并不显著（Turunc 等，2007）。

1.3.6 临床症状

脊柱炎的临床特点是非特异性的。通常症状的发生是隐匿的，而疾病的进展是缓慢的（Chen 等，2016；Pu 等，2019）。TSD 的早期临床表现也具有不典型性和隐匿性的特点（Pu 等，2019）。据报道，诊断前症状的平均持续时间为 2.5~16 个月（Batirel 等，2015；Liu 等，2019；Varo 等，2019）。此外，尽管诊断方法先进，但 TSD 的诊断通常会延迟，临床表现和体格检查结果取决于疾病的部位和分期、是否有

并发症和全身症状（Chen 等，2016）。TSD 的早期临床表现具有隐匿性，通常首先表现为背痛（83%~92.5%）（Batirel 等，2015；Javed 等，2018；Liu 等，2019；Pu 等，2019）和局部疼痛（Batirel 等，2015；Pu 等，2019）。在中国的一项研究中，最常见的症状是背痛（1438/2040，70.4%）、发热（667/2040，32.7%）、体重减轻（620/2040，30.3%）、神经功能异常（315/2040，15.4%）和盗汗（390/2040，19.1%）（Chen 等，2016）。在一项对比研究中，发热（139/314，44.3%）、背痛（176/314，56%）、食欲不振（154/314，49%）和体重减轻（132/314，42%）在 TSD 患者中比在 BSD 中更常见（$P < 0.001$）（Erdem 等，2015）。在另一项比较研究中，发热在 BSD 患者中明显更为常见（$P < 0.017$）（Karagoz Guzey 等，2007），上背痛和颈椎疼痛史（$P=0.016$ 和 $P=0.014$）多于 BSD 和 PSD 患者（Eren Gok 等，2014）。在土耳其的一项研究中，出现神经系统症状在 TSD 患者中为 61.5%，其次是 PSD（50%）和 BSD 患者（31.2%），但差异无统计学意义。同样，神经功能障碍在 TSD 患者中（61.5%）也更为常见，其次是 PSD（46.6%）和 BSD 患者（25.8%），但没有显著差异（Turunc 等，2007）。

1.3.7 并发症

在中国的一项研究中，1378 例患者中 903 例（65.5%）通过计算机断层扫描（CT）或磁共振成像（MRI）发现了脓肿，包括椎旁和腰大肌脓肿（Liu 等，2019）。在突尼斯的一项研究中，30% 的病例中发现了脓肿（Tarzi Brahem，1983），神经功能障碍的发生率为 23%~76%（Turunc 等，2007；Chen 等，2016）。在一项多国多中心研究中，69% 的患者有脓肿（大多数为椎旁病变，39%），40% 的患者有神经功能障碍，21% 的患者有脊柱不稳定，16% 的患者有脊柱畸形（Batirel 等，2015）。并发症在

不良结局的患者中更为常见：74% 的患者有脓肿，56% 有神经功能障碍，36% 有脊柱不稳定，61% 有脊柱畸形，有显著差异（$P < 0.05$）。在治疗过程中可能会发生并发症，即神经功能障碍（6%）和脊柱畸形（4%）（Batirel 等，2015）。在一项比较研究中，TSD 患者的椎前、椎旁、硬膜外和腰大肌脓肿的发生率高于 BSD 患者（$P < 0.01$）（Erdem 等，2015），神经系统并发症（$P < 0.001$）、脊柱不稳定（$P < 0.001$）和脊柱畸形（$P < 0.002$）也高于 BSD 患者（$P < 0.001$）（Erdem 等，2015）。

1.3.8 相关部位

肺结核是最常见的相关部位，366/1378 例中国患者（26.6%）伴有肺结核病史，包括既往有肺结核病史（Liu 等，2019）。在一项回顾性多国（土耳其、埃及、阿尔巴尼亚和希腊）多中心研究（35 个中心）中，641 例患者（包括 314 例 TSD 和 327 例 BSD）、51 例 TSD 患者中也有其他部位结核（肺结核 29 例和结核性脑膜炎 13 例）（Erdem 等，2015）。

1.4 脊柱化脓性感染的流行病学研究

化脓性脊柱炎（PSD）于 1879 年首次由 Lannelongue 描述，并且 1936 年由 Kulowski 第一次发表系列化脓性病例（Kulowski，1936）。自发性 PSD 占所有骨髓炎病例的 2%~7%（Gouliouris 等，2010）。PSD 的发病率出现上升趋势，其增加可能与大量的慢性衰弱疾病、静脉注射药物滥用（IVDA）的增加和接受脊柱手术的患者数量的增加有关（Kapsalaki 等，2009）。

1.4.1 发病率

PSD 的发病在贫困国家更为常见。然而，

结核性和布鲁菌性感染在北非、亚洲和中东更为常见和流行（Ben Taarit 等，2002；Menon 和 Sorour，2016）。PSD 的年发病率估计为 5/100 万~5.3/100 万。在欧洲，这种感染的年发病率为 0.5/10 万~2.4/10 万（Krogsgaard 等，1998；Hopkinson 和 Patel，2016）。法国的一项研究报告称，PSD 的年发病率为 2.4/10 万，平均年龄为 59 岁（1~98 岁）（Sans 等，2012）。另外，丹麦的一项研究报告称，在 14 年的时间里，PSD 的年发病率从 2.2/10 万增加到 5.8/10 万（Kehrer 等，2014），而日本的一项研究显示，2007—2010 年，日本发病率增加了约 140%（Akiyama 等，2013）。

1.4.2 微生物学

PSD 的病原体是可变的，这取决于最初的感染途径。引起化脓性脊柱感染的主要微生物是金黄色葡萄球菌（Chong 等，2018）。根据 Koutsoumbelis 等的系列报道，34% 的 PSD 病例被报告是耐甲氧西林金黄色葡萄球菌（MRSA）感染，并且慢性透析患者的 MRSA 比例较高（Kuo 等，2018），凝固酶阴性葡萄球菌感染的病例为 5%~16%，而表皮葡萄球菌常与术后脊柱感染有关（Fantoni 等，2012）。仅次于葡萄球菌感染的是革兰阴性需氧杆菌、化脓性链球菌和肠球菌。在 PSD 病例中有 7%~33% 的病原菌是革兰阴性杆菌。大肠埃希菌、变形杆菌属、阴沟肠杆菌和铜绿假单胞菌常出现在合并糖尿病、静脉注射药物滥用（IVDA）、免疫缺陷，以及涉及泌尿生殖道和胃肠道的手术或感染的患者中（Skaf 等，2010；Koutsoumbelis 等，2011）。

与革兰阴性杆菌相比，链球菌属、凝固酶阴性葡萄球菌和其他营养苛刻细菌的比例越来越高。事实上，与血源性原发的 PSD 相比，凝固酶阴性葡萄球菌更常发生在与术后植入物相关的脊柱感染中（Doutchi 等，2015）。在 3%

的病例中观察到厌氧菌。在厌氧菌中，类杆菌属、消化球菌属和痤疮丙酸杆菌更常见于糖尿病患者（Bontoux 等，1992；Hadjipavlou 等，2000；Kourbeti 等，2008；Chong 等，2018）。糖尿病或腹腔感染患者中有脆性类杆菌的报道。对于 IVDA 患者，金黄色葡萄球菌在 61.7% 的病例中检测到，是主要致病微生物。另外，还从 4 例骨活检培养物中分离到铜绿假单胞菌（Ziu 等，2014）。

1.4.3 年龄和性别

PSD 在 50 岁以上的成年人和儿童中更为常见（Petkova 等，2017）。据报道，20 岁以下和 50~70 岁是化脓性脊柱感染的两个高峰。PSD 在男性中更为常见，性别比为（1.6~2.0）∶1，在老年人口中该比例进一步增加（Skaf 等，2010）。

1.4.4 风险因素

已知的增加 PSD 风险的危险因素包括糖尿病、吸烟、肥胖、远处感染部位、高龄、IVDA、免疫抑制治疗、类固醇治疗、HIV 感染、慢性肾脏疾病、酒精中毒、营养不良、恶性肿瘤和肝硬化（Cottle 和 Riordan，2008；Mylona 等，2009；Meredith 等，2012；Chong 等，2018）。PSD 的发病率正在上升，这与血管装置和其他器械相关的医院感染率增加以及 IVDA 的流行率增加有关（Torda 等，1995；Skaf 等，2010a、b）。

PSD 是由血源性感染（60%~80% 的病例）、直接接种（15%~40% 的病例）或邻近污染（3% 的病例）引起的。它通常是由皮肤、呼吸道、泌尿生殖道、胃肠道或口腔的血源性传播引起菌血症的结果（Govender，2005）。据报道，17%~30% 的病例主要通过尿路感染（Mylona 等，2009；Doutchi 等，2015）。大约

37% 的 PSD 没有可识别的感染来源（Lestini 和 Bell，1999）。

IVDA 的增加导致了 PSD 发病率的增加。美国的一项研究报告了 102 例有 IVDA 病史的患者，平均年龄为 45.4 岁，大多数为男性。其他并发症与 IVDA 有关，如 HIV 感染、丙型肝炎、心内膜炎和酗酒（Ziu 等，2014）。慢性透析患者，尤其是血液透析患者，可能因供水管穿孔或静脉导管污染血管导致菌血症而出现 PSD（Cervan 等，2012）。血液透析血管通路是细菌进入的主要途径之一（Kuo 等，2018）。在大多数情况下，接受血液透析的患者都是老年人，同时患有其他潜在疾病，并且免疫功能低下。因此，该人群的发病率和死亡率较高。中国台湾的一项研究报告了 106 例血液透析的 PSD 患者，平均年龄为 66.7 岁，48.6% 的病例报告有糖尿病（Kuo 等，2018）。

对于医源性 PSD，腰椎间盘切除术后脊柱炎（Postoperative Spondylodiscitis，POSD）的发病率占手术病例的 0.7%~2.8%。脊柱内固定增加了更复杂的因素，平均感染率为 7%（范围 1.3%~12%）（Gepstein 和 Eistmont，1990）。POSD 是脊柱手术后最常见的并发症。POSD 的发病率受 3 类风险因素的影响，即脊柱病理的性质、手术过程和患者相关的风险因素。POSD 的发病率取决于外科手术的复杂指数及其持续时间。已发现使用后路内固定进行关节融合术后，感染的风险更高（Meredith 等，2012）。在文献中，胸椎或腰椎关节融合术后 POSD 的发病率为 1.9%~4.4%（Meredith 等，2012）。在对文献的系统回顾中，发现微创经椎间孔椎间融合术后 POSD 的发病率明显低于开放式经椎间孔椎间融合术（0.6% vs 4%）（Parker 等，2011）。一些因素被认为会增加脊柱手术后的感染率，如术前住院时间延长、无菌技术不理想、手术时间延长以及手术室流量增加（Parker 等，

2011）。

1.4.5 部位

PSD 最常见的累及部位是腰椎，其次是胸椎、颈椎和骶椎（Wisneski，1991）。关于颈椎 PSD 的文献很少，然而，与其他部位相比，颈椎感染可导致严重的神经并发症（Urrutia 等，2013）。对于有 IVDA 病史的 PSD 患者，最常见的受累节段是腰椎（57.8% 的病例），其次是胸椎和颈椎（Ziu 等，2014）。腰椎也是慢性透析患者中受影响最严重的部位（84.8%）（Cervan 等，2012；Kuo 等，2018）。

1.4.6 临床体征

PSD 的临床表现缺乏特异性。PSD 的诊断延迟在 1~6 个月之间（Petkova 等，2017）。而 TSD 比 PSD 的诊断延迟长得多（Batirel 等，2015；Liu 等，2019；Varo 等，2019）。对于免疫功能低下，如接受血液透析的患者，诊断延迟时间更长，可能在 5~183 天之间（Cervan 等，2012）。主要症状是背部和（或）颈部疼痛，这取决于疾病的程度。持续的背痛，尤其在夜间加重，是最常见的症状。其次是发热，大约一半的病例出现发热（> 38℃）（2010a、b；Fantoni 等，2012）。

对于 POSD，临床症状复杂，难以解释，且特征不明显。POSD 患者症状出现至诊断之间的间隔时间（16 周）比自发性 PSD 患者（3~4 周）长（Dufour 等，2005）。神经系统并发症，如脊髓或神经根受压，在 PSD 中更为常见，约为 12%（Skaf 等，2010a、b）。Eismont 等（1983）发现因 PSD 患者主要是脊髓前部受压，所以患者的感觉受累是罕见的，而运动和锥体束征更常见。在大多数有明显神经症状的患者中也检测到硬膜外脓肿形成（Petkova 等，2017）。

1.5 脊柱真菌感染的流行病学

真菌 SD 不常见（0.5%~1.6%），通常由白色念珠菌引起。易受真菌感染的免疫缺陷的人群正在不断增加。真菌感染的危险因素包括先前使用广谱抗生素、中心静脉通路设备、免疫抑制治疗、中性粒细胞减少、慢性肉芽肿性疾病和静脉用药（Gouliouris 等，2010 年；Berbari Elie 等，2015 年）。多种真菌可引起 SD。引起 SD 的最常见的真菌包括曲霉属（Aspergillus Spp.）、念珠菌属（Candida Spp.）和新生芽孢杆菌（C.neformans）。白色念珠菌是文献中最常见的念珠菌种类（Kim 等，2006）。隐球菌、念珠菌和曲霉菌在世界各地均有分布，而其他真菌，如免疫球孢子菌和皮炎芽生菌仅限于特定的地理区域。因此，在评估 SD 长期演变的患者时，应考虑居住在流行区或前往流行区。

1.5.1 念珠菌性脊柱炎

念珠菌性脊柱炎约占感染性 SD 的 1%（Richaud 等，2017）。它以前被认为是静脉药物使用的并发症，但现在主要是医疗相关感染，如大多数侵袭性念珠菌感染。随着侵袭性假丝酵母菌感染的增加，假丝酵母菌性脊柱炎的发病率也在增加，这一趋势在未来可能会持续下去（Cornely 等，2012；Pappas 等，2016）。虽然有 10 种念珠菌对人类有致病性，但 62% 的脊椎骨髓炎是由白色念珠菌引起的，19% 由热带念珠菌引起，14% 由光滑念珠菌引起（Kim 等，2006）。由光滑念珠菌引起的感染越来越普遍。

1.5.2 曲霉菌性脊柱炎

曲霉是一种机会性的菌丝体。它们在环境中大量存在，以腐生植物的形式生活，它们在空气中的浓度会经历季节变化（秋季和冬季更高）。医院内曲霉菌病是由于分生孢子从外部渗入病房空气所致。曲霉是慢性肉芽肿性疾病患者感染和死亡的最常见原因（Heinrich 等，1991）。曲霉菌病也是癌症患者中第二常见的侵袭性真菌感染，其中大多数是或曾经是中性粒细胞减少症。骨髓移植受者可能有侵袭性曲霉菌病的风险，尤其是在严重的中性粒细胞减少症期间（Govender 等，1991）。曲霉是骨骼真菌病最常见的病因，而椎骨是真菌性骨髓炎最常见的受累结构。最常见的致病曲霉是烟曲霉。在少数情况下，分离出黄曲霉、黑曲霉、结节曲霉和土曲霉（Govender 等，1991）。

1.5.3 隐球菌性脊柱炎

隐球菌病是一种全身性真菌病，常累及肺部和中枢神经系统。它是由新生隐球菌引起的，这种球菌存在于水果、牛奶、土壤和一些鸟类的粪便中。这种疾病在全世界都有分布。与 T 细胞功能改变相关的免疫抑制治疗是最常见的易感因素。在非 HIV 感染的患者中，隐球菌病的易感因素包括恶性肿瘤、实体器官移植、结缔组织疾病和免疫抑制治疗。据估计，非艾滋病病毒感染者每年的隐球菌病发病率为 1.3/10 万 ~8/10 万（Legarth 等，2014）。该病通常通过吸入悬浮孢子的呼吸途径获得。隐球菌肺部感染可能无症状或有症状，它可能消退、进展，或多年保持稳定。肺外感染通常由血源性传播引起，可累及任何器官。有中枢神经系统受累的倾向，这也是最常见的肺外表现（Kim 等，2006）。骨质受累是播散性隐球菌病的一种表现，占 5%~10%。最常见的骨骼部位是脊柱、骨盆、肋骨、头骨、胫骨和膝关节（Chhem 等，2001）。

1.5.4 球孢子菌性脊柱炎

球孢子菌病流行于南非、南美洲和美国

（Dalinka 等，1971 年）。球孢子菌病是由吸入这种真菌的孢子引起的，这种真菌会在受影响的个体中引起不同的肺部反应。约 0.5% 的患者发生肺外播散。大约 25% 的播散性疾病患者出现脊柱受累（Huntington 等，1967；Galgiani，1993）。

1.5.5 芽生霉菌性脊柱炎

皮炎芽生霉菌（Blastomyces Dertistidis）是美国东南部和中南部特有的一种二相性真菌。皮炎芽生霉菌被认为是土壤中的一种寄居菌，通过吸入分生孢子发生感染。对于芽生菌病，在最初肺部受累数月至数年后，几乎任何器官都可能发生血源性感染传播（Kuzo 和 Goodman，1996）。皮肤是最常见的肺外部位（发病率为 40%~80%）。骨骼芽生菌病见于 14%~60% 的播散性病例（Riegler 等，1974；Hadjipavlou 等，1998）。脊柱是骨骼受累的最常见部位，其次是头骨、肋骨、胫骨以及脚和手腕的骨骼。

1.5.6 足分枝杆菌性脊柱炎

足菌肿是一种被忽视的热带疾病，在许多热带和亚热带地区流行。菌丝体瘤是一种由真菌（真菌瘤）或细菌（放线菌瘤）引起的皮肤和底层组织的慢性致残性疾病。引起放线菌瘤的最常见微生物是索马里链霉菌、马杜拉放线菌和佩尔蒂耶里放线菌，而真菌瘤中报告的最常见病原体是菌丝体支原体、稻瘟病支原体、博伊迪假丝酵母菌和塞内加尔钩端螺旋体。感染性微生物植入皮下组织后，感染从皮下组织扩散到皮肤和骨骼。这些微生物形成小的微菌落，通过窦道排放到皮肤表面，或钻入包括骨骼在内的其他相邻组织（Zijlstra 等，2016）。菌丝体瘤发生在所有年龄组，但很少见于儿童。它通常发生在从事与土壤直接接触职业的菲尔德劳动者和耕种者中（Lichon 和 Khachemune，2006）。足是菌丝体瘤最常见的部位（占70%），其次是手（12%）。脊髓受累是罕见的，只有少数病例被报道（Fahal，2004，2011；Cascio 等，2011）。

1.6 总结

　　脊柱感染是一种严重的疾病，可导致神经系统并发症，具有潜在的高发病率和死亡率。PSD 在发达国家发病率较高。PSD 的许多危险因素已经被确定，而且还在上升，包括与血管装置和其他形式的器械相关的医院感染率的增加，以及 IVDA 的日益流行。结核分枝杆菌和布鲁菌感染在发展中国家更为常见。在世界范围内，80% 的 TSD 患者都在发展中国家和贫困地区。TSD 占骨骼和关节结核的一半，是肺外结核最常见的形式。真菌性 PSD 并不常见，通常是由白色念珠菌引起的，主要发生在免疫功能低下的患者中。脊柱感染的早期临床表现通常是隐匿性的，导致症状出现到诊断的平均间隔时间较长，因此并发症也很常见。快速有效的诊断和治疗有助于预防不可逆转的神经和骨骼并发症。

参考文献

[1] Abdou R (2013) Epidémiologie de la brucellose et de la tuberculose animales dans les milieux urbain, périurbain et rural au Niger [Thèse]. Medecine, Liège, 212 p.

[2] Abdullayev R, Kracalik I, Ismayilova R et al (2012) Analyzing the spatial and temporal distribution of human brucellosis in Azerbaijan (1995-2009) using spatial and spatio-temporal statistics. BMC Infect Dis 12:185.

[3] Akakpo AJ, Téko-Agbo A, Koné P (2020) L'impact de la brucellose sur l'economie et la santé publique en afrique [En ligne]. EISMV [cité le 3 février 2020]; [environ 28 écrans]. Disponible à l'URL: https://www. oie.int/doc/ged/D9761.PDF.

[4] Akiyama T, Chikuda H, Yasunaga H et al (2013) Incidence and risk factors for mortality of vertebral osteomyelitis: a retrospective analysis using the Japanese diagnosis procedure combination database. BMJ Open 3:e002412.

[5] Aubry PP (2017) Brucellose actualités. Med Trop 47:1–3.

[6] Aznar MN, Samartino LE, Humblet MF et al (2014) Bovine brucellosis in Argentina and bordering countries: update. Transbound Emerg Dis 61:121–133.

[7] Batirel A, Erdem H, Sengoz G et al (2015) The course of spinal tuberculosis (Pott disease): results of the multinational, multicenter Backbone-2 study. Clin Microbiol Infect 21:1008.e9–1008.e18.

[8] Bechtol D, Carpenter LR, Mosites E et al (2011) Brucella melitensis infection following military duty in Iraq: brucella melitensis infection following military duty in Iraq. Zoonoses Public Health 58:489–492.

[9] Ben Taarit C, Turki S, Ben Maiz H (2002) Infectious spondylitis: a review of 151 cases. Acta Orthop Belg 68:381–387.

[10] Berbari Elie F, KaniSouha S, Kowalski Todd J et al (2015) Infectious Disease Society of America (IDSA) clinical practice guidelines for the diagnosis and treatment of native vertebral osteomyelitis in adults. Clin Infect Dis 61:e26–e46.

[11] Bontoux D, Codello L, Debiais F et al (1992) Infectious spondylodiscitis. Analysis of series of 105 cases. Rev Rhum Mal Osteoartic 59:709–715.

[12] Cascio A, Mandraffino G, Cinquegrani M et al (2011) Actinomadura pelletieri mycetoma—an atypical case with spine and abdominal wall involvement. J Med Microbiol 60:673–676.

[13] Castilla JM, Martin V, Rodriguez-Salazar A (2002) Surgical treatment of patients with spinal infection. Neurocirugia (Astur) 13:101–109.

[14] Cebrián Parra JL, Martín ASA, Urda Martínez-Aedo AL et al (2012) Management of infectious discitis. Outcome in one hundred and eight patients in a University Hospital. Int Orthop 36:239–244.

[15] Cervan AM, Colmenero JD, Del Arco A et al (2012) Spondylodiscitis in patients under haemodialysis. Int Orthop 36:421–426.

[16] Chakroun M, Bouzouaia N (2007) La brucellose: une zoonose toujours d'actualité brucellosis: atopical zoonosis. Rev Tun Infectiol 1(2):1–10.

[17] Chebbi Y, Riahi H, Bouaziz M et al (2019) Mycobacterium bovis spondylodiscitis: report of 4 cases. J Clin Rheumatol 10:1097.

[18] Chen CH, Chen YM, Lee CW et al (2016) Early diagnosis of spinal tuberculosis. J Formos Med Assoc 115:825–836.

[19] Chhem RK, Wang S, Jaovisidha S ct al (2001) Imaging of fungal, viral, and parasitic musculoskeletal and spinal diseases. Radiol Clin North Am 39:357–378.

[20] Chong BSW, Brereton CJ, Gordon A et al (2018) Epidemiology, microbiological diagnosis, and clinical outcomes in pyogenic vertebral osteomyelitis: a 10-year retrospective cohort study. Open Forum Infect Dis 5(3):ofy037.

[21] Cornely OA, Bassetti M, Calandra T et al (2012) ESCMID* guideline for the diagnosis and management of Candida diseases 2012: non-neutropenic adult patients. Clin Microbiol Infect 18(Suppl 7):19–37.

[22] Cottle L, Riordan T (2008) Infectious spondylodiscitis. J Infect 56:401–412.

[23] Crump JA, Youssef FG, Luby SP et al (2003) Estimating the incidence of typhoid fever and other febrile illnesses in developing countries. Emerg Infect Dis 9:539–544.

[24] Dalinka MK, Dinnenberg S, Greendyk WH et al (1971) Genographic features of osseous coccidioidomycosis and differential diagnosis. J Bone Joint Surg Am 53:1157–1164.

[25] Dean AS, Crump L, Greter H et al (2012) Global burden of human brucellosis: a systematic review of disease frequency. PLoS Negl Trop Dis 6:1–10.

[26] Doutchi M, Seng P, Menard A et al (2015) Changing trends in the epidemiology of vertebral osteomyelitisn in Marseille, France. New Microbes New Infect 7:1–7.

[27] Duarte RM, Vaccaro AR (2013) Spinal infection: state of the art and management algorithm. Eur Spine J 22:2787–2799.

[28] Ducrotoy MJ, Bertu WJ, Ocholi RA et al (2014) Brucellosis as an emerging threat in developing economies: lessons from Nigeria. PLoS Negl Trop Dis 8:1–19.

[29] Dufour V, Feydy A, Rillardon L et al (2005) Comparative study of postoperative and spontaneous pyogenic spondylodiscitis. Semin Arthritis Rheum 34:766–771.

[30] Eismont FJ, Bohlman HH, Soni PL et al (1983) Pyogenic and

fungal vertebral osteomyelitis with paralysis. J Bone Joint Surg Am 65:19–29.

[31] Erdem H, Elaldi N, Batirel A et al (2015) Comparison of brucellar and tuberculous spondylodiscitis patients: results of the multicenter "Backbone-1 Study". Spine J 15:2509–2517.

[32] ErenGok S, Kaptanoglu E, Elikbas AC et al (2014) Vertebral osteomyelitis: clinical features and diagnosis. Clin Microbiol Infect 20(10):1055–1060. https://doi.org/10.1111/1469-0691.12653.

[33] European Centre for Disease Prevention and Control (2017) Brucellosis—annual epidemiological report for 2017 [En ligne]. ECDC [cité le 3 février 2020]; [environ 5 écrans]. Disponible à l'URL: http://ecdc.europa.eu/en/publications-data/brucellosis-annual-epidemiological-report-2017.

[34] European Surveillance System (2016) Brucellosis—annual epidemiological report for 2016 [En ligne]. ECDC [cité le 3 février 2020]; [environ 7 écrans]. Disponible à l'URL: https://www.ecdc.europa.eu/en/publications-data/brucellosis-annual-epidemiological-report-2016.

[35] Fahal AH (2004) Mycetoma: a thorn in the flesh. Trans R Soc Trop Med Hyg 98:3–11.

[36] Fahal AH (2011) Mycetoma. Khartoum Med J 4:514–523.

[37] Fantoni M, Trecarichi EM, Rossi B et al (2012) Epidemiological and clinical features of pyogenic spondylodiscitis. Eur Rev Med Pharmacol Sci 16(Suppl 2):2–7.

[38] Galgiani JN (1993) Coccidioidomycosis. West J Med 159:154–171.

[39] Georgi E, Walter MC, Pfalzgraf MT et al (2017) Whole genome sequencing of brucella melitensis isolated from 57 patients in Germany reveals high diversity in strains from middle east. PLoS One 12:1–15.

[40] Gepstein R, Eistmont FI (1990) Post-operative spine infections. In: Weinstein JN, Wiesel SW (eds) The lumbar spine. WB Saunders, Philadelphia.

[41] Gouliouris T, Aliyu SH, Brown NM (2010) Spondylodiscitis: update on diagnosis and management. J Antimicrob Chemother 65(Suppl 3):iiii11–iiii24.

[42] Govender S (2005) Spinal infections. J Bone Joint Surg Br 87:1454–1458.

[43] Govender S, Rajoo R, Goga IE et al (1991) Aspergillus osteomyelitis of the spine. Spine 16:746–749.

[44] Guzmán HL, Contreras RA, Ávila CD et al (2016) Brucelosis: zoonosis de importancia en méxico. Rev Chil Infectol 33:656–662.

[45] Hadjipavlou AG, Mader JT, Nauta HJ et al (1998) Blastomycosis of the lumbar spine: case report and review of the literature, with emphasis on diagnostic laboratory tools and management. Eur Spine J 7:416–421.

[46] Hadjipavlou AG, Mader JT, Necessary JT et al (2000) Hematogenous pyogenic infections and their surgical management. Spine 25:1668–1679.

[47] Heinrich SD, Finney T, Craver R et al (1991) Aspergillus osteomyelitis in patients who have chronic granulomatous disease. J Bone Joint Surg Am 73: 456–460.

[48] Hopkinson N, Patel K (2016) Clinical features of septic discitis in the UK: a retrospective case ascertainment study and review of management recommendations. Rheumatol Int 36:1319–1326.

[49] Hull NC, Schumaker BA (2018) Comparisons of brucellosis between human and veterinary medicine. Infect Ecol Epidemiol 8:1–13.

[50] Huntington RW, Waldmann WJ, Sargent JA et al (1967) Pathologic and clinical observations on 142 cases of fatal coccidioidomycosis. In: Ajello L (ed) Coccidioidomycosis. University of Arizona Press, Tucson, pp 221–222.

[51] Javed G, Laghari AA, Ahmed SL et al (2018) Development of criteria highly suggestive of spinal tuberculosis. World Neurosurg 116:e1002–e1006.

[52] Kapsalaki E, Gatselis N, Stefos A et al (2009) Spontaneous spondylodiscitis: presentation, risk factors, diagnosis, management, and outcome. Int J Infect Dis 13:564–569.

[53] KaragozGuzey F, Emel E, Sel B et al (2007) Cervical spinal brucellosis causing epidural and prevertebral abscesses and spinal cord compression: a case report. Spine J 7:240–244.

[54] Kazak E, Akalın H, Yılmaz E et al (2016) Brucellosis: a retrospective evaluation of 164 cases. Singapore Med J 57:624–629.

[55] Kehrer M, Pedersen C, Jensen TG et al (2014) Increasing incidence of pyogenic spondylodiscitis: a 14-year population-based study. J Infect 68:313–320.

[56] Kim CW, Perry A, Currier B et al (2006) Fungal infections of the spine. Clin Orthop Relat Res 444:92–99.

[57] Koubaa M, Maaloul I, Marrakchi C et al (2014) Spinal brucellosis in South of Tunisia: review of 32 cases. Spine J 14:1538–1544.

[58] Kourbeti IS, Tsiodras S, Boumpas DT (2008) Spinal infections: evolving concepts. Curr Opin Rheumatol 20:471–479.

[59] Koutsoumbelis S, Hughes AP, Girardi FP et al (2011) Risk factors for postoperative infection following posterior lumbar instrumented arthrodesis. J Bone Joint Surg Am 93:1627–1633.

[60] Kristensen KL, Podlekareva D, Ravn P (2017) Delayed diagnosis of severe tuberculous spondylodiscitis in an asylum seeker; patient or doctors delay? Respir Med Case Rep 21:145–146.

[61] Krogsgaard MR, Wagn P, Bengtsson J (1998) Epidemiology of acute vertebral osteomyelitis in Denmark: 137 cases in Denmark 1978-1982, compared to cases reported to the National Patient Register 1991-1993. Acta Orthop Scand 69:513–517.

[62] Kulowski J (1936) Pyogenic osteomyelitis of the spine: an analysis and discussion of 102 cases. J Bone Joint Surg Am 18:343–364.

[63] Kuo G, Sun WC, Lu YA et al (2018) Chronic dialysis patients with infectious spondylodiscitis have poorer outcomes than non-dialysis populations. Ther Clin Risk Manag 14:257–263.

[64] Kursun E, Turunc T, Demiroglu Y, Arslanand H (2013) Evaluation of four hundred and forty seven brucellosis cases. Intern Med 52:745–750.

[65] Kuzo RS, Goodman LR (1996) Blastomycosis. Semin Roentgenol 31:45–51.

[66] Lai S, Zhou H, Xiong W et al (2017) Changing epidemiology of human brucellosis, China, 1955-2014. Emerg Infect Dis 23:184–194.

[67] Lebre A, Velez J, Seixas D et al (2014) Brucellar spondylodiscitis: case series of the last 25 years. Acta Med Port 27:204–210.

[68] Lee KY (2014) Comparison of pyogenic spondylitis and tuberculous spondylitis. Asian Spine J 8:216–223.

[69] Legarth RA, Christensen M, Calum H et al (2014) Cryptococcal rib osteomyelitis as primary and only symptom of idiopathic CD4 penia. Med Mycol Case Rep 4:16–18.

[70] Lestini WF, Bell GR (1999) Spinal infections: patient evaluation. Semin Spine Surg 2:244–256.

[71] Lichon V, Khachemoune A (2006) Mycetoma: a review. Am J Clin Dermatol 7:315–321.

[72] Liu Z, Wang J, Chen GZ et al (2019) Clinical characteristics of 1378 in patients with spinal tuberculosis in general hospitals in South-Central China. BioMed Res Int 2019:9765253.

[73] Maurin M (2005) La brucellose à l'aube du 21e siècle. Med Mal Infect 35:6–16.

[74] Menon KV, Sorour TMM (2016) Epidemiologic and demographic attributes of primary spondylodiscitis in a Middle Eastern population sample. World Neurosurg 95:31–39.

[75] Meredith DS, Kepler CK, Huang RC et al (2012) Post-operative infections of the lumbar spine: presentation and management. Int Orthop 36:439–444.

[76] Ministry of Health Tunisia (2020). http://www.santetunisie.rns.tn.

[77] Mirnejad R, Jazi FM, Mostafaei S et al (2017) Epidemiology of brucellosis in Iran: a comprehensive systematic review and meta-analysis study. Microb Pathog 109:239–247.

[78] Mylona E, Samarkos M, Kakalou E et al (2009) Pyogenic vertebral osteomyelitis: a systematic review of clinical characteristics. Semin Arthritis Rheum 39:10–17.

[79] Negrón ME, Kharod GA, Bower WA et al (2019) Notes from

the field: human Brucella abortus rb51 infections caused by consumption of unpasteurized domestic dairy products—United States, 2017–2019. Morb Mortal Wkly Rep 68:185.

[80] Norman FF, Monge MB, Chamorro TS et al (2016) Imported brucellosis: a case series and literature review. Travel Med Infect Dis 14:182–199.

[81] Papadimitriou P, Akritidis N, Christou L et al (2006) The new global map of human brucellosis. Lancet Infect Dis 6:91–99.

[82] Pappas PG, Kauffman CA, Andes DR et al (2016) Clinical Practice Guideline for the Management of Candidiasis: 2016 update by the Infectious Diseases Society of America. Clin Infect Dis 62:e1–e50.

[83] Parker SL, Adogwa O, Witham TF et al (2011) Post-operative infection after minimally invasive versus open transforaminal lumbar interbody fusion (TLIF): literature review and cost analysis. Minim Invasive Neurosurg 54:33–37.

[84] Pelerito A, Cordeiro R, Matos R et al (2017) Human brucellosis in Portugal: retrospective analysis of suspected clinical cases of infection from 2009 to 2016. PLoS One 12:1–7.

[85] Petkova AS, Zhelyazkov CB, Kitov BD (2017) Spontaneous spondylodiscitis—epidemiology, clinical features, diagnosis and treatment. Folia Med 59:254–260.

[86] Pu F, Feng J, Yang L et al (2019) Misdiagnosed and mismanaged atypical spinal tuberculosis: a case series report. Exp Ther Med 18:3723–3728.

[87] Richaud C, De Lastours V, Panhard X et al (2017) Candida vertebral osteomyelitis (CVO) 28 cases from a 10-year retrospective study in France. Medicine (Baltimore) 96(31):e7525.

[88] Riegler HF, Goldstein LA, Betts RF (1974) Blastomycosis osteomyelitis. Clin Orthop Relat Res 100: 225–231.

[89] Rubach MP, Halliday JEB, Cleaveland S et al (2013) Brucellosis in low-income and middle-income countries. Curr Opin Infect Dis 26:404–412.

[90] Sans N, Faruch M, Lapègue F et al (2012) Infections of the spinal column—spondylodiscitis. Diagn Interv Imaging 93:520–529.

[91] Skaf GS, Domloj NT, Fehlings MG et al (2010a) Pyogenic spondylodiscitis: an overview. J Infect Public Health 3:5–16.

[92] Skaf GS, Kanafani ZA, Araj GF et al (2010b) Non-pyogenic infections of the spine. Int J Antimicrob Agents 36:99–105.

[93] Tarzi Brahem H (1983) Les spondylodiscites infectieuses en médecine interne. Thèse médecine, Tunis.

[94] Tom J, Hines A, Lazarescu R (2018) Pott's disease: a rare but critical diagnosis. Chest Annual Meeting 2018. https://doi.org/10.1016/j.chest.2018.08.122.

[95] Torda AJ, Gottlieb T, Bardbury R (1995) Pyogenic vertebral osteomyelitis: analysis of 20 cases and review. Clin Infect Dis 20:320–328.

[96] Tuon FF, Cerchiari N, Cequinel JC et al (2017) Guidelines for the management of human brucellosis in the state of Paraná, Brazil. Rev Soc Bras Med Trop 50: 458–464.

[97] Turan H, Serefhanoglu K, Karadeli E et al (2011) Osteoarticular involvement among 202 brucellosis cases identified in Central Anatolia Region of Turkey. Intern Med 50:421–428.

[98] Turgut M, Turgut AT, Kosar U et al (2006) Spinal brucellosis: Turkish experience based on 452 cases published during the last century. Acta Neurochir (Wien) 148:1033–1044.

[99] Turunc T, Demiroglu YZ, Uncu H et al (2007) A comparative analysis of tuberculous, brucellar and pyogenic spontaneous spondylodiscitis patients. J Infect 55:158–163.

[100] Urrutia J, Zamora T, Campos M (2013) Cervical pyogenic spinal infections: are they more severe diseases than infections in other vertebral locations? Eur Spine J 22:2815–2820.

[101] Varo R, Bila R, Saavedra B et al (2019) Paraplegia and spinal deformity in a Mozambican child with Pott's disease and tuberculous scrofula. Lancet 394(10209):1651.

[102] Venugopal Menon K, Moawad Sorour TM (2016) Epidemiologic and demographic attributes of primary spondylodiscitis in a Middle Eastern Population sample. World Neurosurg 95:31–39.

[103] Welburn SC, Beange I, Ducrotoy MJ et al (2015) The neglected zoonoses the case for integrated control and advocacy. Clin Microbiol Infect 21:433–443.

[104] Wisneski RJ (1991) Infectious disease of the spine. Diagnostic and treatment considerations. Orthop Clin North Am 22:491–501.

[105] World Health Organization (2015) International Meeting on neglected zoonotic diseases, World Health Organization, Food and Agriculture Organization of the United Nations, International Office of Epizootics. The control of neglected zoonotic diseases: from advocacy to action: report of the fourth International Meeting held at WHO headquarters; 19–20 November 2014; Geneva. WHO, Geneva, pp 1–40.

[106] World Health Organization (2020) Brucellosis in humans and animals. FAO [cité le 3 février 2020]; [environ 90 écrans]. https://www.who.int/csr/resources/publications/Brucellosis.pdf.

[107] Zhang WY, Guo WD, Sun SH et al (2010) Human brucellosis, Inner Mongolia, China. Emerg Infect Dis 16:2001–2003.

[108] Zijlstra EE, van de Sande WW, Welsh O et al (2016) Mycetoma: a unique neglected tropical disease. Lancet Infect Dis 16:100–112.

[109] Zimmerli W (2010) Clinical practice. Vertebral osteomyelitis. N Engl J Med 362:1022–1029.

[110] Ziu M, Dengler B, Cordell D et al (2014) Neurosurg Focus 37:1–8.

[111] Zribi M, Ammari L, Masmoudi A et al (2009) Aspects cliniques, microbiologiques et thérapeutiques de la brucellose: étude de 45 cas. Pathol Biol 57:349–352.

第二章 脊柱感染的病理生理学

Nadia Hammami

张红霞 / 译
杨开舜 童 欢 / 校

目录

摘要

尽管脊柱炎很少见，但在 50 岁以上的患者中，脊柱炎仍然是血源性骨髓炎的主要表现。在本章中，我们将讨论脊柱感染的病理生理学。我们回顾了脊柱的血管供应及其随年龄的发展变化，这对于理解成人和儿童感染的典型模式很重要。详细介绍了病原体的传播途径，并对文献进行了综述。我们确定了脊柱感染最常见原因的病理生理学特异性，即化脓性脊柱炎和结核性脊柱炎。

2.1 引言

脊柱感染被定义为影响椎体、椎间盘或相邻椎旁组织的一种感染性疾病。有两种主要的感染途径可以促进其发展，即血源性或者非血源性；后者可以是直接外部感染的结果，也可以是从相邻感染部位蔓延的结果（Gouliouris 等，2010；Mavrogenis 等，2017）。

2.2 病原体传播途径

2.2.1 血源性传播途径

已描述了两种血源性传播途径，即动脉途径和静脉途径。最近的研究证实，经动脉途径传播是最常见的血源性传播。在菌血症的情况下，来自远处的细菌可感染脊柱。这些患者的感染源可能是口腔、皮肤、任何受感染的植入物以及呼吸道、泌尿道或胃肠道（Gouliouris 等，2010；Sundaram 和 Doshi，2016；Mavrogenis 等，2017）。很少有细菌通过静脉循环繁殖（Moraru，2012）。了解脊柱的血管供应及其随年龄的发展变化对于了解成人和儿童脊柱感染的典型模式非常重要（Gouliouris 等，2010；Sundaram 和 Doshi，2016）。

每个椎体的动脉供应由成对的节段动脉组成，根据不同的位置，这些节段动脉来自椎动脉、主动脉或髂动脉（图 2.1）。节段动脉在各自椎体周围的中央面上向横突延伸，并发出多条骨外吻合的分支（Sundaram 和 Doshi，2016）。Ratcliffe（1980）的研究表明，脊柱前外侧表面骨膜内存在纵梯状动脉吻合。水平部分由椎体中央面的节段动脉和两个水平干骺端吻合口组成，每个干骺端一个。吻合的垂直部分由初级骨膜动脉组成，它将节段动脉连接到干骺端吻合口和椎间盘动脉，这些动脉在椎间盘的外膜内移动，并将一个椎体的干骺端吻合口连接到相邻椎体的干骺端吻合口（Ratcliffe，1980）（图 2.2）。

骨内动脉起源于纵向吻合的骨膜动脉及其在椎管内的分支。在每个干骺端吻合处，有 15~30 条干骺端动脉，干骺端长而直，末端有一束离心分支（图 2.3）。所有这些动脉的干或多或少地位于平行于椎间盘表面的水平干骺端平面上（Ratcliffe，1980）。在椎体中央区，一条或两条前外侧的中央动脉直接起源于节段动脉；在后表面，营养动脉也位于正中平面，起源于节段动脉的脊支（Ratcliffe，1980）（图 2.3）。

在儿童期椎体内广泛存在动脉吻合；该动脉网络延伸至椎间盘水平，提供丰富的毛细血管网络，被认为是末梢血管，通常是脓毒性栓塞的最终停留部位。然而，在成人中，丰富的毛细血管网络退化，动脉末端血管终止于椎体的上下终板，导致脊柱感染的典型初始位置与儿童患者不同（Ratcliffe，1982；Sundaram 和

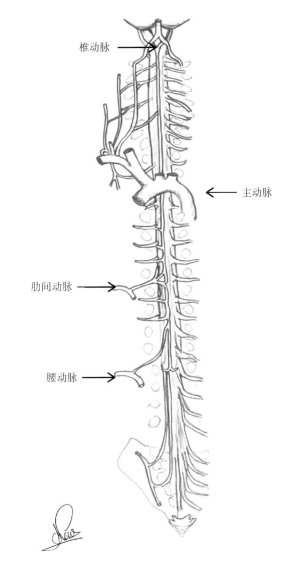

椎动脉

主动脉

肋间动脉

腰动脉

图 2.1　脊柱动脉供应图

Doshi，2016）。在青少年和成人中，干骺端动脉是末端动脉，脓毒性栓子在椎间盘下骨区形成脓毒性梗死。栓子从干骺端吻合口向干骺端动脉的近端延伸。栓子随后沿干骺端吻合口周向延伸，并依次阻塞其他干骺端动脉的起始部（Ratcliffe，1980）（图 2.4）。

由各动脉供血的椎体干骺端区域将发生连续的脓毒性梗死。因此，脓毒性栓子形成过程可以扩散到同一椎体的干骺端。小动脉中蔓延的脓毒性栓子可通过椎体腹侧动脉穿过椎间隙，累及相邻椎体的干骺端吻合。经椎间盘干骺端扩散是成人椎体骨髓炎的特征表

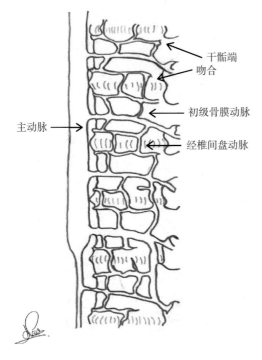

图 2.2 该图显示了具有水平和垂直分支的纵向吻合

主动脉

干骺端吻合
初级骨膜动脉
经椎间盘动脉

现。椎体的中央区由主要节段动脉发出的动脉供应，该节段动脉内有足够快的血液冲洗脓毒性栓子。因此，椎体的中央区域受到相对保护（Ratcliffe，1980）（图 2.5）。

广泛的血管性骨梗死和感染扩散到邻近结构导致影像学上典型的脊柱炎表现，即椎体终板破坏、溶骨性病变和压缩性骨折，可导致脊柱不稳定、畸形和脊髓受压（Cheung 和 Luk，2012；Duarte 和 Vaccaro，2013）。化脓性骨髓炎的神经功能障碍可能有几种机制，这些机制可能是单独的或相关联的：硬膜外脓肿伴椎管狭窄，椎动脉脓毒性栓塞伴脊髓缺血，以及脓毒性椎体骨折伴机械压迫（Lemaignen 等，2017）。另外，结核性骨髓炎可能引起血管炎，导致脊髓缺血，即使减压，神经恢复也可能不像预期的那么显著（Finger 等，2019）。在儿

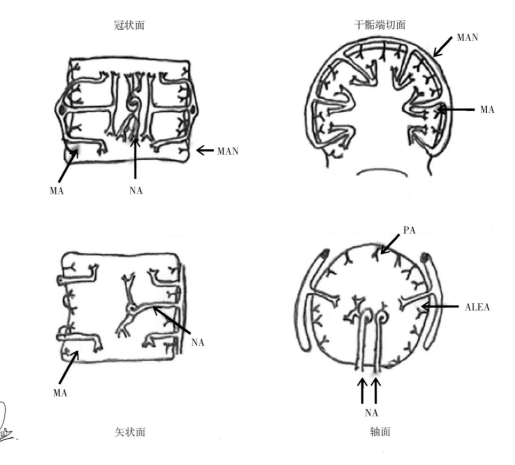

图 2.3 成人腰椎椎体的骨内动脉。ALEA，前外侧中央动脉；MA，干骺端动脉；MAN，人干骺端吻合；NA，营养动脉；PA，骨膜动脉

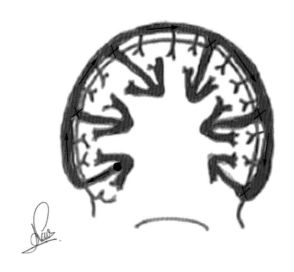

图 2.4　示意图显示了脓毒性栓子形成的传播方式。脓毒性栓子（棕色圆点）沿干骺端吻合口周向延伸（箭头），并依次阻塞其他干骺端动脉的起始部（"X"）

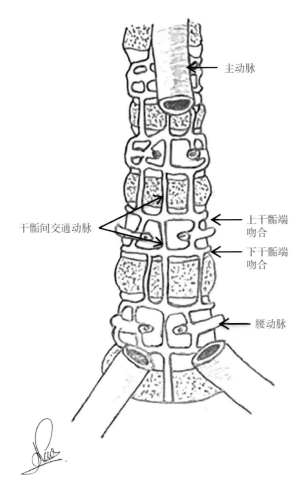

主动脉

干骺间交通动脉

上干骺端吻合

下干骺端吻合

腰动脉

图 2.5　示脓毒性栓子通过干骺间交通动脉在单个椎体和相邻椎体干骺端，从一个干骺端扩散到另一个干骺端，而不破坏椎体中央

童时期，干骺端动脉的脓毒性栓子只会导致一小块骨内的细胞死亡，因为椎骨内动脉的吻合支可以预防梗死，而且感染主要发生在椎间盘内。与成人相比，青少年（包括婴儿和儿童）的临床症状较轻，影像学改变通常也较局限（Ratcliffe，1980）。

脊柱炎发病机制中的静脉途径通常被认为是一种常见的途径，感染从腹部和盆腔器官逆行传播，如尿路感染。Batson（1940）发现椎体静脉是一个大容量的纵向无瓣静脉丛，位于胸腹腔外，与骨盆静脉丛尾部吻合，并假设其在转移扩散中的作用。他的结论是，当由于咳嗽或劳累而引起腹内压力上升时，盆腔感染可通过椎侧支静脉系统扩散引起脊柱病变（Gouliouris 等，2011；Sundaram 和 Doshi，2016）。

然而，自 1959 年以来，Wiley 和 Trueta 利用解剖对比研究证明，椎体的静脉只能在高压下逆行充盈，故推测椎静脉主要形成一个引流系统。此外，脊椎骨骺炎表现为特征性的前干骺端椎体病变，此处动脉供应丰富，但静脉供应不足（Wiley 和 Trueta，1959；Gouliouris 等，2011）。鉴于供血动脉的分叉，邻近椎骨的受累也提示动脉扩散。最后，在骨盆源性脊柱炎的临床病例中，通常会出现菌血症的前期症状，如发热和僵硬，也提示全身性传播（Gouliouris 等，2011）。

2.2.2 非血源性传播途径

在脊柱手术、腰椎穿刺或硬膜外手术后，直接细菌接种主要是医源性的感染。这种感染途径占脊柱感染的 14%~26%（Mavrogenis 等，2017）。多种因素增加了脊柱手术后感染的发生率。这些包括手术的分期（多个连续手术）、手术时间长（＞5h）、输血、使用同种异体移植物以及更多的手术节段。较高的感染率也与后路脊柱内固定的植入有关，主要归因于伤口暴露在空气中的时间增加和后路软组织剥离增加（Kasliwal 等，2013）。

感染的风险因植入物的类型而异，因为生物膜是一种微生物聚集物，其特征是细胞嵌入其产生的细胞外聚合物基质中（Kasliwal 等，2013）。在生物膜内，细菌细胞不可逆地附着在植入物上。植入物对生物膜形成的敏感性不同。Soultanis 等（2008）发现，钛的感染率低于不锈钢。形成连续的感染传播则更为罕见。这些病例中的感染可能从邻近的感染组织传播，如破裂的食管或感染的主动脉移植物（Gouliouris 等，2010；Mavrogenis 等，2017）。

2.3 化脓性脊柱炎

根据典型的成人动脉解剖，血源性化脓性脊柱炎通常首先影响椎体终板的软骨下区域，并向前向后扩散。随着时间的推移，具有更强毒性和蛋白水解特性的细菌，如金黄色葡萄球菌，会导致皮质破坏，并侵入终板以外的椎间盘。它们也可以沿着动脉吻合网络扩散到多个椎体，有时累及的是不连续的椎体，或进入硬膜外间隙（Sundaram 和 Doshi，2016）。化脓性小关节受累也可作为一个独立的实体存在，但极其罕见（Hadjipavlou，2000）。这种后路受累的发病机制可以解释为原发性血源性骨髓炎延伸到小关节，或为原发性椎旁软组织感染直接扩散到小关节并继发骨髓炎（Ehara 等，1989）。

2.4 结核性脊柱炎

结核性脊柱炎的病理生理学仍然是一个存在争议的话题。结核性骨髓炎和关节炎通常被认为是由原发性感染的分枝杆菌菌血症期间滞留在骨骼中的杆菌引起的（Agrawal 等，2010）。原始病灶可能是活跃的或静止的、明显的或隐匿的，存在于肺部或纵隔淋巴结、肠系膜、肾脏或其他内脏中（Agrawal 等，2010）。结核杆菌可通过 Batson 椎旁静脉丛或通过淋巴引流至主动脉旁淋巴结进而从肺转移至脊柱（Agrawal 等，2010）。然而，根据 Trecarichi 等（2012）的研究，结核性脊柱炎可由结核分枝杆菌从静止或活动性肺病灶经由动脉血源播散引起，也可由胸膜结核的邻近扩散或经淋巴播散引起（Trecarichi 等，2012）。

脊柱结核最常见的部位是在胸段，与肺结核中纵隔淋巴结和胸膜的频繁受累有关，微生物可通过淋巴途径从纵隔淋巴结和胸膜到达椎骨（Trecarichi 等，2012）。

由于成人椎间盘没有直接的血液供应，大多数椎间盘间隙的血源性感染是由邻近骨的播散引起的。感染的自然演变是肉芽肿的形成，肉芽肿的中心趋向于干酪样坏死。感染会进一步破坏骨骼，引起疼痛并导致椎体塌陷（Trecarichi 等，2012）。随后，结核分枝杆菌可能扩散到脊柱前方韧带的下方，并累及相邻下位椎体的前上部分，导致典型的楔形畸形。进一步扩散可能导致邻近脓肿。感染可向头侧和尾侧扩散，引起椎体前部、侧面的前后纵韧带和骨膜分离（Agrawal 等，2010）。椎间隙狭窄是继发性的，通常相对于骨破坏程度而言是有限的。与化脓性感染相比，结核性脊柱炎患者的椎间盘相对保存的原因是结核分枝杆菌中缺乏蛋白水解酶（Smith 等，1989）。

2.5 结论

血源性动脉扩散是脊柱感染最常见的途径。在儿童中，骨内动脉吻合延伸到椎间盘水平，因而椎间盘炎是常见的。在成人中，由于椎间盘无血管，感染最初位于椎体的上终板或下终板，然后广泛的血管性骨梗死和感染扩散到邻近结构，导致典型的脊柱炎。因为脊柱内固定成为治疗多种脊柱疾病的一个组成部分，医源性直接细菌接种的频率增加了。随着对生物膜作用认识的提高和新型脊柱植入物的发展，对这种病理机制的理解也在不断发展。

参考文献

[1] Agrawal V, Patgaonkar R, Nagariya SP (2010) Tuberculosis of spine. J Craniovertebr Junction Spine 1:74–85.

[2] Batson OV (1940) The function of the vertebral veins and their role in the spread of metastasis. Ann Surg 112:138–149.

[3] Cheung WY, Luk KDK (2012) Pyogenic spondylitis. Int Orthop 36:397–404.

[4] Duarte RM, Vaccaro AR (2013) Spinal infection: state of the art and management algorithm. Eur Spine J 22:2787–2799.

[5] Ehara S, Khurana JS, Kattapuram SV (1989) Pyogenic vertebral osteomyelitis of the posterior elements. Skeletal Radiol 18:175–178.

[6] Finger G, Lima Cecchini AM, Sreddo E et al (2019) Spondylodiscitis investigation and therapeutic protocol: neurosurgery service results. Coluna/Columna 18:138–143.

[7] Gouliouris T, Aliyu SH, Brown NM (2010) Spondylodiscitis: update on diagnosis and management. J Antimicrob Chemother 65:11–24.

[8] Gouliouris T, Aliyu SH, Brown NM (2011) Spondylodiscitis: update on diagnosis and management—authors' responses. J Antimicrob Chemother 66:1200–1202.

[9] Hadjipavlou AG (2000) Hematogenous pyogenic spinal infections and their surgical management. Spine 25:1668–1679.

[10] Kasliwal MK, Tan LA, Traynelis VC (2013) Infection with spinal instrumentation: review of pathogenesis, diagnosis,

prevention, and management. Surg Neurol Int 4(Suppl 5):S392–S403.

[11] Lemaignen A, Ghout I, Dinh A et al (2017) Characteristics of and risk factors for severe neurological deficit in patients with pyogenic vertebral osteomyelitis: a case–control study. Medicine (Baltimore) 96:e6387.

[12] Mavrogenis AF, Megaloikonomos PD, Igoumenou VG et al (2017) Spondylodiscitis revisited. EFFORT Open Rev 2:447–461.

[13] Moraru I (2012) Neurological point of view. Bacterial spondylodiscitis: diagnostic challenges and therapeutic strategies. Rom Neurosurg 19:299–308.

[14] Ratcliffe JF (1980) The arterial anatomy of the adult human lumbar vertebral body: a microarteriographic study. J Anat 131:57–79.

[15] Ratcliffe JF (1982) An evaluation of the intra-osseous arterial anastomoses in the human vertebral body at different ages. A microarteriographic study. J Anat 134:373–382.

[16] Smith AS, Weinstein MA, Mizushima A et al (1989) MR imaging characteristics of tuberculous spondylitis vs vertebral osteomyelitis. AJR Am J Roentgenol 153:399–405.

[17] Soultanis KC, Pyrovolou N, Zahos KA et al (2008) Late postoperative infection following spinal instrumentation: stainless steel versus titanium implants. J Surg Orthop Adv 17:193–109.

[18] Sundaram VK, Doshi A (2016) Infections of the spine: a review of clinical and imaging findings. Appl Radiol 45:10–20.

[19] Trecarichi EM, Di Meco E, Mazzotta V, Fantoni M (2012) Tuberculous spondylodiscitis: epidemiology, clinical features, treatment, and outcome. Eur Rev Med Pharmacol Sci 16(Suppl 2):58–72.

[20] Wiley AM, Trueta J (1959) The vascular anatomy of the spine and its relationship to pyogenic vertebral osteomyelitis. J Bone Joint Surg Br 41:796–809.

第三章 脊柱感染的 X 线摄片和计算机断层扫描

Sravanthi Mantripragada, Niraj Dubey, Wilfred C. G. Peh

李 蒙 李 茂 / 译
杨开舜 王仕永 / 校

目录

摘要

由于脊柱感染的临床表现通常是非特异性的，影像学在辅助及诊断方面具有重要作用。它作为一个重要的筛查工具，可帮助避免因延迟诊断或治疗不当所导致的发病率和死亡率的增加。本章通过概括 X 线和计算机断层扫描（CT）的影像学技术、影像学特征以及各自的优势和局限性，来回顾这两种方式在脊柱感染筛查和治疗中的作用。X 线摄片仍然是初步的影像学筛查方式，放射科医生不得忘记在磁共振成像（MRI）之前评估脊柱的 X 线片。虽然 CT 不是主要的检查方法，但它的优势在于能够观察骨的细微结构，并在引导经皮穿刺活检中发挥作用。

缩写

AP	Anteroposterior
	正位
CT	Computed Tomography
	计算机断层扫描
MRI	Magnetic Resonance Imaging
	磁共振成像

3.1 引言

脊柱感染的表现包括脊柱炎、椎间盘炎、小关节感染性关节炎、硬膜外感染、脑膜炎、多发性神经根病和脊髓炎（Tali 和 Gültekin，2005）。在骨骼感染中有 2%~7% 的脊柱受影响，可大致分为化脓性、肉芽肿性、真菌性、寄生虫性和医源性（Tyrrell 等，1999；Hong 等，2009；Cheung 和 Luk，2012）。脊柱感染的临床特征是非特异性的、不易察觉的，并且经常被误导的；因此，它们常给诊断带来挑战。脊柱影像学是一种重要的筛查工具，有助于及时诊断，有助于避免因延迟诊断或不当治疗所导致的发病率和死亡率的增加（Tali 和 Gültekin，2005；Diehn，2012）。这一章回顾了 X 线摄片和计算机断层扫描（CT）在脊柱感染的筛查和管理中的作用。我们的目的是概述 X 线、CT 的技术和影像学特征，并讨论二者的优势和局限性。掌握每位患者的临床信息，了解 X 线摄片、CT 和其他检查方式的作用，如磁共振成像（MRI）和核医学成像（后两种将在后续章节中讨论），放射科医生应该能够在疑似脊柱感染患者的影像学检查中提供早期诊断的相关指导。

3.2 脊柱感染概述

了解各种类型的脊柱感染及其病理生理学

至关重要，这可以最佳地解释 X 线片和 CT 的影像学表现。脊柱感染最常见的传播途径是从远处脓毒性病灶的血源性传播。金黄色葡萄球菌是最常见的感染微生物。肉芽肿性感染包括结核分枝杆菌、布鲁菌、真菌和寄生虫（Hong 等，2009）。化脓性细菌感染通常累及腰椎，其次是胸椎和颈椎。被最广泛接受的病理生理机制是感染栓子导致的脓毒性梗死，通常发生在椎体干骺端前方。随后蔓延到椎体的其余部分、终板和邻近的无血管椎间盘。连续的扩散可能发生在脊柱旁和（或）硬膜外间隙。总体来说，化脓性感染的特征是椎间盘高度的早期丧失（由于化脓性细菌产生的蛋白水解酶破坏椎间盘）、椎体高度的保留、骨硬化和骨强直形式的愈合反应增加、脊柱后方受累不明显和较小的椎管脓肿形成。多节段脊柱受累和跳跃性病变并不常见（Tali 和 Gültekin，2005；Hong 等，2009；Diehn，2012）。

脊柱结核累及多见于胸腰椎交界处。脊柱结核常始于椎体前部，于韧带下方扩散，于前纵韧带深面，并穿过多个椎体节段。由于结核分枝杆菌缺乏蛋白水解酶来溶解椎间盘，所以椎间盘常被保存到晚期。椎体破坏和塌陷的发生率增加。椎旁软组织脓肿较大且更常见。在慢性愈合期，骨质硬化很少，脊柱畸形 / 后凸畸形增加（Tali 和 Gültekin，2005；Diehn，2012）。真菌性椎间盘炎通常累及腰椎，类似于结核感染，在有免疫抑制的背景时应怀疑真菌感染的存在（Hong 等，2009；Diehn，2012）。布鲁菌性脊柱炎是由革兰阴性杆菌引起的下腰部肉芽肿性感染引起的。椎体前上部分和椎间盘是感染的初始灶，而受累椎体高度得到保留。在感染部位同时存在骨愈合是该疾病的一个独特特征（Tali 和 Gültekin，2005）。

脊柱感染的各种病因类型（如化脓性、布鲁菌病、沙门氏菌病、结核病、包虫病、真菌性和医源性）的病理生理学和影像学特征的详细信息将在本书的后续章节中讨论。总体来说，影像学在脊柱感染中的作用（Sans 等，2012）有：

·早期诊断：对感染影响区域，以及感染扩散到脊椎、椎间盘和邻近软组织。

·确定特定感染（如化脓性、结核性）的特征、感染因子，并指导经皮干预。

·早期发现可从外科或经皮介入治疗中获益的并发症（如神经损伤、脓肿）。

本章将讨论 X 线摄片和 CT 的作用。

3.3 X 线摄片的作用

3.3.1 X 线摄片技术

影像学评估通常包括脊柱疼痛节段标准

的正位（AP）和侧位片（Sans 等，2012）（图 3.1）。在腰椎，标准片应在患者呼气时拍摄（以尽量减少膈肌与上腰椎的重叠），正位片的中心点位于 L3 椎体水平，侧位片的中心点位于髂骨嵴水平。理想的曝光参数为 70~80kVp 和 60~80mAs。额外的锥形位视图、斜位片和屈伸位片分别有助于更清楚地描绘 L5~S1 椎间隙、小关节破坏和椎体不稳定（图 3.1）。胸椎标准的 AP 和侧位投影需要更高的曝光参数（80kVp 或更多）。在吸气结束时获得（以最小化膈肌重叠），并覆盖 C7~L1 椎体水平的脊柱。重叠的纵隔软组织结构需要更高的曝光参数，以优化胸椎和椎旁软组织的观察。

在颈椎，普通影像学拍摄颈椎正位（包括 C3 至 C7~T1 水平）、侧位（包括枕骨至 C7~T1 水平）照射和张口位照射 C1~C2 关节是有用

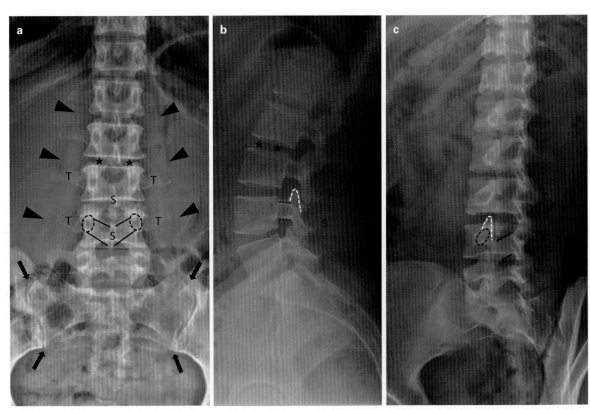

图 3.1 腰椎正位（AP）片（a）、侧位片（b）和腰椎斜位片（c）显示了关键的正常解剖结构。请注意正位片上双侧对称的腰大肌外侧边缘轮廓（黑色箭头）。可见椎体、椎体皮质终板和椎间盘间隙（黑色星号表示 L2~L3 椎间盘间隙）。L4 上关节突（白色虚线）、L3 下关节突（红色虚线）和中间的 L3~L4 关节突在侧位和斜位上最清晰。3 个视图上都能看到椎弓根（L4 椎弓根用黑色虚线圈出）。横突（T）最好在正位片上观察，棘突（S）最好在侧位片上观察。在正位和斜位片中，L4 椎板用黑色实线勾勒。骶髂关节在 AP 视图上清晰可见（黑色箭头）

的（图 3.2）。寰枢关节前部在侧位片上是最便于观察的，而寰枢椎外侧关节应在张口位观察（Alsop，2005）。颈椎过伸侧位片是一种改进的颈椎锥形侧位投影，用于显示 C7~T1 连接。CT 在很大程度上取代了这种投影，但在许多农村地区 CT 不易获得，这种特殊的 X 线片仍然发挥着作用。

3.3.2 脊柱感染的 X 线表现

最初的 X 线片可能完全正常，影像学异常通常比临床症状晚 2 周。因此，正常的 X 线片并不排除感染的存在（图 3.3a）。与结核性脊柱炎相比，非结核性脊柱炎的影像学改变通常较早出现，但通常也需骨破坏超过 35%~40% 后才出现典型的临床表现。所以建议同时在骨组织窗和软组织窗观察 X 线片，以达到更高的诊断准确性，从而避免诊断延误（Stäbler 和 Reiser，2001；Diehn，2012；Sans 等，2012）。

X 线片主要用于筛查椎体终板、椎间盘和邻近软组织的异常。最早的影像学征象是椎体

终板前上端不清晰/模糊和不规则；通常在感染发生后 2~8 周可以被观察到（图 3.3b、c）。相继发的变化是初始椎间隙增加（少见），随后椎间盘高度降低。逐渐增加的溶骨性骨质破坏导致整个终板侵蚀和椎体的松质骨破坏。两个相邻椎体的皮质终板被侵蚀、椎间隙缩小、相关的椎旁软组织突出，是化脓性感染的特征表现。化脓性感染的椎间盘间隙缩小进展迅速，通常不到一个月（Varma 等，2001；Tali 和 Gültekin，2005；Diehn，2012；Sans 等，2012）（图 3.3d、e）。

椎旁软组织的感染经常延伸影响腰部的腰大肌和胸部的后纵隔。尽管最早的软组织改变包括腰大肌边缘模糊，其正常脂肪平面消失，椎体旁软组织突出，但这些改变在腰椎区域的 X 线片上更难以显示。在胸椎，软组织改变/脓肿形成通常在胸椎正位平片上看到梭形软组织肿胀（图 3.4）。由颈椎椎前或后纵隔脓肿引起的气管、咽食管移位和狭窄在颈椎侧位和胸椎 AP 视图上更容易看到（Varma 等，2001；Tali 和 Gültekin，2005；Diehn，2012；Sans

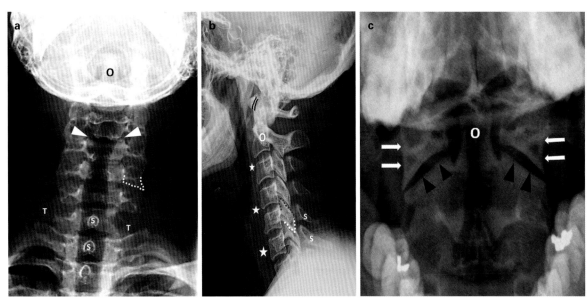

图 3.2 AP（a），侧位（b）和正常颈椎张口位（c）X 线片显示了关键的正常解剖结构。颈椎特有的钩椎关节（三角箭头）和横突（T）在 AP 片上最清晰。AP 和侧位片显示了 C2 齿状突（O）、C5 上关节突（红色虚线勾勒）和 C5 下关节突（白色虚线勾勒）。颈椎椎体的皮质终板、椎间盘间隙、椎前软组织（白色星形）、棘突（S）和 C1~C2 前关节（黑线之间）最好在侧位片上进行评估。C1 椎体侧块（白色箭头）、齿状突（O）、C2 椎体，以及外侧的寰枢椎关节突关节（黑色三角标），最好在张口位视图上进行评估

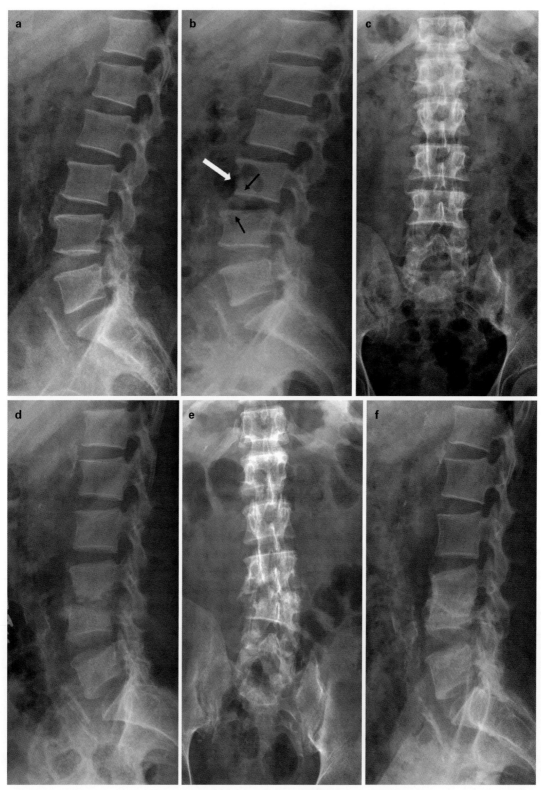

图3.3 一名45岁男性，以腰痛为表现的连续腰椎X线改变。初始侧位片（a）显示轻度退行性脊柱疾病，无明显骨破坏。侧位片（b）和1个月后拍摄的AP片（c）显示L3和L4椎体皮质不清晰，相邻终板模糊（黑色细箭头），L3椎体前部和前下部皮质破坏（白色箭头），椎间隙轻度变窄，L3椎体超过L4椎体向后轻微滑脱。在此阶段，腰椎MRI（未显示）证实为感染性脊柱炎，培养显示大肠埃希菌脓毒血症。4个月后拍摄的侧位片（d）和AP片（e）显示L3~L4椎体终板和椎间盘破坏伴轻度侧后凸。6个月时拍摄的侧位片（f）显示L3~L4骨硬化和关节强直伴椎间隙消失。硬化的终板和骨强直是持续愈合的迹象，特别是化脓性感染

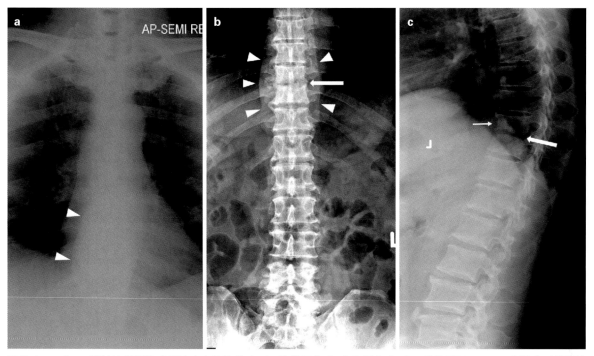

图 3.4 一名 50 岁结核性脊柱炎男性患者的胸片（a），胸椎正位（b）和侧位（c）X 线片显示 T9~T10 水平典型的脊柱炎影像学表现。胸椎正位片（白色三角箭头）显示脊柱旁软组织异常的增宽影，胸片上也可明显地观察到。胸椎正位和侧位片均显示 T9~T10 椎体终板皮质部分破坏，表现为模糊和不规则。T9~T10 椎间盘高度降低（粗箭头）。脊柱侧位片显示 T9 椎体皮质破坏（细箭头），椎体前方呈轻微的扇形凹陷，MRI 确认为异常的韧带下软组织脓肿

等，2012；Li，2014）。由各种病原微生物引起的脊柱感染的影像学特征和鉴别特征将在后续的章节中讨论。

在脊柱感染的慢性阶段，通常有骨愈合和重塑的普遍迹象。脊柱畸形的程度取决于椎间盘和椎体破坏的程度。影像学表现包括反应性骨硬化、骨赘形成和椎间盘融合的椎体强直（图 3.3e）。持续 4~6 个月的慢性感染的最终结果可能是进行性脊柱侧后凸畸形（图 3.3）。晚期阶段，在 X 线片上有时很难区分慢性感染、退行性改变（可能是感染 / 创伤愈合后的原发或者继发的后遗症），以及先天性发育异常。一个支持先前脊柱感染结核的显著特征是在腰椎和胸椎旁软组织中发现大的钙化和脓肿（Moore 和 Rafii，2001；Varma 等，2001；Tali 和 Gültekin，2005；Acharya 和 Gibbs，2016）。X 线片经常用于随访和监测脊柱畸形，包括脊柱侧后凸畸形的稳定性、椎体塌陷以及由于椎体后移和后凸畸形导致的椎管占位（Sans 等，

2012）。

3.3.3 X 线摄片的优势

X 线摄片仍然是肌肉骨骼性背痛的主要和初步影像学检查。它的优势及其在脊柱感染影像学中的意义（Peh，2002）是：

1. 易于获得和成本效益使 X 线摄片成为首选检查，特别是在资源有限的医疗中心。

2. 对于评估整个脊柱是一种快速全面的筛查工具，与 CT 相比辐射暴露更少。

3. 可对感染性脊柱炎病灶进行识别和定位，并为进一步行 CT 或 MRI 检查提供指导。

4. 是跳跃性病灶、椎体前部缺损和结核性脊柱驼背畸形的良好的筛查方式。

5. X 线片可提供椎管旁软组织脓肿的初步线索，如腰大肌边缘消失影，纵隔椎旁梭形软组织隆起影，颈椎前软组织增厚影以及对气管和食管占位效应。结核性腰肌脓肿的广泛钙化

使其在 X 线片上很容易被发现。

6. 对慢性治愈感染病例的随访进行简单的初步检查，以评估和监测存在部分塌陷病例的脊柱侧后凸程度和椎体高度情况。

7. 作为一种简易筛查工具用于术后随访和评估任何脊柱外科内固定装置对部分破坏的脊柱节段的稳定作用（图 3.5）。

8. 目前最先进的数字射线摄影允许调整软组织窗和骨窗观察，而不需要多次曝光。

3.3.4 X 线摄片的缺点和缺陷

X 线片通常无法显示脊柱感染的早期征象

（图 3.6 和图 3.7）。在大多数病例中，X 线片可能是正常的，如果有强烈的临床怀疑，应该进一步进行如 CT 和 MRI 检查。脊柱感染背景下常规 X 线摄片的缺陷（Tali 和 Gültekin，2005；Sans 等，2012；Low 和 Peh，2017）是：

1. X 线摄片固有的局限性。椎间盘交界处的早期侵蚀性改变仅在病程的后期才明显可见（化脓性感染 2~8 周后，肺结核患者有时需要 6 个月）。这导致了一种安全假象，并由于诊断延迟导致短时间内进一步骨质破坏（图 3.3）。

2. 软组织对比度差，难以或不可能描述脊柱炎和韧带异常的直接征象。

3. 识别早期椎旁软组织异常（如腰大肌的

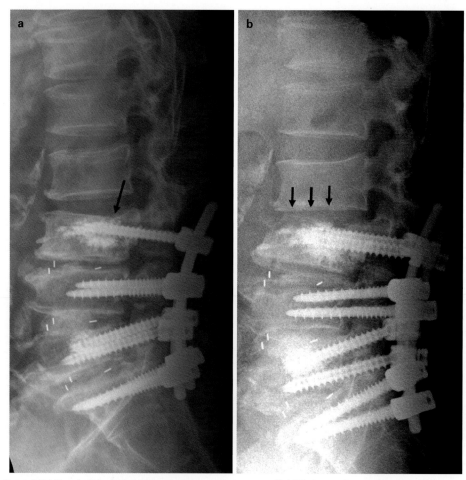

图 3.5 一位 56 岁男性，有背部疼痛和脊柱后路固定手术史。a. 腰椎侧位片显示椎弓根螺钉排列良好，L3 椎体上终板轻度塌陷（黑色箭头）。b. 1 个月后，由于持续且加重的背痛，进行了随访，X 线片显示 L3 椎体间隙塌陷，上终板破坏，L2 椎体下终板模糊（小箭头）。一天后 CT 证实 L3 椎体部分骨质破坏，L2 椎体下终板早期骨溶解。最终取出脊柱内固定，并对患者进行 L2~L3 化脓性脊柱炎治疗。X 线片在术后脊柱和脊柱内固定的成像中特别有用。MRI 可能不理想，因为广泛的磁敏感伪影掩盖了邻近的骨质细微结构

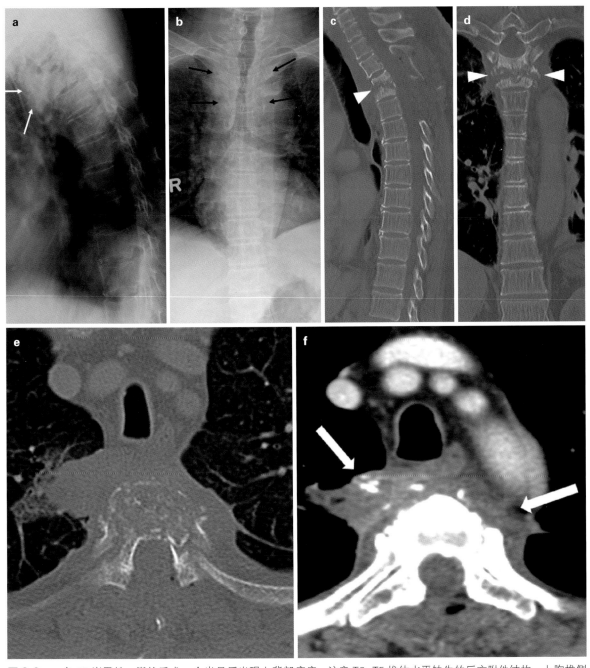

图 3.6 一名 65 岁男性，脊柱手术一个半月后出现上背部疼痛。注意 T2~T5 椎体水平缺失的后方附件结构。上胸椎侧位片（a）因多处骨和软组织结构重叠而显影不理想。胸部椎体前方附近存在异常软组织肿胀影（白色箭头）。AP 片显示上纵隔 / 椎管旁软组织异常肿胀（黑色箭头）导致邻近气管管狭窄（b）。矢状位（c）和冠状位（d）骨窗 CT 影像清楚显示 T3~T4 椎体终板和椎间盘（白色三角箭头）的破坏。轴位骨窗（e）和软组织窗（f）CT 图像在同一水平更好地显示后纵隔感染炎症在椎前扩散情况（白色箭头）。不同平面的 CT 图像均能很好地显示感染区域内移位的微小碎骨片。CT 对于评估下颈部 / 上胸部的结构非常有用，并且在显示感染扩散到邻近结构（如纵隔和肺）方面具有额外的优势。患者因化脓性椎间盘炎接受治疗

小脓肿和轻微的纵隔感染）的方式不可靠。

4. 脊柱感染（如硬膜外脓肿、软脑膜炎、脊髓内部肿胀）引起的椎管和脊髓异常神经压迫在 X 线片上无法观察到（图 3.7）。

5. 对后方结构如小关节、横突和棘突病变的观察不佳。

表 3.1 总结了脊柱正常 X 线片表现的概况，重点是脊柱感染临床背景下的特定表现。

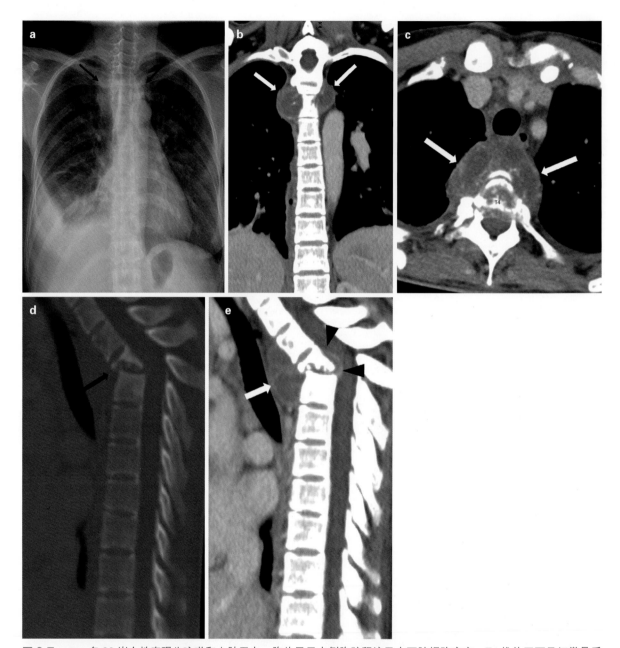

图 3.7　a. 一名 30 岁女性表现为咳嗽和上肢无力，胸片显示右侧胸腔积液及右下肺塌陷实变。T4 椎体区可见细微骨质改变，伴有相邻椎骨旁异常软组织肿胀（黑色箭头）。b、c. 冠状位和轴位增强软组织窗 CT 图像显示多房性及边缘强化椎旁脓肿（白色箭头），以及 T4 椎体骨质破坏。d. 矢状骨窗 CT 图像证实 T4 椎体骨质破坏、部分塌陷、后凸成角突入椎管（黑色箭头）。e. 相应的矢状位增强软组织窗 CT 图像更能显示边缘增强的椎前脓肿（白色箭头）和硬膜外脓肿（白色箭头）。请注意 X 线片在显示上胸椎变化方面的内在局限性，以及 CT 在显示骨组织和软组织变化方面的优势。这被证实是结核性脊柱炎，单个椎体受累不典型。结核性脊柱感染的特征是椎体破坏优先于椎间盘

鉴于 X 线片对早期疾病变化不敏感，因此在阅读脊柱 X 线片时，遵循系统阅片方法避免错误是有用的。放射科医生应始终与疑似感染的临床病史相结合，并建议考虑进一步的影像学检查，如 CT 和 MRI。

3.4　CT 的作用

3.4.1　CT 采集技术

　　CT 是准确评估脊柱骨结构的首选方式，

表 3.1　概述胸腰椎和颈椎的正常影像学表现，重点在脊柱感染的临床背景下的特殊影像学表现

	关键点	胸腰椎	颈椎
1	视图	· 正位（AP）和侧位 · 斜位，锥形位（L5~S1），以及过屈/过伸位（如有指示）	· AP、侧位和开口（C1~C2）位 · 必要时游泳者位，斜位（如有指示）
2	充分覆盖	· 整个胸椎和（或）腰椎	· 正位片必须显示整个颈椎和上胸椎 · 侧位片包括从颅底到 T1 椎体下缘的 C1~C7 椎体 · 游泳者位：如 T1 和 C7 椎体不能充分显示 · C1~C2 的张口位须显示两侧关节突关节
3	序列	· 在正位片上检查椎体和棘突是否一致对齐 · 侧位观察相邻椎体的前后角	· 检查正位片脊柱侧缘是否对齐一致 · 侧位片上颈椎椎体前后线与棘突线的一致性 · 齿状突必须与 C1 两侧侧块距离相等
4	椎体	· 顺序检查各个椎体，从侧位片观察是否有清晰完整的皮质轮廓和高度降低（终板早期侵蚀和模糊） · 切记，椎体高度从上到下依次轻微增加	· 从侧位片上观察，依次检查各个椎体是否有清晰完整的皮质轮廓和高度降低
5	椎间盘	· 仔细检查椎间隙的高度，以确定侧位高度的不对称降低和正位片的左/右不对称（椎间盘炎的早期变化） · 切记，由于摄片原因，椎间隙高度从上到下依次轻度增加 · L5~S1 椎间盘高度通常小于其他椎间盘	· 仔细检查椎间隙的高度，以明确侧位高度的不对称降低 · 所有棘突在正位片上必须彼此等距。AP 视图不适合于检查椎体或椎间盘高度
6	后方骨性结构	· 正位片上椎弓根、横突的完整性和对称性，以及侧位或斜位片上的后部结构（小关节和棘突） · 尤其在感染中可见的破坏性变化	· 在侧位或斜位片上可以更好地看到后部结构（小关节和棘突）的完整性，而在正位片上可以更好地查看横突
7	其他骨性结构（肋横关节、肋骨和骨盆）	· 在正位片上显示肋横关节的完整性和后段肋骨。与对侧比较有助于发现骨质破坏 · 在正位片上检查可见骨盆（骨髓炎）和骶髂关节（侵蚀性骶髂关节炎）	
8	软组织	· 检查双侧腰大肌阴影侧缘是否有脂肪界面 · 正位片上腰大肌的对称性 · 正位片上检查胸部椎旁软组织厚度（正常右侧不可见，左侧正常厚度达 1cm）（特别注意感染时的腰大肌脂肪界面消失、钙化和后纵隔椎旁梭形隆起）	· 评估椎前软组织厚度（C4 水平以上正常椎前软组织 ≤ 1/3 椎体宽度，C4 水平以下正常椎前软组织 ≤ 100% 椎体宽度） · 椎前间隙脓肿表现为椎前软组织增厚
9	畸形	· 脊柱侧后凸、驼背和前柱不规则缺损	
10	X 线片的边缘	· 可见的肺部异常是感染的主要线索（肺炎、胸腔积液）	· 可见上肋侵蚀和肺尖部炎症

特别是考虑到脊柱上的复杂解剖结构和大量软组织结构，尤其是在胸腰段的正位片上。CT对脊柱软组织的评估虽然优于X线片，但仍有局限性；因此，必要时，静脉注射对比剂增强是有用的。CT扫描速度快，几乎所有患者都能耐受。图像质量取决于成像参数的选择、多平面重建和后处理技术，包括重建算法和重建格式化参数。骨窗和软组织窗可用于单独评估这些组织（Tins，2010）（图3.8和图3.9）。

将患者置于仰卧位，以确保脊柱的移动最小。脊柱长轴通常平行于扫描床的z轴，但有时可能需要动态过屈/过伸和倾斜成像。移除外部金属以避免光束硬化伪影。对于脊柱，使用高千伏和毫安时以及低准直（理想情况下<1.5mm）获得最佳图像。体重为70~80kg的患者的典型参数为颈椎120kVp和330mAs，胸腰椎120kVp和380mAs，螺距为0.9，扫描层厚为1~1.5mm。较瘦和较年轻的患者可以用较低的千伏和毫安秒成像，而较大/肥胖患者的需用较高千伏和毫安秒成像。从横轴位采集获得多平面冠状面和矢状面重建。三维（3D）重建也可能有助于提高诊断准确性（Tins，2010）。

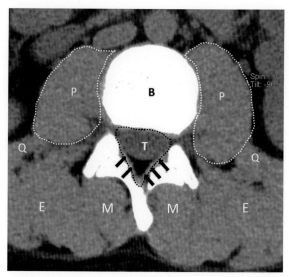

图3.8 正常腰椎的轴位CT软组织窗图像显示椎体（B）、椎管（黑色虚线）、后外侧成对的黄韧带（黑色箭头）和硬膜囊（T）。轴位视图也最适合评估前外侧周围肌肉，白色虚线勾勒出腰大肌（P）、侧面的腰方肌（Q）、后正中的多裂肌（M）和后外侧的竖脊肌（E）

3.4.2 脊柱感染的CT表现

传统上，CT在脊柱感染的诊断中起着次要作用，并不是主要的检查方式。然而，由于其优越的解剖分辨率和观察骨骼细微结构的自身优势，它比X线片更敏感，并且在出

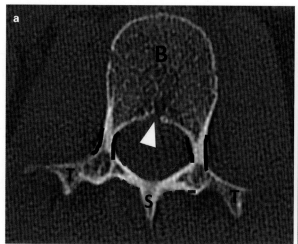
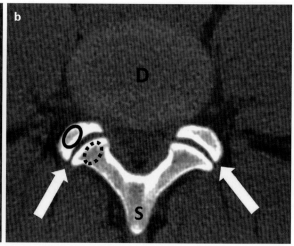

图3.9 a、b. 正常腰椎在椎体和椎间盘水平的轴位CT骨窗图像。椎体（B）、椎基底静脉孔（箭头白色三角）和后部结构［如椎弓根（黑色实线）、横突（T）、椎板（红色虚线）和棘突］的精细骨质细节均显示良好。椎间盘（D）和小关节（白色箭头）由上位椎体的上关节突（黑色实线椭圆形环）和下位椎体的上关节突（黑色虚线椭圆形环）形成，也可以很好地显示

现X线诊断困难和术前评估时，它在观察骨的细节方面表现出色（Tali 和 Gültekin，2005；Diehn，2012）（图3.6和图3.7）。

影像学表现和它们的观察顺序遵循与X线摄片相同的原则。然而，CT比X线检查更好地描述受累椎体终板破坏和骨质疏松的最早变化，至少有一半受累患者在感染后2周内即可被发现。它们有时甚至在定位片上也能被察觉。与其他未受感染的椎间盘相比，仔细评估椎间盘可发现椎间盘高度和密度降低（感染后3~4周）（Larde 等，1982；Golimbu 等，1984）（图3.10）。

椎体中连续的松质骨溶解、终板塌陷和终板空洞的形成可以很容易地识别（Golimbu 等，1984；McGahan 和 Dublin，1985；Sans 等，2012）（图3.6、图3.7和图3.10）。在非典型结核、免疫抑制状态、静脉注射药物滥用和近期的局部手术中，可以很容易地看到后方因素的参与，以及小关节突、椎弓根、横突和棘突骨破坏的精确程度（Sans 等，2012；Diehn，2012）。这可能表现为部分破坏或完全骨溶解、硬化性病变和膨胀性肿瘤样病变（Moore 和 Rafii，2001；Varma 等，2001；Acharya 和 Gibbs，2016）（图3.11）。

椎旁软组织感染扩散，包括椎前和椎旁周围软组织增厚、髂腰肌（腰部和骨盆区域）内的蜂窝织炎改变和脓肿形成、后纵隔梭形脓肿（胸部区域），颈部椎体前受累也在CT软组织窗上被直接和更早地认识到。必要时可以使用静脉造影剂直接观察边缘增强的脓肿和这些区域内不均匀增强的蜂窝织炎改变（图3.6、图3.7和图3.11）。CT加造影剂也能发现其他相关的表现，如肾盂肾炎和肾脓肿；腹膜后、盆腔和纵隔淋巴结病变；纵隔炎；累积气管支气管树和食管并继发瘘管形成（Acharya 和 Gibbs，2016）（图3.6、图3.7和图3.12）。

虽然CT不是检查脊柱感染的理想的方式，也不是MRI的替代品，但在一定程度上，CT在评估椎管结构方面仍然是有用的。硬膜外感染扩散形成的硬膜外脓肿可在增强CT上表现为不均匀强化的蜂窝组织或边缘强化的脓肿（图3.7）。此外，硬膜外扩散引起的椎管狭窄程度也可间接评估。脊髓、神经根、软脑膜炎和硬脊膜炎的改变最好直接在MRI上观察，而不是使用CT。CT可能是直接显示椎体破坏和碎裂形成的死骨块的最佳技术，死骨块可迁移到椎管和椎管周围软组织（图3.6）。CT也最适合显示椎旁软组织中残留的钙化，以及受累椎间盘、椎管和椎旁脓肿中是否存在气体。总体而言，感染性脊柱炎的病理表现包括两个相邻椎体的终板皮质被侵蚀，椎间隙减小，相关的脊柱旁软组织膨胀，CT比X线片可以更早、更准确地描述这些表现（Sans 等，2012）。

虽然CT不是感染治愈随访的首选方式，但是X线在评估椎体高度稳定性方面的应用仍然有限，尤其是在软组织重叠的胸部和下颈椎区域时，CT也是不错的选择。CT有助于术前描述骨骼解剖和术后评估脊柱固定装置（评估内固定移位和椎管侵占情况）。矢状位、轴位和三维重建对于术前和术后评估特别有用。CT也适用于评估MRI上所见的可疑椎间盘炎或骨髓炎（例如，当对Modic I型改变、急性Schmorl结节、肿瘤与非典型感染存在混淆时），特别是当MRI结果不强烈提示感染并要求活检时（Tali 和 Gültekin，2005；Diehn，2012；Sans 等，2012）。

3.4.3 双能CT（Dual-Energy CT，DECT）

DECT在肌肉骨骼成像方面取得了重大进展，并已成为检测骨髓水肿的一种不断发展的工具。通过特殊的后处理工具，可以使用所谓的虚拟无钙技术检测骨髓水肿，从而实现这一点。然而，MRI仍是检测骨髓水肿的金标准。虚拟无钙技术将松质骨分为红骨髓（类似于软

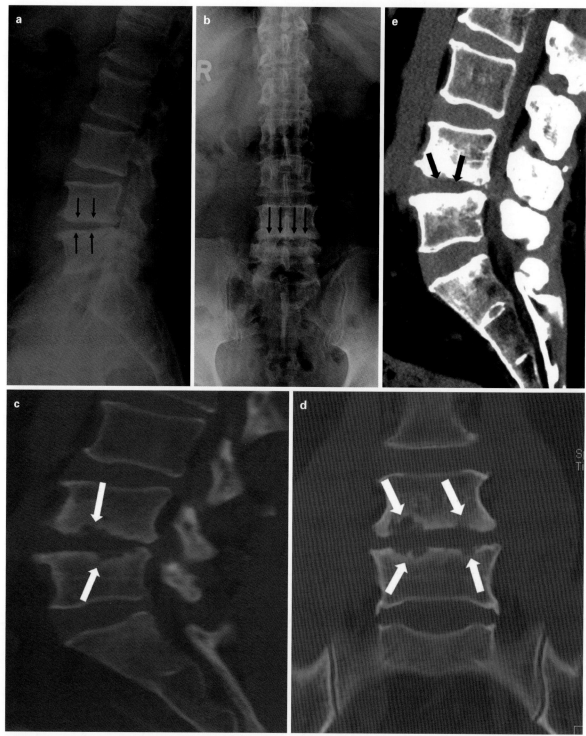

图 3.10　一名 48 岁女性，有 1 个月的腰痛病史，因被大肠埃希菌感染接受治疗。a、b. 侧位和 AP 腰椎 X 线片显示 L4~L5 椎间隙缩小，相邻椎体终板模糊（黑色细箭头）。这些变化是细微的，在早期感染中可能被观察到。c、d. 矢状位和冠状位 CT 骨窗图像更好地显示 L4~L5 终板的破坏性变化（白色箭头）。e. 矢状位 CT 软组织窗图像显示 L4~L5 椎间盘（黑色粗箭头）与其他非受累椎间盘相比，高度降低，密度降低。感染后 3 周，椎间盘密度明显降低

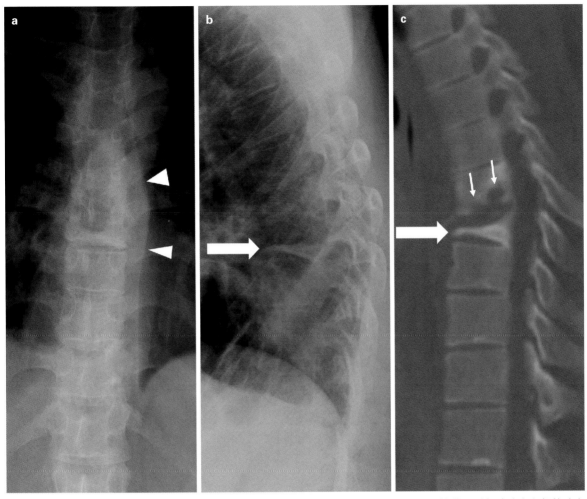

图 3.11　一名 46 岁女性，出现背痛和尿路感染。胸椎 AP（a）和侧位（b）片显示 T8 椎体严重塌陷（白色粗箭头），伴有椎旁纵隔软组织异常肿胀（白色三角箭头）。由于结构重叠，仅在 X 线片上很难看到其他变化。矢状位 CT 骨窗图像证实 T8 椎体严重塌陷（白色粗箭头），也显示 T7 椎体下终板破坏（白色细箭头）（c）。左矢状位（d）和轴位（e）CT 骨窗图像显示左侧椎弓根、T11 椎体上关节突和横突的溶骨性病变（黑色箭头）。鉴于后弓的解剖结构复杂使可视化困难，但 CT 有助于显示该区域的病变范围。CT 增强扫描冠状位（f）和轴位（g）软组织图像显示 T7~T8 椎体水平的椎旁脓肿形成（白色三角箭头）。另外，注意右侧胸腔积液伴潜在肺塌陷。患者因肺部和多节段脊柱结核感染接受治疗

组织衰减）、黄骨髓（脂肪衰减）和钙。然后从松质骨中除去钙，从而对骨髓进行评估。检测骨髓水肿的基本原理是水肿骨髓比脂肪骨髓具有更高的衰减。彩色编码虚拟去钙减影图像被认为是更好的视觉检测骨髓衰减变化的方法（Pache 等，2010；Nicolaou 等，2012）。

　　传统 CT 在评估韧带和椎间盘等软组织结构方面存在固有的局限性。椎间盘由 1 型胶原蛋白、弹性蛋白、蛋白多糖、糖胺多糖和糖蛋白组成。DECT 可以利用胶原蛋白特有的双能量指数，并将其从周围组织中分解出来。采用由胶原蛋白、脂肪、软组织 3 种物质组成的胶原蛋白分解算法，对胶原蛋白进行颜色分配。通过这种方式，DECT 可以可视化胶原结构，如韧带和肌腱。最近的研究已将该技术应用于椎间盘，并表明 DECT 通过显示水肿椎间盘中的胶原含量减少而适用于检测椎间盘水肿（Nicolaou 等，2012；Pumberger 等，2019）。

　　DECT 具有通过虚拟非钙减影技术检测骨和椎间盘水肿的潜力。DECT 领域的大多数研究主要集中在急性创伤时骨髓和椎间盘水肿的鉴别上。然而，同样的原理也适用于以骨髓和

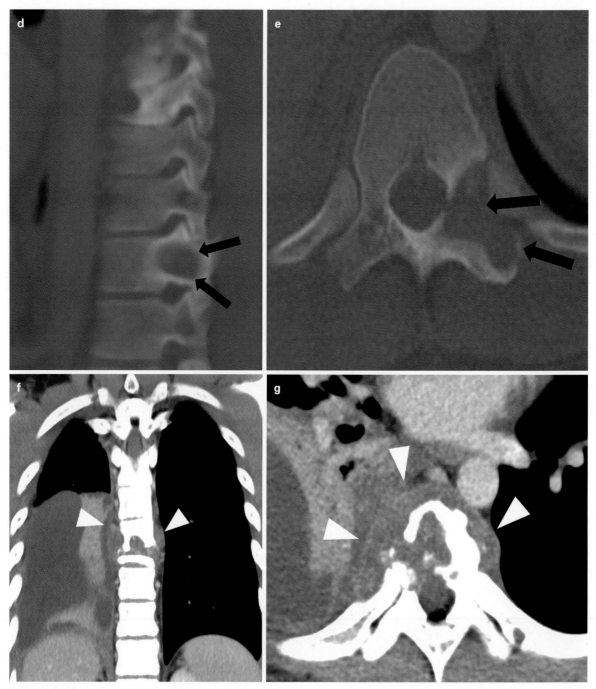

图 3.11（续）

椎间盘水肿为早期症状的脊柱椎间盘炎。这对有 MRI 禁忌证的患者尤其有益（Nicolaou 等，2012；Pumberger 等，2019）

3.4.4 CT 引导活检的作用

在某些脊柱感染病例中，为了确定病原体明确治疗方案，通过影像引导的靶向组织取样是必要的。放射科医生通过影像学引导经皮穿刺活检，在诊断中发挥重要作用。无论是 X 线透视还是 CT 都可以用于穿刺引导，后者是目前脊柱活检的首选方式（图 3.13）。超声成像有时可用于引导位于椎旁脓肿表面的抽吸。与 X 线透视相比，CT 更安全，神经血管和重要

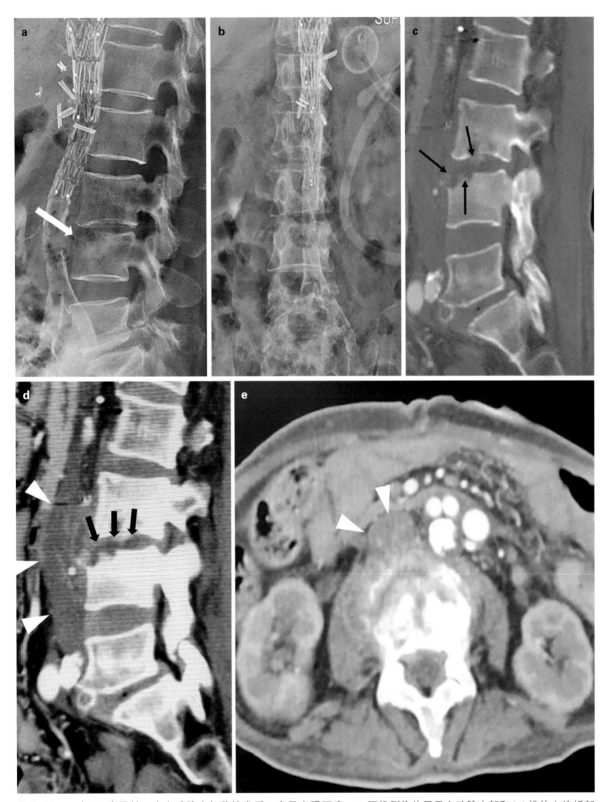

图 3.12　一名 70 岁男性，在主动脉支架移植术后 1 个月出现腰痛。a. 腰椎侧位片显示主动脉支架和 L4 椎体上终板部分前缘破坏（白色箭头），L3~L4 椎间高度降低。b. 由于肠管重叠，腰椎 AP 片并无多少作用。c. 矢状位 CT 骨窗图像显示 L3 和 L4 椎体的部分终板破坏（黑色细箭头）。d. CT 增强扫描矢状位软组织窗图像显示椎间盘高度降低，L3~L4 椎间盘异常线性低密度影（黑色短箭头），增强示椎前软组织肿胀影（白色三角箭头）。椎间盘内低密度可能表现为蜂窝织炎改变 / 椎间盘小脓肿，当 CT 上可见时，直接有助于确认椎间盘受累。e. 轴位 CT 增强图像显示椎前软组织肿胀靠近主动脉支架。这被证实是继发于支架的化脓性感染

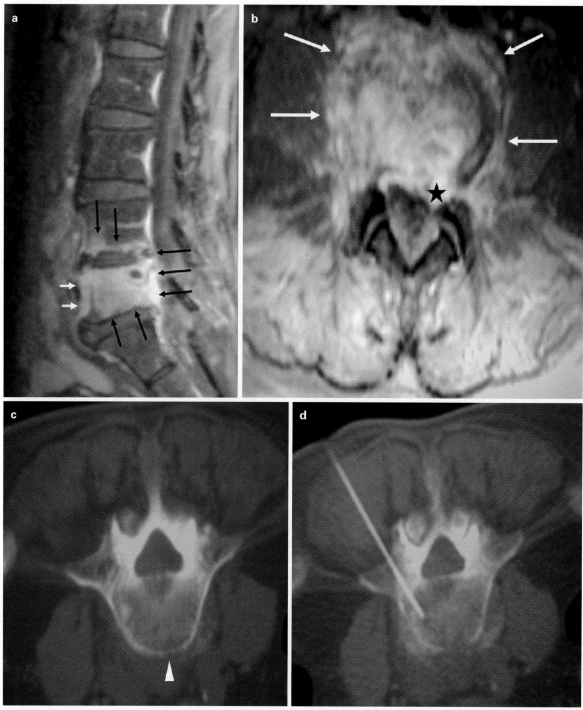

图 3.13 一名 64 岁男性患 L5 椎体骨髓炎和 L4~L5 椎间盘炎，在 CT 引导下进行活检。a、b. 矢状位和轴位增强 T1-W MRI 图像显示 L5 整个椎体受累的高信号病变，在 L4~L5 椎间盘后部和 L4 椎体下部（图 a 中黑色箭头）有类似的变化。受累的软组织有椎体前方韧带下的（图 a 中白色短箭头）、椎体旁的（图 b 中白色长箭头）和椎体后硬膜外延伸的（图 b 中星形），以及腰大肌内侧，右侧更严重。c. 患者俯卧位 L5 椎体活检前轴位 CT 图像，显示椎体皮质轻度破坏，特别是椎体前部（图 c 中白色三角箭头）。MRI 上可见椎体骨髓明显受累，CT 上几乎不可见。需要将计划的活检部位与相应的 MRI 图像联系起来。d. 俯卧位轴位 CT 透视图像（与图 c 几乎在同一水平位拍摄）显示使用经椎弓根入路将 14.5G Ostycut 环钻针（Angiomed/Bard，Karlsruhe，Germany）插入 L5 椎体

器官损伤的可能性更小，可更精确地显示针头位置。CT 影像学透视技术可实现实时成像和更小的辐射剂量（图 3.13 和图 3.14）。

在初步轴位扫描后，放射科医生选择最合适的平面并计划最理想的活检路径。要考虑的因素有病变深度、进针点和角度（最好采用同轴技术，以避免再次穿刺），同时要避开邻近重要结构，如血管和神经。应获取至少 3 个或以上的椎间盘组织样本、2 个椎体终板和相邻软组织样本。穿刺入路多种多样，但最可靠的是腰椎后外侧入路和经椎弓根入路以及胸椎肋横突入路（图 3.13）。在穿刺结束时，使用生理盐水灌洗椎间盘后，可以采集后续的标本，然后将液体抽吸进行微生物分析。CT 引导下的针吸术对于确定活动性细菌性椎间盘感染是准确的，但对于真菌感染则不太可靠（Chew 和 Kline，2001；Peh，2006；Gogna 等，2008；Sehn 和 Gilula，2012；Diehn，2012）。

抽吸标本和骨核心标本具有互补作用。理想情况下，所有样本都应送去进行组织学、细胞病理学和微生物学检查（图 3.14）。组织学在区分化脓性感染和肉芽肿性感染、诊断培养的阴性慢性骨髓炎以及检测未知瘤体方面具有很好的作用。如果标本的质量或数量不够，或活检前使用抗生素，结果通常为阴性（Peh，2006；Diehn，2012；Sans 等，2012）。必须强调以下 3 种特殊情况，即从一个大的结核性椎旁脓肿中提取标本通常更容易通过微生物学检查进行诊断；术后脊柱炎的血培养通常为阴性，这使得影像学引导穿刺或活检成为常规；布鲁菌性脊柱炎通过临床病史和血清学检查足以诊断，往往无须介入活检（Sans 等，2012）。有关经皮穿刺活检技术和诊断结果的详细信息，请参见标题为"脊柱感染的经皮穿刺活检"的章节。

3.4.5 CT 的优势

虽然 CT 不是脊柱感染的首选检查方法，但与其他影像学检查方法相比，它有以下几个优点（Tins，2010；Sans 等，2012）：

1. 与 MRI 相比，检查速度更快，患者耐受性更好，通常更容易获得。

2. 评估骨质变化的最佳方式，如早期皮质病变、骨溶解区域、椎体终板空洞和后部结构受累的精确程度。

3. 为骨骼和软组织提供多平面重建、立体扫描 / 三维重建和多影像窗口选择。

4. 有利于研究在 X 线片上看不到最佳位置的区域，如胸腰椎或颈胸交界处。

5. 是目前显示椎管内坏死骨块、残余钙化、脓肿或椎间盘内气体存在的最佳技术。

6. 与 X 线片相比，对椎管旁软组织变化的描述更好，尤其是在对比度增强图像中。

7. 在 MRI 禁忌证患者（如铁磁性金属植入物）的影像学检查中发挥重要作用。

8. 是经皮穿刺活检首选的影像学引导技术。

3.4.6 CT 的缺点和缺陷

CT 在脊柱感染的成像中也有自身的缺陷。它可能具有良好的耐受性和敏感性，但缺乏特异性（Tins，2010；Diehn，2012；Sans 等，2012）。

1. CT 成像中可能出现伪影。由于极高衰减材料造成的运动、噪声和条纹伪影会给图像解释带来困难。

2. 脊柱 CT 可能与高辐射剂量相关，应考虑辐射防护。建议调整成像参数，以符合 ALARA（尽可能低）原则。例如，小儿患者应考虑使用高音、低千伏和低毫安秒，并限制感

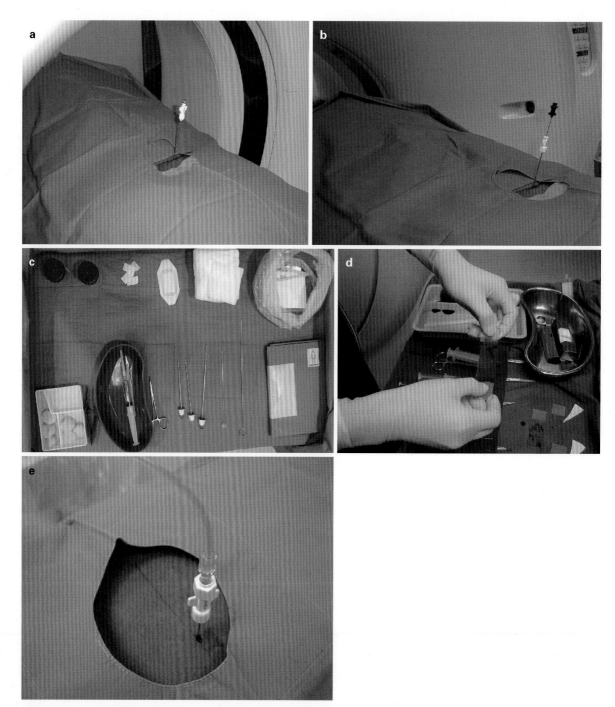

图 3.14　在 CT 引导下对脊柱进行经皮穿刺活检时拍摄的照片。a. CT 透视室的照片，患者俯卧在 CT 台上，台上消毒并铺无菌单。用于获取骨核心样本的 Ostycut 环钻针（Angiomed/Bard, Karlsruhe，德国）插入已选定 CT 层表面标记的皮肤。b. 这张照片显示了一根 22G 千叶针（美国印第安纳州布卢明顿库克市）（黑色轮毂），该针同轴放置在较短的 14.5G Ostycut 环钻针（白色轮毂）中。精细的千叶针是液体抽吸和获取细胞学标本的理想选择。同轴方法允许多次通过 Ostycut 环钻针创建的单个骨窗。c. 照片显示了骨活检的典型台车设置，包括 13G Bonopty 同轴骨活检系统的不同组件（瑞典乌普萨拉 AprioMed AB）。d. 照片显示了活检标本被涂在玻片上进行细胞学检查。放射科医生应熟悉组织学、细胞病理学和微生物学标本制备的各种技术。e. 照片显示了从椎旁脓肿中抽出脓液。对各种标本进行分类并贴上标签，以便送往各个实验室进行处理，其重要性无论怎样强调都不为过

兴趣区域。

3. CT 不能充分评估软组织、椎间盘、脊髓和骨髓的变化。MRI 仍然是这些结构成像的金标准。是否存在硬脊膜和软脊膜播散、硬膜外炎和脊髓受累不能在 CT 上可靠观察。

3.5 结论

X 线和 CT 可能不是脊柱感染影像学检查的金标准成像技术。本章旨在通过阐述 X 线摄片的特点、优点和缺陷，强调 X 线所起的初步和基本作用。不要忘记，在 MRI 之前评估脊柱 X 线片通常是有益的。CT 是一种敏感但非特异性的检查，并且不是脊柱感染的首选检查。然而，它的重要性是在于可以细致观察骨结构和引导经皮穿刺活检。

参考文献

[1] Acharya J, Gibbs WN (2016) Imaging spinal infection. Radiol Infect Dis 3:84–91.
[2] Alsop C (2005) The vertebral column. In: Clark's positioning in radiography, 12th edn. CRC Press, London, pp 164–192.
[3] Cheung WY, Luk KDK (2012) Pyogenic spondylitis. Int Orthop 36:397–404.
[4] Chew FS, Kline MJ (2001) Diagnostic yield of CT-guided percutaneous aspiration procedures in suspected spontaneous infectious diskitis. Radiology 218:211–214.
[5] Diehn FE (2012) Imaging of spine infection. Radiol Clin North Am 50:777–798.
[6] Gogna A, Peh WCG, Munk PL (2008) Image-guided musculoskeletal biopsy. Radiol Clin North Am 46:455–473.
[7] Golimbu C, Firooznia H, Rafii M (1984) CT of osteomyelitis of the spine. AJR Am J Roentgenol 142:159–163.
[8] Hong SH, Choi JY, Lee JW et al (2009) MR imaging assessment of the spine: infection or an imitation? Radiographics 29:599–612.
[9] Larde D, Mathieu D, Frija J et al (1982) Vertebral osteomyelitis: disk hypodensity on CT. AJR Am J Roentgenol 139:963–967.
[10] Lee KY (2014) Comparison of pyogenic spondylitis and tuberculous spondylitis. Asian Spine J 8:216–223.
[11] Low KTA, Peh WCG (2017) Radiography limitations and pitfalls. In: Peh WCG (ed) Pitfalls in musculoskeletal radiology. Springer, Berlin, pp 3–32.
[12] McGahan JP, Dublin AB (1985) Evaluation of spinal infections by plain radiographs, computed tomography, intrathecal metrizamide, and CT-guided biopsy. Diagn Imaging Clin Med 54:11–20.
[13] Moore SL, Rafii M (2001) Imaging of musculoskeletal and spinal tuberculosis. Radiol Clin North Am 39:329–342.
[14] Nicolaou S, Liang T, Murphy DT et al (2012) Dual-energy CT: a promising new technique for assessment of the musculoskeletal system. AJR Am J Roentgenol 199:78–86.
[15] Pache G, Krauss B, Strohm P et al (2010) Dual-energy CT virtual noncalcium technique: detecting posttraumatic bone marrow lesions—feasibility study. Radiology 256:617–624.
[16] Peh WCG (2002) Modern imaging of the musculoskeletal system: is there still a role for radiography? Singapore Med J 43:385–386.
[17] Peh WCG (2006) CT-guided percutaneous biopsy of spinal lesions. Biomed Imaging Interv J 2(3):e25.
[18] Pumberger M, Fuchs M, Engelhard N et al (2019) Disk injury in patients with vertebral fractures—a prospective diagnostic accuracy study using dual-energy computed tomography. Eur Radiol 29:4495–4502.
[19] Sans N, Faruch M, Lapègue F et al (2012) Infections of the spinal column-spondylodiscitis. Diagn Interv Imaging 93:520–529.
[20] Sehn JK, Gilula LA (2012) Percutaneous needle biopsy in diagnosis and identification of causative organisms in cases of suspected vertebral osteomyelitis. Eur J Radiol 81:940–946.
[21] Stäbler A, Reiser MF (2001) Imaging of spinal infection. Radiol Clin North Am 39:115–135.
[22] Tali ET, Gültekin S (2005) Spinal infections. Eur Radiol 15:599–607.
[23] Tins B (2010) Technical aspects of CT imaging of the spine. Insights Imaging 1:349–359.
[24] Tyrrell PNM, Cassar-Pullicino VN, McCall IW (1999) Spinal infection. Eur Radiol 9:1066–1077.
[25] Varma R, Lander P, Assaf A (2001) Imaging of pyogenic infectious spondylodiskitis. Radiol Clin North Am 39:203–213.

第四章　脊柱感染的磁共振成像

Kheng Song Leow, Keynes T. A. Low, Wilfred C. G. Peh

许吉涛 / 译

杨开舜　姚汝斌　郭纬莲 / 校

目录

摘要

　　感染可累及脊柱内部和周围的不同结构，如椎体、椎间盘、椎管、脊髓、神经根和椎旁软组织。延误脊椎感染的诊断和治疗会给患者带来极其严重的后果。磁共振成像（MRI）是目前诊断脊柱感染的首选影像学检查方法。磁共振成像由于具有优秀的软组织分辨率、卓越的灵敏度的特点能对脊柱进行综合的评估，且不存在电离辐射伤害。正确应用磁共振成像技术，了解磁共振成像的原理和缺陷，对于提高脊柱感染的影像学诊断率具有重要意义。

缩写

CSF	Cerebrospinal Fluid 脑脊液
CT	Computed Tomography

计算机断层扫描

FS　　Fat-Suppressed
　　　抑脂像

IV　　Intravenous
　　　静脉注射

MRI　Magnetic Resonance Imaging
　　　磁共振成像

STIR　Short Tau Inversion Recovery
　　　短时反转恢复序列

T1-W　T1-Weighted
　　　T1 加权成像

T2-W　T2-Weighted
　　　T2 加权成像

TE　　Echo Time
　　　回波时间

TR　　Repetition Time
　　　重复时间

4.1 引言

脊柱感染占骨骼肌肉系统感染的 2%~7%（Tyrrell 等，1999；Hong 等，2009；Cheung 和 Luk，2012）。由于老年人和免疫功能障碍等"高危"人群的数量增加，其发病率呈上升趋势。感染可累及脊柱及其周围组织，如椎体、椎间盘、椎管、脊髓、神经根和椎旁软组织（Ruiz 等，2000）。延误诊断和治疗，将会带来毁灭性的和致命性的结果。在一些严重病例中，甚至会出现脊髓受压引起瘫痪、微生物逆行性感染引起脑膜炎，及广泛败血症导致死亡（Ruiz 等，2000）。

4.2 MRI 在脊柱感染中的作用

传统的 X 线是诊断背部疼痛的一线影像学手段，X 线可排除椎体压缩性骨折及骨质的结构性改变。但对椎体早期感染不敏感，需要 30%~50% 的骨丢失才能在 X 线片上看到病理

改变（Pineda 等，2011）。与 X 线片相比，计算机断层扫描（CT）能更好地呈现骨皮质破坏和早期骨膜反应，并准确地引导经皮穿刺活检。但是，相对于 MRI，CT 局限在于软组织分辨率较低，且存在电离辐射（Peh，2006；Chihara 和 Segreti，2010）。具体关于 X 线片和 CT 的作用，以及它们的优点和局限性，可见上一章内容。

MRI 目前被认为是诊断脊柱感染的首选影像学检查（Leone 等，2012）方法。MRI 因具有卓越的软组织分辨率、超高灵敏度的特点使其能对脊柱进行更详细的评估，且没有电离辐射风险。据报道，脊柱 MRI 的灵敏度和特异度高达 94%~96%（Modic 等，1985；Cheung 和 Luk，2012）。MRI 多平面能力还可以使其更好、更详细地评估脊柱的各个组成部分。

4.2.1 脊柱的 MRI 解剖

脊椎骨髓是由不同比例的红骨髓和黄骨髓混合而成的。红骨髓细胞较多，含有造血干细胞和造血祖细胞，而黄骨髓脂肪较多，细胞较少。红骨髓含有大约 40% 的脂肪，而黄骨髓含有 80% 的脂肪。这就是红骨髓和黄骨髓在正常 T1 加权像和 T2 加权像表现不同的原因。在 T1 加权像上，红骨髓相对于皮下脂肪呈低信号，相对于肌肉呈稍高信号，在 T2 加权像、STIR 或抑脂的 T2 加权像上，与脂肪相比呈低信号。相比之下，黄骨髓主要由脂肪组成，在 T1 加权像像上呈高信号，在 T2 加权像上呈低信号（Hanrahan 和 Shah，2011）。椎体的皮质在 T1 加权像和 T2 加权像上都呈低信号，作为椎体和椎间盘相互连接的过渡区的终板软骨在 T1 加权像和 T2 加权像上同样也呈低信号（图 4.1）。

椎间盘由中央胶状的髓核及周围胶原纤维构成的纤维环组成，髓核的含水量相对较高，因此在 T2 加权像上呈高信号，在 T1 加权像上

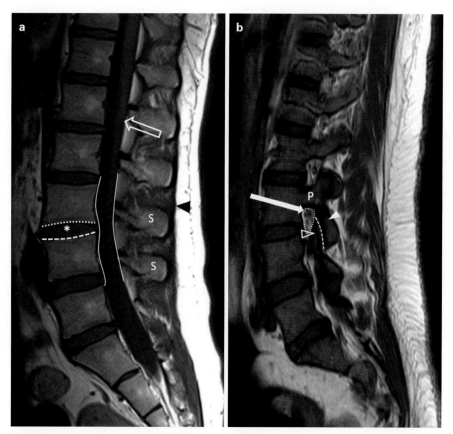

图4.1 a. 正常腰椎在正中矢状面的T1加权像解剖。L3~L4椎间盘（＊）以L3椎体下终板（虚线）和L4椎体上终板（虚线）为界，硬膜囊前后缘用实线表示。脊髓圆锥位于L1椎体的下部（空心箭头），硬膜外间隙位于硬脊膜囊外，但仍在椎管的范围内，通常被椎体内静脉丛和T1像上高信号脂肪占据，在正中矢状面图像上的硬膜外间隙能很好地显示。椎弓形成了椎管的后部骨质边界，并包括L3和L4椎体的棘突（标记为"S"）。棘上韧带（黑色三角箭头）连接棘突。b. 同一患者的矢状面T1像上椎间孔平面腰椎的正常解剖。可以看到L3神经出口根正面（箭头），横穿椎间孔的颅面（虚线）。可以清晰地看见神经根被高信号脂肪包绕。椎间孔的后界为关节突关节，关节突关节由L3椎体的下关节突（实心白色三角箭头）和L4椎体的上关节突（空心白色三角箭头）组成，关节面和关节间隙用虚线表示。椎弓根（P）形成椎间孔的上缘，L3椎体后缘和L3~L4椎间盘形成其前缘

呈等低信号。纤维环主要由致密的纤维组织组成，在T1像和T2像上均呈低信号（图4.2）。前纵韧带和后纵韧带分别附着于椎体和椎间盘的腹侧和背侧，由纤维组织组成，在T1和T2像上均呈低信号（图4.3）。

脊髓位于椎管内，包含在硬脊膜内，并被脑脊液包围（图4.3）。脊髓从与延髓交界处（在枕骨大孔水平）向尾侧延伸至脊髓圆锥，圆锥顶端通常止于L1~L2椎体水平。神经根通过椎间孔出椎管（图4.1~图4.3）。从脊髓圆锥向远端延伸的硬膜囊内的集体神经根是马尾神经（图4.2）。脊髓和神经根在T1和T2加权像上呈

等信号，而脑脊液具有典型的液体信号特征，即T1低信号和T2高信号（图4.1和图4.2）。

关节突关节是由上位椎体的下关节突与下位椎体的上关节突形成的滑膜关节（图4.1和图4.2）。关节面被透明软骨覆盖，并被滑膜包裹。黄韧带是连接相邻椎板的成对结构（图4.2和图4.3）。棘间韧带沿着较硬的棘上韧带与相邻椎体的棘突相连（图4.1）。所有这些韧带在T1和T2像上均呈低信号。

腰大肌起源于L1~L4，位于椎体和腰椎横突之间的凹槽内，与髂肌融合形成髂腰肌，并止于股骨小转子。腰方肌和椎旁肌，包括竖脊

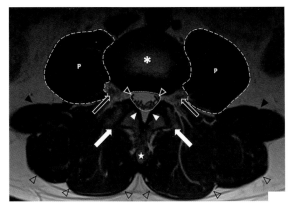

图 4.2　轴位 T2-W MRI 图像显示腰椎 L3~L4 椎间水平的正常解剖结构。L3~L4 椎间盘（＊）表现为 T2 高信号的中央髓核和 T2 低信号的外周纤维环。横切面可见腰大肌（标为"P"的虚线）位于椎旁，由于它们与椎体位置紧密，很容易理解它们是如何被脊柱感染波及的。在椎管内，硬膜囊的硬膜缘用虚线表示。值得注意的是，硬脊膜也以硬脊膜鞘的形式从神经根和脊神经节向外延伸。在硬膜囊内可见马尾神经根，周围可见 T2 像上高信号脑脊液。双侧的 L4 神经根下行（空心白色箭头）横穿侧隐窝。双侧 L3 神经出口根以空心箭头表示。L3 椎体的小关节（实心白色箭头）、黄韧带（实心白色三角箭头）和棘突（星形）是在此节段后方包绕椎管的结构。腰方肌（实心黑色三角箭头）和椎旁肌肉（空心黑色三角箭头），包括竖脊肌和多裂肌，是为脊柱提供支持的姿势肌

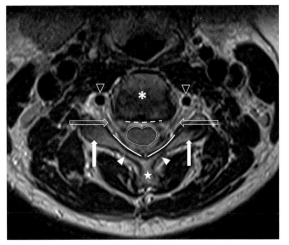

图 4.3　轴位片 T2 像颈椎 C3~C4 椎间水平的正常解剖图。脊髓（以虚线标记）在椎管中央位置，周围是硬膜囊内的脑脊液。硬膜囊前方由 C3~C4 椎间盘（＊）和后纵韧带（虚线）包绕，后方由黄韧带（实线）和椎弓［由 C3 椎板（实心三角箭头）、棘突（星形）和下关节突（实心箭头）组成］包绕。硬膜外隙是位于硬脊膜和这些结构之间的潜在间隙，在脊柱感染的情况下可能与感染的扩散（例如硬膜外脓肿）有关。可见两侧的 C4 神经根穿过椎间孔（空心箭头），接近可见成对的椎动脉（空心三角箭头）

肌和多裂肌，是为脊柱提供支撑的姿势肌（图 4.2）。这些肌肉在 T1 和 T2 像上都是呈等信号的，鉴于它们与椎体的位置很近，脊柱发生感染时易被波及。

4.2.2 脊柱感染的 MRI 表现

椎间盘炎是指椎间盘和邻近椎体的感染。血源性感染是最常见的途径，感染通常始于椎体的前软骨下区域。随着疾病的发展，感染导致骨坏死，随后是椎体和终板破坏，之后感染直接扩散到邻近的椎间隙（Shikhare 和 Peh，2019）。骨髓受累表现为 T1 低信号、T2 高信号的斑片状区域以及相应的对比增强。终板破坏可以理解为皮质骨明显变薄或正常 T1 和 T2 低信号边缘缺失。椎间盘内可见异常 T2 高信号，有时伴有强化（图 4.4）。相关的软组织脓肿包括硬膜外和椎旁软组织脓肿，表现为边缘

强化的脓肿聚集，以及周围软组织水肿和炎症（Diehn，2012）（图 4.4 和图 4.5）。

除了诊断脊柱感染外，MRI 还可用于评估整个疾病进程，并排除继发性并发症和其他背痛原因，例如椎间盘脱出。它在脊柱手术前的术前计划中也起着重要作用（Pineda 等，2011）。在某些脊柱感染病例中，抗生素治疗 4~8 周后没有明显的临床或实验室改善，MRI 可用于评估治疗反应（Lener 等，2018）。各种类型脊柱感染的影像学特征，包括 MRI 表现，将在后续章节中详细讨论。MRI 在脊柱感染中的作用总结在表 4.1 中。

4.3　MRI 技术

4.3.1 患者体位

颈椎和胸椎的 MRI 常规采用"头向里"的姿势，而腰骶椎的 MRI 则建议采用"脚向

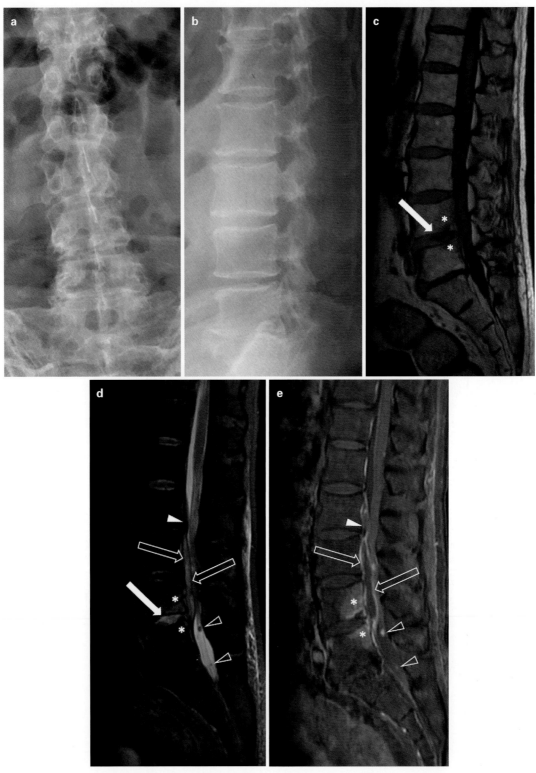

图 4.4 一名 76 岁男性，临床表现为发热、背痛和下肢无力。腰椎正位（a）及侧位（b）X 线片显示腰椎退行性改变，未显示脊椎感染的征象。同一天摄片的 MRI 腰椎矢状面 T1 像（c）、T2 抑脂像（d）和对比增强的 T1 抑脂像（e）显示 T1 低信号、T2 高信号的异常骨髓信号，并在 L4 和 L5 椎体的后部有相应的增强（＊）。邻近的 L4 下终板和 L5 上终板均有相应破坏。L4~L5 椎间盘（实心箭头）内存在异常液体信号。这些影像学改变与腰椎椎间盘炎相一致。感染扩散到硬膜腹侧外隙，形成硬膜外脓肿（空心箭头），从 L4~L5 水平向 L2~L3 纵向延伸。硬膜外脓肿导致椎管明显狭窄，马尾神经根受到挤压。除此之外，还可见腰椎退行性改变，L2~L3 节段可见椎间盘膨出（实心三角箭头）。偶然发现与马尾密切相关的小强化结节（空心三角箭头），可能代表神经源性肿瘤

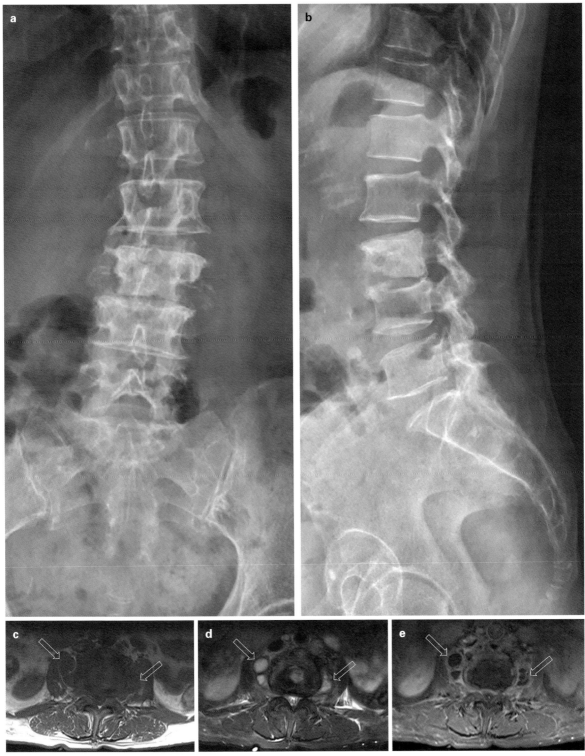

图 4.5 一名 70 岁女性，以躯体症状和隐匿性起病的背部疼痛为主诉。腰椎正位（a）和侧位（b）X 线片显示 L3~L4 椎间盘间隙缩小并伴有侧方椎体滑移。L3 椎体前下方有骨溶解和骨质丢失，并伴有骨质增生硬化改变，提示病程的慢性化。这些特征与椎间盘炎和脊柱骨髓炎相一致，并与结核性脊柱炎的最终诊断相一致。轴位 T1 像（c）、T2 抑脂像（d）和 L3~L4 节段增强扫描的 T1 抑脂像（e）显示双侧腰大肌脓肿（空心箭头）。脓肿内部有液体信号和清晰的强化边界。结核性脊柱炎有较大的椎旁脓肿形成的倾向

表 4.1 MRI 在脊柱感染中的作用

1. 对临床怀疑的脊柱感染进行诊断或确认
2. 排除鉴别诊断和背痛的其他病因
3. 排除并发症，评估脊柱感染的程度
4. 指导手术方案制订
5. 对抗生素治疗后临床或实验室检查无明显改善的患者进行随访

里"的姿势，以确保感兴趣区域在磁场中心（Van Geohim，2010）。在我们的机构中，常规地将所有的脊柱 MRI 检查都采用"头向里"的姿势进行检查。这是为了有助于获取矢状面定位图像（图 4.6）。定位图像对于正确计数椎体、识别移行椎以及避免外科医生在错误的椎体节段进行手术是很重要的（Peh 等，1999年）。很少情况下，我们需要采用"双足向里"的方式对幽闭恐惧症患者进行脊柱 MRI 检查，因为这些患者希望自己的头不在 MRI 机器内。患者的舒适度对于减少运动伪影和获得良好的图像质量非常重要，采用膝盖支撑对提高舒适度非常有用。在体表做标记也有助于指示摄片目标区域（Van Geohim，2010）。

4.3.2 线圈

线圈在获得最佳图像质量方面起着重要作用。为了获得良好的图像质量，射频（RF）线圈必须能够以最小的电阻损耗转换电磁信号。为了实现这一目标，表面线圈被直接放置在需要摄片的目标区域上，以产生高信噪比（SNR）和分辨率。代价是视野变小（FOV）。多线圈技术的出现克服了这一局限。相控阵线圈经过精心设计，将许多单独的线圈组合在一起，以实现大视野图像采集，同时仍保持良好的信噪比（Asher 等，2010 年）。目前用于脊柱成像的线圈系统内置在 MRI 机器的工作台中，允许对脊柱的多个节段进行成像。对于颈椎，可以选择添加多节段附件的附加线（Broderick，2012）（图 4.7）。

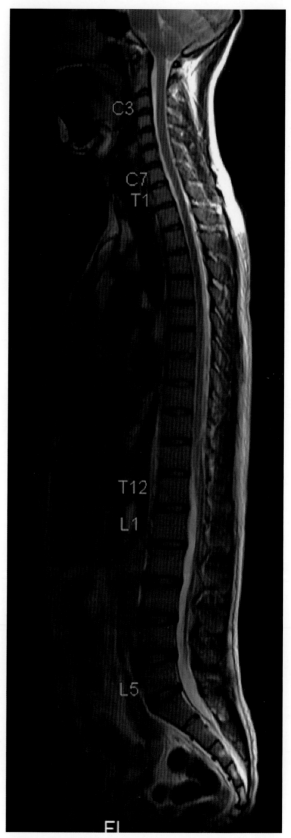

图 4.6 定位矢状位 FSE T2–W MRI 图像覆盖从 C1 椎体到尾骨的整个脊柱。椎体水平由颅侧到尾侧计数。该患者未发现腰骶移行椎

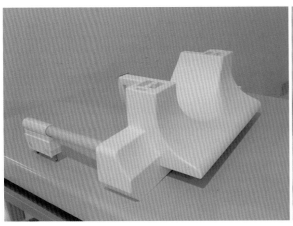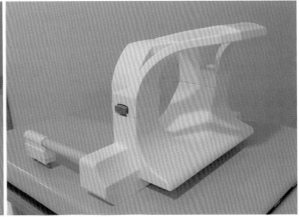

图 4.7　照片为颈椎 MRI 中常规使用由两个部分组成的颈部矩阵线圈。它采用四元件设计，集成 4 个前置放大器。前部是可拆卸的，后部通常留在 MRI 机器的工作台上，它与脊柱矩阵线圈整合在一起，覆盖颈部的前后区域，目的是获得更好的图像质量

4.3.3 脉冲序列

4.3.3.1 T1 加权序列

自旋回波（SE）T1 加权（T1-W）序列具有较短的重复时间（TR）和回波时间（TE），通常 TR < 800ms，TE < 30ms（Helms，2009）。它有助于提供各种脊柱结构的解剖学信息，并对骨髓进行评估。骨髓中脂肪的 T1 像高信号是由于脂肪中疏水碳氢基的短 T1 弛豫时间和有效的自旋晶格弛豫引起的（Pooley，2005）。因此，由于黄骨髓的脂肪含量高，相对于肌肉和椎间盘表现出高信号，但低于皮下脂肪。骨髓炎的骨髓异常以相对于肌肉和椎间盘的低信号为特征，据报道，在 1.5T MRI 中，发现骨髓 T1 低信号的准确率约为 94%（比肌肉信号低时）和 98%（比椎间盘信号低时）（Carroll 等，1997）。

4.3.3.2 T2 加权序列

T2 加权（T2-W）序列具有长 TR 和长 TE，TR > 2000ms，TE > 60ms（Helms，2009）。T2 序列作用在于可以评估正常的含液结构（如椎间盘髓核和脑脊液）和内部神经结构，以及显示病变区域的水肿和高 T2 信号，例如骨髓炎

的椎体骨髓高信号，化脓性关节炎的小关节异常积液，以及肌炎和脓肿的软组织高信号。这些特点使 T2 加权序列成为疾病检测的理想选择（Yeom 等，2016 年）。值得一提的是，虽然脂肪在常规自旋回波（SE）T2 加权序列上预期为低信号，但在快速自旋回波（FSE）T2 加权序列上是高信号。由于节省时间，目前常规 MRI 通常使用 FSE 序列。因此，脂肪抑制通常应用于 FSE T2 加权像，以区分异常信号和背景脂肪，特别是在疑似脊柱感染的患者中（图 4.8）。

4.3.3.3 短时反转恢复序列

短时反转恢复序列（STIR）的 TR > 2000ms，TE > 30ms，T1 为 120~150ms（Helms，2009）。这是一种抑制脂肪信号强度的技术，目的是增加异常液体和邻近脂肪之间的信号强度差异。因此，STIR 对于检测骨髓或软组织中的异常非常敏感（Helms，2009）。使用 STIR 作为脂肪抑制技术的优点和缺点将在接下来的小节中讨论。

4.3.3.4 抑脂技术

在脊柱 MRI 中实现脂肪抑制的两种常用

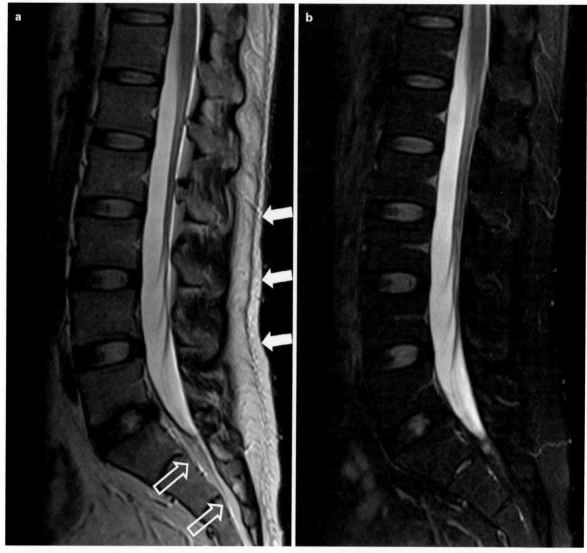

图 4.8 快速自旋回波磁共振序列中脂肪抑制的实用性。a. 腰椎矢状位快速自旋回波 T2-W 成像显示皮下脂肪（实心箭头）和硬膜外脂肪（空心箭头）高信号。脂肪在快速自旋回波序列中通常是高信号的。b. 同一患者矢状面快速自旋回波抑脂 T2-W 磁共振图像，可见这些区域内脂肪结构的信号完全被抑制。硬膜囊内的脑脊液清晰可见，皮下脂肪平面或硬膜外间隙内的病理改变所致的任何异常信号也可清晰可见

技术是频率选择性（化学）脂肪抑制和 STIR 序列（Helms，2009）。与正常组织相比，脂肪抑制有助于提高病变组织的相对信号强度。例如，在 T1-W 图像上，脂肪抑制可以增强由硬膜外脂肪引起的硬膜外脓肿中相对较高的蛋白液体信号强度，也可以更好地鉴别异常的硬膜外强化；在 T2-W 图像上，脂肪抑制使正常的骨髓信号消失，以突出骨髓异常的水肿信号。

频率选择性（化学）技术利用脂肪和水之间的频率差异，在 1.5T 时约为 210Hz，通过应用选择性的"扰流器"射频脉冲使来自脂肪的信号无效，而对非脂质组织没有显著影响（Gerdes 等，2007）。该技术通常应用在快速自旋回波成像 T2-W 序列中（FSE T2-W）。然而，这种频率选择性（化学）技术存在固有的不均匀脂肪抑制问题，当脂肪－空气界面垂直于静态磁场时，脂肪抑制效果最差，这种伪影的常见位置是颈部的后部（Peh 和 Chan，

2001）。它对磁场的不均匀性也高度敏感，特别是由于金属植入物的存在时（Gerdes 等，2007 年）。

　　STIR 序列利用了脂肪分子和水分子质子之间的纵向弛豫的差异。识别反转时间（TI）以使脂肪产生的信号无效。通过施加一个非选择性的 180° RF 脉冲，然后在 TI 处施加第二个 90° 脉冲，表示先前反转的脂肪信号纵向磁化越过零点的时间（Helms，2009）。这使得抑制脂肪信号的同时保留所选切面中水的信号。与频率选择性（化学）技术相比，STIR 序列不容易受到磁场不均匀性的影响，可以实现更均匀的脂肪抑制。因此，STIR 序列在作者单位的脊柱植入物患者的脊柱成像方案中更受到青睐，这样可尽可能减少伪影，尽管目前还没

有完全消除的方法（图 4.9）。STIR 序列不用于增强 MRI，因为钆与脂肪质子具有相似的弛豫特性，它会与脂肪一起被抑制（Helms，2009）。

4.3.4 静脉注射钆造影剂

　　静脉注射（IV）钆造影剂在脊柱感染的 MRI 中非常有用，因为它不仅提高了研究的敏感性，而且对确定感染的程度也很有用。当使用静脉注射钆造影剂时，更容易发现骨髓（骨髓炎）、椎间盘（脊柱炎）、小关节（化脓性关节炎）、脊髓（脊髓炎）和椎旁软组织（脓肿）的异常信号（Diehn，2012）。MRI 增强扫描还有助于鉴别可引流脓肿与非引流脓肿、脓肿与

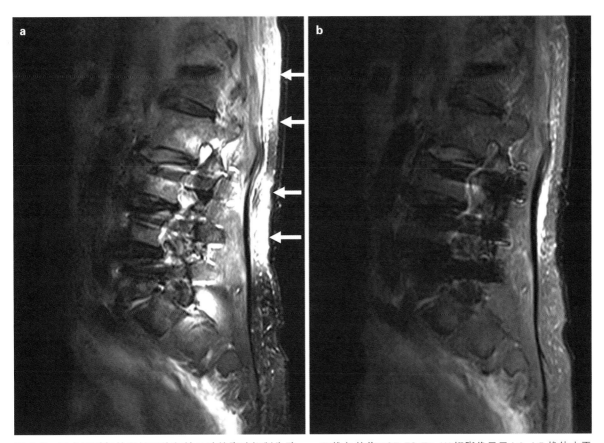

图 4.9　示金属引起的磁场不均匀性导致的脂肪抑制失败。a. 腰椎矢状位 FSE FS T2-W 抑脂像显示 L3~L5 椎体水平因金属脊柱植入物导致脂肪抑制失败（箭头）。b. 同一患者矢状面 STIR 图像显示脂肪抑制效果显著增强。与频率选择性（化学）技术相比，STIR 不太容易受到不均匀磁场的影响。因此，STIR 是脊柱内有已知金属植入物患者的首选

血肿、脓肿与坏死性肿瘤、脓肿与术后硬膜外瘢痕（Shikhare 等，2014）。

4.3.5 弥散加权成像

脊柱感染的 MRI 征象有时可能是非特异性的，特别是在化脓性和非典型性感染中，以及在术后脊柱感染中（Kosalski 等，2006）。弥散加权成像（DWI）在脑 MRI 中用于区分脑脓肿和坏死性肿瘤非常有用（Lai 等，2002 年）。DWI 是基于组织内水分子的随机布朗运动。表观弥散系数（ADC）是水分子在组织内扩散的量度，临床上通常使用 MRI 弥散加权成像（Sener，2001）计算。ADC 值越高，表明可移动的水分子越多，而 ADC 值越低，表明水分子在组织中的运动受到限制（Mukherjee 等，2008 年）。

在具有挑战性的病例中，DWI 和 ADC 序列对于鉴别椎体骨髓炎和 Modic I 型退行性骨髓改变、退行性椎间盘疾病引起的椎间盘炎，以及脑脊液漏或术后血清肿引起的硬膜外和椎旁脓肿非常有用。例如，由于骨髓水肿和坏死，感染性疾病的骨髓 ADC 值明显高于退变性疾病骨髓 ADC 值。在脊柱炎中，椎间盘通常显示高 DWI 信号，而在退行性椎间盘疾病中，椎间盘通常表现为低 DWI 信号。在硬膜外脓肿和椎旁脓肿中，由于水分子运动受限，黏性脓液聚集通常会导致高 DWI 信号和相应的低 ADC 值，从而鉴别单纯的脑脊液漏和术后血清肿。同时具有高 ADC 值的高 DWI 信号也称为 T2 穿透（Eastwood 等，2002；Eguchi 等，2011；Moritani 等，2014）。

研究发现，小于 $1250 \times 10^{-6} mm^2/s$ 的 ADC 值对鉴别疑似脊柱感染合并微生物标本阳性患者有统计学意义。它的敏感度为 66%，特异度为 88%，阳性预测值为 95%，阴性预测值为 41%，准确度为 70%（Dumont 等，2019）。DWI 还可以作为脊柱感染 MRI 其他序列的补充，并可能成为评估抗生素治疗后反应的方法（Dumont 等，2019）。

4.3.6 MRI 检查方案和参数

作者使用的颈椎、胸椎和腰骶椎 MRI 的检查方案和参数总结在表 4.2~ 表 4.4 中。要求采集矢状面和轴位的图像。基本序列是快速自旋回波 T1-W 序列和快速自旋回波 T2-W 序列或 STIR 序列，加上颈椎的轴向梯度回波 T2*-W 序列。

4.4 MRI 检查的缺陷与不足

MRI 检测软组织气体（如产气或坏死性感染）的敏感性较差，在检测皮质骨破坏的早期变化方面不如 CT。磁场会对体内有金属植入物和设备的患者造成各种问题，例如脊柱内固定中的组织发热、起搏器故障，以及动脉瘤夹和助听器的移位（Tsai 等，2015）。由于脊柱通常会在术后前 6 个月内产生椎间盘和终板信号改变和增强，这对判读脊柱术后的 MRI 变化带来一定的难度。因此，MRI 可能在区分术后改变和感染方面达不到预期的效果。然而，有一些技巧可以用来克服这个问题。例如，椎间盘切除术后通常会出现两条平行的薄带强化，而感染时的强化模式则没有固定的形式。椎体终板或椎间盘附近无强化或骨髓水肿信号时，发生感染的可能性较小。如果强化在椎旁聚集，则高度提示脊柱感染存在（Yeom 等，2016）。

术后早期可能会出现积液和血肿，而后期 MRI 检查可能会发现假性硬膜膨出。单纯的术后积液和血肿通常会自然消退。假性硬膜膨出通常选择保守治疗。区分这些正常的术后变化和脓肿是很重要的。尽管血肿在 T1-W 和 T2-W 图像上可能有不同的信号强度，但它们在梯度回波图像上通常显示磁敏感性。假性硬

表 4.2　颈椎 MRI 检查方案

序列	平面	TR (ms)	TE (ms)	翻转角度 (°)	ETL	层厚 (mm)	层间隙 (mm)	Matrix	FOV (mm)	BW (Hz/Px)	Acq 数量
FSE T1-W	Sag	531	9.7	150	3	3	0.3	269×384	240×240	181	3
FRFSE T2-W	Sag	1600	98	150	19	3	0.3	269×384	240×240	191	2
STIR	Sag	4120	80	150	14	3	0.3	224×320	240×240	150	2
FSE T1-W	Ax	418	11	150	3	3	0.3	205×256	180×180	150	3
FSE T2-W FS	Ax	3160	78	150	13	3	0.3	179×256	180×180	150	2
GRE T2*-W	Ax	470	17	28	NA	3	0.3	70×320	180×180	150	2
FSE T1-W +c FS	Sag	416	9.6	150	3	3	0.3	205×256	240×240	181	2
FSE T1-W +c FS	Ax	628	12	150	3	3	0.3	205×256	180×180	150	2
FSE T1-W +c FS	Cor	416	9.6	150	3	3	0.3	205×256	240×240	181	2

FSE, 快速自旋回波; FRFSE, 快速恢复快速自旋回波; GRE, 梯度回波; FS, 抑脂像; T1-W, T1 加权成像; T2-W, T2 加权成像; STIR, 短时间反转恢复序列; +c, 增强对比度后; TR, 重复时间; TE, 回波时间; ETL, 回波时间长度; Matrix, 矩阵（相位 × 频率矩阵）; FOV, 视野; BW, 带宽; Hz/Px, 赫兹/像素; Acq, 采集。

表 4.3　胸椎 MRI 检查方案

序列	平面	TR (ms)	TE (ms)	翻转角度 (°)	ETL	层厚 (mm)	层间隙 (mm)	Matrix	FOV (mm)	BW (Hz/Px)	Acq 数量
FSE T1-W	Sag	684	11	150	3	4	0.4	314×448	350×350	169	1
STIR	Sag	4730	76	150	16	4	0.4	269×384	350×350	161	2
FSE T1-W	Ax	462	8.7	150	3	5	0.5	224×320	200×200	180	2
FRFSE T2-W FS	Ax	2320	76	160	13	5	0.5	224×320	200×200	161	2
FSE T1-W +c FS	Sag	471	9.6	150	3	4	0.4	224×320	350×350	180	1
FSE T1-W +c FS	Ax	687	8.7	150	3	5	0.5	179×256	200×200	179	1
FSE T1-W +c FS	Cor	515	8.7	150	3	4	0.4	179×256	350×350	179	1

FSE, 快速自旋回波; FRFSE, 快速恢复快速自旋回波; STIR, 短时间反转恢复序列; +c, 增强对比度后; FS, 抑脂像; T1-W, T1 加权成像; T2-W, T2 加权成像; TR, 重复时间; TE, 回波时间; ETL, 回波时间长度; Matrix, 矩阵（相位 × 频率矩阵）; FOV, 视野; BW, 带宽; Hz/Px, 赫兹/像素; Acq, 采集。

表 4.4 腰骶椎 MRI 检查方案

序列	平面	TR (ms)	TE (ms)	翻转角度 (°)	ETL	层厚 (mm)	层间隙 (mm)	Matrix	FOV (mm)	BW (Hz/Px)	Acq 数量
FSE T1-W	Sag	624	9.9	150	3	4	0.4	314×448	330×330	180	2
FSE T2-W FS	Sag	4320	96	150	14	4	0.4	314×448	330×330	90	1
FSE T1-W	Ax	462	8.7	150	3	4	0.4	224×320	200×200	180	2
FRFSE T2-W FS	Ax	2329	76	160	13	4	0.4	224×320	200×200	161	2
FSE T1-W +c FS	Sag	480	9.9	150	3	4	0.4	314×448	330×330	180	2
FSE T1-W +c FS	Ax	573	8.7	150	3	4	0.4	224×320	200×200	180	2
FSE T1-W +c FS	Cor	480	9.9	150	3	4	0.4	314×448	330×330	180	2

FSE，快速自旋回波；FRFSE，快速恢复快速自旋回波；FS，抑脂像；T1-W，T1 加权成像；T2-W，T2 加权成像；STIR，短时间反转恢复序列；+c，增强对比度后；TR，重复时间；TE，回波时间；ETL，回波时间长度；Matrix，矩阵（相位×频率矩阵）；FOV，视野；BW，带宽；Hz/Px，赫兹/像素；Acq，采集。

膜膨出继发于硬脑膜破裂，其信号强度与脑脊液相似，因此能够做出正确的诊断。与单纯的术后液体聚集相比，脓肿通常具有与液体相似的信号，并伴有较薄的周边强化边缘，由于脓肿含有蛋白质，并有不规则的强化边缘，因此常被视为不均匀液体聚集（Shikhare 等，2014）。

磁化率伪影会影响 MRI 的图像质量和诊断能力，特别是在椎管评估方面。利用快速自旋回波代替梯度回波序列，用 1.5T 而不是 3.0T MRI 机器扫描的患者，切换与植入物长轴平行的频率编码梯度，可以克服这一问题，并探索新技术的使用，如水和脂肪的重复分解、回声不对称和最小二乘估计（理想）（Peh 和 Chan，2001；Shikhare 等，2014）。在处于疼痛或焦虑状态的儿童和老年患者中，运动伪影并不少见。这个问题可以通过充分的止痛，安慰和固定患者，有时可以使用镇静甚至全身麻醉来解决。幽闭恐惧症患者可以尝试耳塞和使用与 MRI 兼容的耳机聆听音乐来减少不适感。（Peh 和 Chan，2001；Tsai 等，2015）。

脑脊液流动伪影是脊椎的另一种常见伪影。它也被称为"魅影"。颈椎和胸椎的脑脊液流速高于腰骶椎。因此，脑脊液中的湍流可能会导致明显的背侧去相位伪影，相位不一致导致信号丢失。此伪影是类似蛇形的区域信号空洞，有时类似于硬膜内病变（图 4.10）。这个问题可以通过与另一个成像平面的交叉参考、与其他具有短 TE 序列进行比较来克服，或者可以使用梯度回波序列来消除（Peh 和 Chan，2001；Shikhare 等，2014）（图 4.10）。

截断（Gibb）伪影在脊柱中可以表现为交替的平行的明暗条纹，在组织交界区由于信号强度有明显的突变所以更加明显（图 4.11）。此伪影可表现为脊髓空洞、髓内病变、脊髓水肿或脊髓萎缩；因此，未能识别此伪影可能会显著影响患者的治疗。它是由于相位编码方向上的采样不足而引起的。可以通过沿相位编

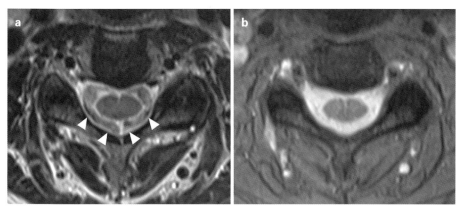

图 4.10　脑脊液流动伪影。a. 颈椎轴位 FSE T2-W MRI 图像显示颈髓周围蛛网膜下腔（三角箭头）内的信号空洞区域，类似硬膜内病变。b. 重复轴向梯度回波 T2*-W 显示该区域正常，先前看到的假性病变是脑脊液流动伪影

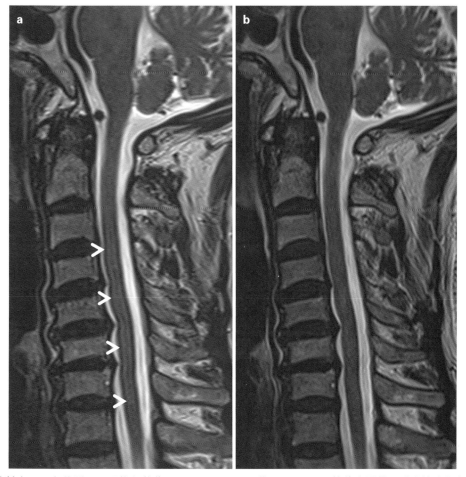

图 4.11　截断（Gibb）伪影。a. 颈椎矢状位 FSE T2-W MRI 图像显示 C3~C7 椎体水平的颈髓（箭头）中垂直方向的高信号线性影。b. 重复矢状面 FSE T2-W MRI 图像，这一次沿相位编码方向增加矩阵大小，消除了先前看到的截断伪影。脊髓是正常的

码方向增加矩阵大小、减小视野（FOV）或在相位和频率编码方向之间切换来减少该问题（Peh 和 Chan，2001）（图 4.11）。

肾源性系统性纤维化（NSF）是一种罕见的全身性纤维化，于 2000 年首次被报道（Cowper 等，2000）。它发生在既有肾损伤患

者或接受静脉注射钆造影剂的透析患者中。在肾功能正常的患者中，几乎所有基于钆的造影剂都在 3 天内排出体外。然而，在肾脏受损的患者中，造影剂的排泄半衰期延长增加了游离钆离子在体内沉积的机会。患有 NSF 的患者可能出现皮肤硬化和挛缩，该疾病还可能累及横膈膜、食管和骨骼肌等肌肉（Kaewlai 和 Abujudeh，2012）。

4.5 结论

延误脊柱感染的诊断和治疗，可能会导致毁灭性的发病率和死亡率。MRI 是目前脊柱感染研究的首选影像学检查方法，了解 MRI 的技术、操作原则、缺陷和局限性，以及实际应用中的注意事项，对脊柱感染的诊断和治疗非常有帮助。

参考文献

[1] Asher KA, Bangerter NK, Watkins RD et al (2010) Radiofrequency coils for musculoskeletal magnetic resonance imaging. Top Magn Reson Imaging 21:315–323.

[2] Broderick DH (2012) Spine. In: Berquist TH (ed) MRI of the musculoskeletal system, 6th edn. Lippincott Williams & Wilkins, Philadelphia, pp 124–203.

[3] Carroll KW, Feller JF, Tirman PF (1997) Useful internal standards for distinguishing infiltrative marrow pathology from hematopoietic marrow at MRI. J Magn Reson Imaging 7:394–398.

[4] Cheung WY, Luk KDK (2012) Pyogenic spondylitis. Int Orthop 36:397–404.

[5] Chihara S, Segreti J (2010) Osteomyelitis. Dis Mon 56:5–31.

[6] Cowper SE, Robin HS, Steinberg SM et al (2000) Scleromyxoedema-like cutaneous diseases in renal-dialysis patients. Lancet 356:1000–1001.

[7] Diehn FE (2012) Imaging of spine infection. Radiol Clin North Am 50:777–798.

[8] Dumont RA, Keen NN, Bloomer CW et al (2019) Clinical utility of diffusion-weighted imaging in spinal infections. Clin Neuroradiol 29:515–522.

[9] Eastwood JD, Vollmer RT, Provenzale JM (2002) Diffusion-weighted imaging in a patient with vertebral and epidural abscesses. AJNR Am J Neuroradiol 23:496–498.

[10] Eguchi Y, Ohtori S, Yamashita M et al (2011) Diffusion magnetic resonance imaging to differentiate degenerative from infectious endplate abnormalities in the lumbar spine. Spine 36:E198–E202.

[11] Gerdes CM, Kijowski R, Reeder SB (2007) IDEAL imaging of the musculoskeletal system: robust water fat separation for uniform fat suppression, marrow evaluation, and cartilage imaging. AJR Am J Roentgenol 189:W284–W291.

[12] Hanrahan CJ, Shah LM (2011) MRI of spinal bone marrow: part 2, T1-weighted imaging-based differential diagnosis. AJR Am J Roentgenol 197:1309–1321.

[13] Helms C (2009) Basic principles of musculoskeletal MRI. In: Helms C, Major NM, Anderson MW et al (eds) Musculoskeletal MRI, 2nd edn. Saunders Elsevier, Philadelphia, pp 1–18.

[14] Hong SH, Choi JY, Lee JW et al (2009) MR imaging assessment of the spine: infection or an imitation? Radiographics 29:599–612.

[15] Kaewlai R, Abujudeh H (2012) Nephrogenic systemic fibrosis. AJR Am J Roentgenol 199:W17–W23.

[16] Kowalski TJ, Berbari EF, Huddleston PM et al (2006) Do follow-up imaging examinations provide useful prognostic information in patients with spine infection? Clin Infect Dis 43:172–179.

[17] Lai PH, Ho JT, Chen WL et al (2002) Brain abscess and necrotic brain tumor: discrimination with proton MR spectroscopy and diffusion-weighted imaging. AJNR Am J Neuroradiol 23:1369–1377.

[18] Lener S, Hartmann S, Barbagallo GMV et al (2018) Management of spinal infection: a review of the literature. Acta Neurochir 160:487–496.

[19] Leone A, Dell'Atti C, Magarelli N et al (2012) Imaging of spondylodiscitis. Eur Rev Med Pharmacol Sci 2:8–19.

[20] Modic MT, Feiglin DH, Piraino DW et al (1985) Vertebral osteomyelitis: assessment using MR. Radiology 157:157–166.

[21] Moritani T, Kim J, Capizzano AA et al (2014) Pyogenic and non-pyogenic spinal infections: emphasis on diffusion-weighted imaging for the detection of abscesses and pus collections. Br J Radiol 87:20140011.

[22] Mukherjee P, Berman JI, Chung SW et al (2008) Diffusion tensor MR imaging and fiber tractography: theoretic underpinnings. AJNR Am J Neuroradiol 29:632–641.

[23] Peh WCG (2006) CT-guided percutaneous biopsy of spinal lesions. Biomed Imaging Interv J 2:1–12.

[24] Peh WCG, Chan JHM (2001) MR artifacts in musculoskeletal imaging—identification and correction. Skeletal Radiol 30:179–191.

[25] Peh WCG, Siu TH, Chan JHM (1999) Determining the lumbar vertebral segments on magnetic resonance imaging. Spine 24:1852–1855.

[26] Pineda C, Pena A, Espinosa R et al (2011) Imaging of osteomyelitis: the key is in the combination. Int J Clin Rheumatol 6:25–33.

[27] Pooley RA (2005) Fundamental physics of MR imaging. Radiographics 25:1087–1099.

[28] Ruiz A, Post MJ, Sklar EM et al (2000) MR imaging of infections of the cervical spine. Magn Reson Imaging Clin N Am 9:561–580.

[29] Sener RN (2001) Diffusion MRI: apparent diffusion coefficient (ADC) values in the normal brain and a classification of brain disorders based on ADC values. Comput Med Imaging Graph 25:299–326.

[30] Shikhare SN, Peh WCG (2019) Pyogenic spondylodiscitis. In: Taljanovic MS, Omar IM, Hoover KB, Chadaz TS (eds) Musculoskeletal imaging, vol 2. Oxford University Press, Oxford, pp 87–90.

[31] Shikhare SN, Singh DS, Peh WCG (2014) Variants and pitfalls in MR imaging of the spine. Semin Musculoskelet Radiol 18:23–35.

[32] Tsai LL, Grant AK, Mortele KJ et al (2015) A practical guide to MR imaging safety: what radiologists need to know. Radiographics 35:1722–1737.

[33] Tyrrell PNM, Cassar-Pullicino VN, McCall IW (1999) Spinal infection. Eur Radiol 9:1066–1077.

[34] Van Geothem JWM (2010) Magnetic resonance imaging of the spine. In: Reimer P, Parizel PM, Meaney JFM et al (eds) Clinical MR imaging, 2nd edn. Springer, Berlin, Heidelberg, New York, pp 147–172.

[35] Yeom JA, Lee IS, Suh HB et al (2016) Magnetic resonance imaging findings of early spondylodiscitis: interpretive challenges and atypical findings. Korean J Radiol 17:565–680.

第五章　脊柱感染的核医学成像

Anbalagan Kannivelu, Aaron K. T. Tong, Kelvin S. H. Loke, David C. E. Ng

龚向东 / 译
杨开舜　王仕永　郭纬莲 / 校

目录

摘要

　　脊柱感染的症状可能是隐匿性的或非特异性的，因而很难准确诊断。先进的影像学技术对辅助感染诊断非常有用。除了传统的放射成像和 MRI 成像技术，核医学成像可以提供重要的信息。核医学成像（SPECT 和 PET）在脊柱感染诊断方面显示出很高的灵敏度和准确度，特别是与常规影像学检查（如 CT 和 MRI）结合使用时。核医学影像通过提供额外的功能信息有助于确定可能的活检部位，监测治疗反应，并指导抗菌药物治疗的持续时间。涉及核医学成像技术在脊柱感染中的使用和实施的专家共识指南已经出版了。

缩写

[^{18}F] FDG	Fluorine–18–2′–Deoxy–2–Fluoro–d–Glucose 氟 –18–2′– 脱氧 –2– 氟 –D–葡萄糖
^{67}Ga	Gallium–67 镓 –67
^{99m}Tc	Technetium–99m 锝 –99m
CT	Computed Tomography 计算机断层扫描
MRI	Magnetic Resonance Imaging 磁共振成像
PET	Positron Emission Tomography 正电子发射断层扫描
SPECT	Single Photon Emission Computed Tomography 单光子发射计算机断层扫描

5.1 引言

脊柱感染包括椎体骨髓炎、椎间盘炎和脊柱炎，也可能累及后方结构、硬膜外间隙和椎旁软组织。感染途径一般是血源性传播，也可通过介入手术或穿透性创伤直接接种，以及通过邻近感染扩散传播（Raghavan 等，2018）。大多数脊柱感染属于化脓性感染，最常见的致病菌是金黄色葡萄球菌（60%），其次是肠杆菌（30%），非化脓性病原微生物感染如结核分枝杆菌、布鲁菌、真菌和寄生虫较少。病变主要累及单节段（65%），其次为多节段相邻感染（20%）和非相邻感染（10%）（Prodi 等，2016；Raghavan 等，2018）。背部疼痛和不同程度的发热通常是脊柱感染非特异性的临床特征，神经功能障碍的表现只出现在少数患者中。因此，脊柱感染可能与退变性疾病相混淆，导致延迟诊断从而带来较高的发病率和死亡率（Mylona 等，2009）。

实验室检查结果也有所不同，这取决于感染程度、病因、感染类型和相关的病理。红细胞沉降率（ESR）升高大多是一致的，而血浆白细胞计数和 C- 反应蛋白（CRP）水平变化则不同。最明确的诊断是通过骨病变或伤口的活检、组织病理学分析或间接的血液培养来确定病原体。由于活检标本和血液培养可能持续为阴性，所以非侵入性成像在脊柱感染的诊断和评估治疗反应中变得至关重要。

在形态学成像技术中，尽管 X 线片的灵敏度和特异度较低，但通常是首选的成像方式。通常直到骨质破坏超过 30%，以及初始症状出现后 2~8 周，才能在 X 线上看到相应征象（Khoo 等，2003）。计算机断层扫描（CT）是检测骨骼异常的最好方法，它比 X 线片更早发现小范围的破坏。目前，CT 主要用于经皮针刺活检和脓肿的经皮引流（Lazzeri 等，2019）。磁共振成像（MRI）是脊柱感染成像的参考标准，因为它具有高度的敏感度、特异度和准确度。它的其他优点是高对比度分辨率、多平面成像能力、对软组织和骨髓异常的高灵敏度以及无电离辐射。MRI 的一些缺点是对感染组织的高估，其在术后环境中的固有局限性，以及难以区分修复过程和治疗失败。因此，有必要进行放射性核素或功能成像研究，以提高诊断的准确度，特别是在手术后感染或补充可疑的 MRI 表现（Hong 等，2009；Ohtori 等，2010；Seifen 等，2012；Saha 等，2013）。

5.2 常规核医学

用于肌肉骨骼感染的单光子发射放射性药物被标记为双膦酸盐（例如锝 –99m– 亚甲基二膦酸盐 / 羟基亚甲基二膦酸盐（^{99m}Tc–MDP/HDP）、^{67}Ga 柠檬酸盐、标记的自体白细胞（WBC）和新型放射性示踪剂。各个中心使用不同的放射性示踪剂，这取决于它们的可用性、技术能力以及自己的经验和专业知识。这些示踪剂在感染部位的累积机制不同（Thang 等，2014）。

5.2.1　放射性核素骨显像

^{99m}Tc 标记的双膦酸盐骨显像在全球范围内使用最广，且操作简便。这些放射性药物与骨骼的无机矿物羟基磷灰石晶体基质结合。摄取取决于多种因素，包括血液供应、毛细血管通透性、矿化骨的数量和骨转换率。对于临床怀疑有骨髓炎，常规在血流相、血池相和延迟相进行三期骨扫描。软组织感染表现为血流相和

血池相放射性核素浓聚增加，延迟相没有骨示踪剂浓聚增加。由于局灶性高灌注、充血和骨摄取增加，骨髓炎在所有三相的示踪剂浓聚均增加（Thang 等，2014；Raghavan 等，2018）。

核素骨显像对诊断骨髓炎很敏感，但对退行性改变、骨折和假体等预先存在的病变，其特异度降低。对 1984—2004 年发表的 30 篇关于使用不同类型的放射性核素显像诊断脊柱感染的原始文章的 Meta 分析显示，骨扫描的敏感度为 81.4%，特异度为 40.7%（Prandini 等，2006）（图 5.1）。在一项对 30 例脊柱骨髓炎患

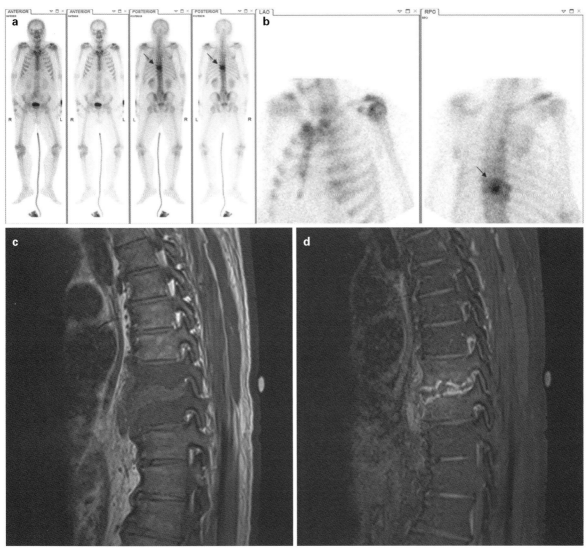

图 5.1　全身 ^{99m}Tc-MDP 骨显像显示 T8~T9 椎体（黑色箭头）有明显的示踪剂摄取（a），在局部切面更清晰可见（b）。这些发现与 MRI 所见的腰椎椎间盘炎有关（c）。T1-W MRI 图像显示骨髓低信号，对比增强的 FST1-W MRI 图像显示典型的 T8~T9 感染性脊柱炎的增强模式（d）

者进行的前瞻性研究中，骨显像的灵敏度据报道为86%，但靶-本底比与骨髓炎的组织学分级和严重程度无关。严重感染患者的三相骨扫描呈阳性，但轻度或中度感染患者的三相骨扫描呈阴性（Love 等，2000）。

在一项对22名患者进行的回顾性研究中，发现二维成像诊断感染的敏感度为73%，特异度为31%，准确度为50%，三相骨扫描将特异度提高到92%，诊断准确率提高到67%（Love 等，2000）。由于其特殊的骨亲和力，骨显像在评估与脊柱炎相关的椎旁感染方面的应用有限。Lisbona 等1993年对21例感染性脊柱炎（非结核性14例，结核性6例）的骨显像进行了回顾性分析，其中17个非结核感染部位中16个扫描异常，9个椎体结核感染中6个扫描异常，但8个椎旁感染（6个非结核和2个结核）均未检出（Lisbona 等，1993；Gemmel 等，2006）。

5.2.2 镓-67（⁶⁷Ga）枸橼酸盐扫描成像

从20世纪70年代早期到80年代中期，

镓-67枸橼酸盐是首选的肌肉骨骼感染放射性示踪剂之一。关于感染部位摄取镓-67枸橼酸盐增加的几种机制已被提出，即：（1）约90%的循环示踪剂与转铁蛋白结合，并由于血流和血管通透性增加，它在感染部位传播和积累更多；（2）与转铁蛋白分离并与感染部位高浓度的乳铁蛋白结合；（3）细菌通过铁载体和白细胞运输直接摄取。成像通常延迟，在注射后18~72h进行扫描。与⁹⁹ᵐTc-MDP相比，其主要缺点是图像质量较差，通过胃肠道的排泄掩盖了腹腔盆腔区域的感染部位（需要在成像前使用泻药），较高的辐射负荷，以及对感染与炎症的非特异性表现（Gemmel 等，2006；Thang 等，2014；Raghavan 等，2018；Lazzeri 等，2019）。

尽管存在缺点，但⁶⁷Ga枸橼酸盐扫描成像在诊断脊柱感染方面比骨显像更有用，因为它的特异性高，而敏感性相当（图5.2）。在一项涉及26个感染部位的21例感染性脊柱炎患者的回顾性研究中，Lisbona 等1993年报道⁶⁷Ga枸橼酸盐扫描显像可识别17个非结核感染位点和9个结核感染位点，发现6个椎旁感染位

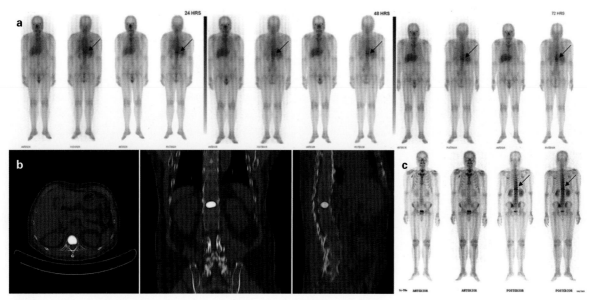

图5.2 a. 镓-67枸橼酸盐全身图像显示T12椎体持续摄取示踪剂（黑色箭头）。b. SPECT/CT图像定位T12椎体靠近上终板的强烈示踪活动，怀疑为脊柱炎。c. 相关的⁹⁹ᵐTc-MDP全身骨扫描也显示T11~T12椎体交界处（黑色箭头）示踪剂浓聚一致增加，这与脊柱炎是相符的

点，检出率优于骨扫描显像。2000 年 Gratz 等在一项 30 例怀疑脊柱炎诊断的患者的前瞻性研究中报道了 ⁶⁷Ga 平面显像和 SPECT/CT 成像的敏感性、特异性和诊断准确性分别为 73%、61% 和 80%。Love 等 2000 年回顾性分析了 22 例疑似椎间盘炎患者的 ⁶⁷Ga 成像结果，其敏感性、特异性和准确性分别为 82%、77% 和 79%，均优于骨显像。

骨扫描和镓 –67 扫描的联合应用可以提高诊断的准确性，特别是对术后感染的患者，并补充可疑的 MRI 发现。当与骨扫描一起进行时，镓 –67 扫描提高了特异性，可以更早地发现感染部位，并识别未被检测到的软组织感染（Love 和 Palestro，2016；Lazzeri 等，2019）。在一项对 34 名患者进行的前瞻性研究中，18 名患者中有 14 名的骨扫描和镓 –67 扫描提示脊柱炎（阳性），16 名患者中有 13 名为阴性。联合扫描显像的敏感度和特异度分别为 78% 和 81%，总准确率为 79%。如果可疑病例也被认为是阳性的，其敏感性提高到 100%，但特异性下降到 50%（Fuster 等，2012）。相反，Love 等（2000）的回顾性研究认为，⁶⁷Ga SPECT 足以诊断椎间盘炎，骨扫描是不必要的。因为 ⁶⁷Ga SPECT 联合骨扫描与 ⁶⁷Ga SPECT

的检查结果相同，91% 的灵敏度，92% 的特异性和 92% 的准确性。

5.2.3 放射性标记白细胞成像

用 铟 –111（¹¹¹In）和 锝 –99m 六甲基丙烯胺肟（⁹⁹ᵐTc HMPAO）标记自体白细胞（WBC），铟 –111 的半衰期比锝 –99m 长。标记的白细胞聚集在感染部位，作为炎症过程的一部分。这种摄取依赖于完整的趋化性、标记细胞的数量和类型、细胞反应和抗菌治疗的开始，时间扫描对检测急性中性粒细胞介导的感染最敏感。结合 ⁹⁹ᵐTc 硫胶体骨髓成像有助于提高诊断的准确性，因为骨髓对白细胞的生理摄取可能会使研究的解释复杂化（Thang 等，2014；Raghavan 等，2018）（图 5.3）。

不幸的是，放射标记白细胞显像在诊断脊柱炎方面并不是很有用。在大约 50% 的患者中，白细胞标记扫描无法检测到脊椎骨髓炎，感染部位由于活动减少或缺乏活动而经常出现"阴性"（Palestro 等，1991）。这种浓聚减少的原因尚不清楚，推测的可能原因是受累骨骼的微循环障碍，感染诱导的网状内皮细胞死亡，以及活体骨组织对骨髓的正常摄取。出现症状

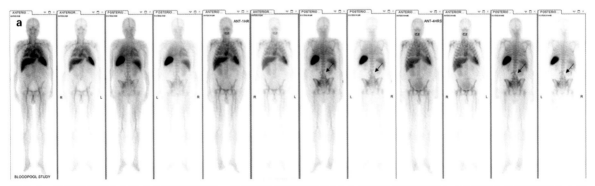

图 5.3　放射性标记白细胞全身平面图显示，示踪剂的累积程度与 L3 左侧椎弓根螺钉周围、L3 后部构件周围和 L5 右侧椎弓根螺钉周围的背景骨髓相似（黑色箭头）（a）。白细胞扫描的局部视图显示了椎弓根螺钉中白细胞聚集的特写镜头（黑色箭头）（b）。SPECT/CT 图像清楚地划分了 L3 椎弓根螺钉（白色箭头，左向）和 L5 椎弓根螺钉（白色箭头，右向）中的示踪剂活动（c）。硫胶体骨髓平面图像（d）和 SPECT/CT 图像（e）显示，与椎弓根螺钉处放射标记的白细胞聚集病灶相对应，未发现明确的 ⁹⁹ᵐTc– 硫胶体摄取。在平面图像（黑色箭头）上看到的 L3 椎体后部结构中示踪剂堆积似乎与放射性标记白细胞扫描中看到的结果一致，因此不太可能代表感染。总体结果提示椎弓根螺钉是感染源

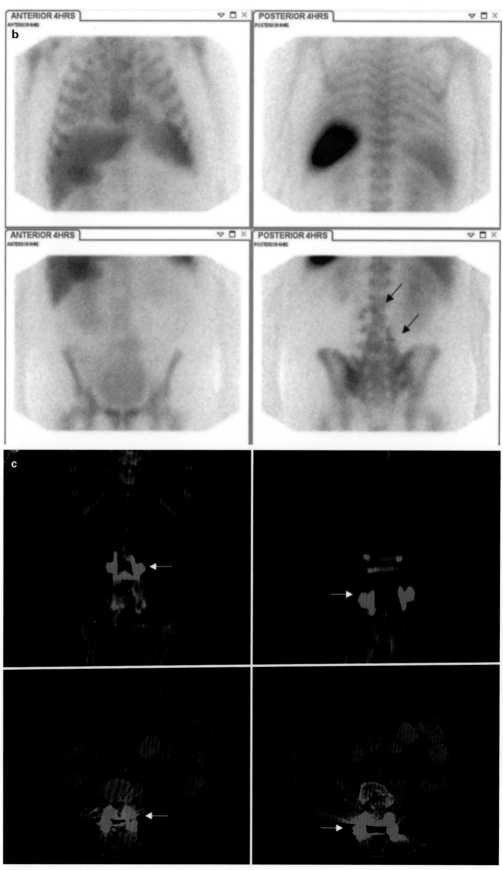

图 5.3（续）

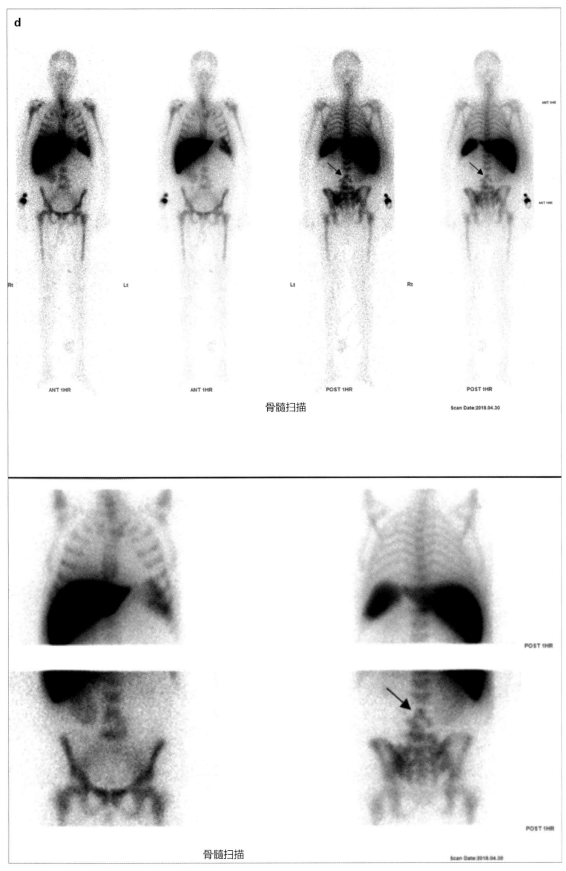

骨髓扫描

图 5.3（续）

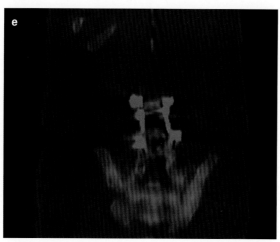

图 5.3（续）

少于 1 个月的患者示踪剂浓聚增加，而超过 1 个月的患者示踪剂浓聚减少。此外，一些非感染性疾病，如已治疗的椎间盘炎、肿瘤、感染、压缩性骨折、血管瘤和 Paget 病，也可出现浓聚减少。脊柱感染的放射性标记白细胞成像的这种局限性也在抗粒细胞抗体成像中被报道（Palestro 等，1991；Gemmel 等，2006；Palestro 和 Love，2007；Raghavan 等，2018）。

5.2.4 其他类型的放射性示踪剂

5.2.4.1 ^{99m}Tc 环丙沙星（感染）

环丙沙星是一种氟喹诺酮类药物，其活性是由细菌 DNA 旋转酶和拓扑异构酶Ⅳ的失活介导的。^{99m}Tc 环丙沙星是为诊断感染而开发的放射性标记抗生素，其理论基础是它会在感染部位被细菌吸收和代谢。在一项对 48 例疑似脊柱炎患者进行的研究中，在注射 ^{99m}Tc 环丙沙星后进行了平面和 SPECT 成像。其结果报告了相对较多的假阳性结果，其解释是患者最近接受了手术，并在扫描时存在脊柱内固定物植入。随后的调查显示特异性较差，对放射性标记抗生素的热衷度随即消退（Yapar 等，2001；De Winter 等，2004；Palestro，2016）。

5.2.4.2 链霉亲和素 /^{111}In- 生物素

生物素或维生素 B7 在葡萄糖代谢中起关键作用，它也是一种细菌的生长因子。链霉亲和素是一种 65kDa 的蛋白质，由于毛细血管通透性增加而在感染部位聚集。由于上述因素，随后给予的 ^{111}In- 生物素在感染部位可与链霉亲和素结合（Lazzeri 等，1999）。Lazzeri 等 2004 年在一项多中心研究中，对 55 例疑似脊柱炎的患者评估了这种示踪剂复合物，报告其敏感性、特异性和准确性分别为 94%、95% 和 94%。这种示踪剂的优点是当天显像（6h 内），骨髓摄取微弱，辐射负荷相对较低，以及全身显像能力较强，并且抗生素治疗不影响其敏感性。然而，突出的缺点是后续给药可能产生免疫原性反应，从而导致示踪剂分布的改变（Lazzeri 等，2004）。

5.2.4.3 放射性标记抗菌肽

抗菌肽是一类小分子、阳离子和两亲性物质，是天然防御机制的一部分，通过多种机制与病原体相互作用。目前正在研究它们对多种病原体的治疗和诊断潜力。其中一个例子是 ^{99m}Tc 标记的乙胺丁醇或异烟肼治疗结核感染。放射性标记的泛素合成片段存在于小鼠巨噬细胞中，已用于感染特异性成像研究。^{99m}Tc 和镓 –68 标记的泛喹啶都成功地检测到脊柱感染（Palestro 等，2013；Palestro，2016）。Dillmann-Arroyo 等（2011）在 27 名疑似脊柱感染的患者中评估了 ^{99m}Tc 泛喹啶的作用，报告称该测试对脊柱炎的敏感性为 100%，特异性为 87.5%。

5.3 单光子发射计算机断层扫描 / 计算机断层扫描（SPECT/CT）

混合成像技术的发展，特别是 SPECT/CT，通过提高诊断准确率，彻底改变了核医学成像。CT 数据用于解剖相关和衰减校正。仅靠平面成像很难区分骨和软组织，并可能导致脊柱感染的假阳性结果。在骨扫描、镓 -67 扫描成像和放射性标记白细胞成像中，SPECT/CT 的引入改善了脊柱感染的定位诊断（Erba 和 Israel，2014；Thang 等，2014）。骨扫描对非侵犯骨髓炎的诊断具有高灵敏度和中等特异性。但在有创伤和手术干预的情况下，特异性显著下降，从 50% 以上下降到 35%。在这些临床情况下，SPECT/CT 通过减少假阳性和可疑征象的数量，提高了骨扫描显像的特异性（Erba 和 Israel，2014）。

在一项对 82 名患者进行的前瞻性研究中，Bar-Shalom 等在 2006 年评估了附加 SPECT/CT 对镓 -67 扫描显像和 111In-WBC 扫描显像平面成像的作用。他们发现，在接受镓 -67 扫描显像和 111In-WBC 扫描显像的患者中，48% 的患者和 55% 的患者 SPECT/CT 对诊断有额外的贡献。研究结果表明，SPECT/CT 有更精确的解剖定位和准确描述感染程度的功能（图 5.4）。然而，如果平面成像是阴性的，SPECT/CT 没有显著的贡献（Bar-Shalom 等，2006）。同样，

Lazzeri 等（2010）也得出结论，SPECT/CT 成像可通过区分椎体和邻近软组织受累情况，对疑似脊柱感染的患者应用 111In- 生物素进行 SPECT/CT 检查，可以准确评估脊柱感染情况。作者证明，SPECT/CT 的诊断准确率（93%）高于平面核素显像（76.3%）和单机 SPECT（90.3%）（Lazzeri 等，2010）。

5.4 正电子发射断层扫描 / 计算机断层扫描（PET/CT）

富质子的不稳定核，如氟 -18（18F）和镓 -68（68Ga）通过电子俘获或正电子发射而发生衰变。发射的正电子从它的起源地传播一小段距离，失去能量，与驻留的电子湮灭，并向相反方向发射两个 511keV 伽马光子。混合 PET/CT 扫描仪识别湮灭事件，并借助符合检测和计算机图像重建算法将其定位在横断面图像中。与单光子发射同位素相比，发射正电子的放射性药物具有固有的高空间分辨率，有助于 PET/CT 摄取的精确定位。它们的另一个优

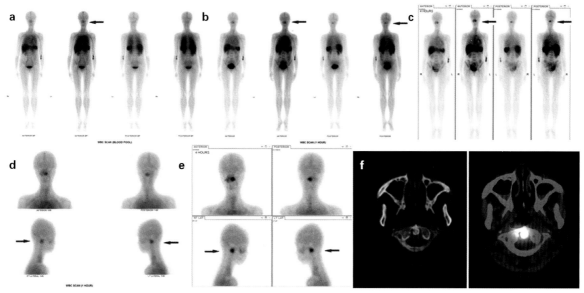

图 5.4 在血池期（a）、1h（b）和 4h（c）获得的放射性标记白细胞全身平面图像显示，头部中线的示踪剂活性（黑色箭头）增加，似乎位于上颈椎，在 1h（d）和 4h（e）获得的局部视图中显示效果最好。SPECT/CT 图像将标记的白细胞聚集定位在 C1 椎体的右前弓和内侧寰枢关节的中心（f）

点是提供了广泛接受的半定量分析，这有助于区分感染和非感染情况，监测治疗反应，并在随访期间诊断复发感染（Kannivelu 等，2014；Raghavan 等，2018）。

5.4.1 氟-18-2′-脱氧-2-氟-D-葡萄糖（[^{18}F]FDG）

[^{18}F]FDG 是脊柱感染 PET/CT 成像中最常用的示踪剂。[^{18}F]FDG 是葡萄糖的氟化结构类似物，通过 GLUT-1 转运蛋白转运到细胞内，最初通过相同的机制，即己糖激酶进行磷酸化。但是磷酸化的 [^{18}F]FDG 不能以磷酸化葡萄糖的形式进一步代谢，并与葡萄糖摄取率成正比地被限制在细胞内。几个因素影响感染部位对 [^{18}F]FDG 摄取的增加。由于充血，更多的 [^{18}F]FDG 分布到感染区域。感染区域中性粒细胞、淋巴细胞、单核细胞和巨噬细胞等活化的炎性细胞数量增多。它们在细胞膜上表达更多的葡萄糖转运蛋白，从而增加了对 [^{18}F]FDG 的亲和力和摄取。此外，正常骨髓对 [^{18}F]FDG 的生理性摄取较低。所有这些因素，加上其广泛的可用性，使 [^{18}F]FDG 成为诊断脊柱感染的有效示踪剂和替代常规放射性核素成像的极佳选择（Gemmel 等，2006；Palestro，2013）。

[^{18}F]FDG PET 显示急性和慢性骨髓炎示踪剂摄取增加，对应炎症细胞增多区；急性期中性粒细胞增多，慢性期巨噬细胞增多。在一项对 21 名急性和慢性骨髓炎患者进行的研究中，[^{18}F]FDG PET 在所有 7 名脊柱炎患者中均为真阳性（Kälicke 等，2000）。Guhlmann 等 1998 年研究了 [^{18}F]FDG PET 在 15 例疑似慢性骨髓炎患者中的应用，并与放射性标记抗粒细胞抗体显像进行了比较，结论显示：[^{18}F]FDG PET 具有较高的诊断准确性。同样，在对 16 例疑似脊柱炎患者进行的 [^{18}F]FDG PET 评估中，研究人员发现，在所有 12

名感染患者中，[^{18}F]FDG PET 为真阳性，在 4 名未感染患者中，有 3 名为真阴性。他们还证明了 PET 在描述椎旁软组织受累方面的优势（Schmitz 等，2001）。总体而言，[^{18}F]FDG PET/CT 在鉴别椎旁软组织感染和鉴别退行性关节炎与感染方面优于骨扫描和 ^{67}Ga 扫描显像，具有更高的诊断准确性（Gratz 等，2002；Gemmel 等，2010；Fuster 等，2012）（图 5.5）。最近一项基于 26 篇文章中 12 项精选研究的系统综述和双变量 Meta 分析显示，[^{18}F]FDG PET/CT 对疑似脊柱炎患者的有效性总体上显示出 94.8% 的敏感性和 91.4% 的特异性（Treglia 等，2020）。

在椎体终板和椎间盘有严重退行性改变的情况下，与镓-67 核素扫描和 MRI 相比，[^{18}F]FDG PET 在区分感染和退变方面似乎更具优势（Gratz 等，2000；Schmitz 等，2001；Gemmel 等，2010）（图 5.6）。在一项对 30 例脊柱上终板异常患者进行的前瞻性研究中，[^{18}F]FDG PET 在所有 5 个感染部位为真阳性，在所有 33 个非感染部位为真阴性，敏感性和特异性分别为 100% 和 100%，而 MRI 的敏感性和特异性则分别为 50% 和 96%（Stumpe 等，2002）。然而，Rosen 等（2006）得出不同的结论，超过一半的退行性脊椎疾病患者有不同程度的局灶性 [^{18}F]FDG 摄取，主要是在腰骶椎。同样，评估 [^{18}F]FDG PET 鉴别结核性和化脓性脊柱感染潜力的一些研究也得出了不同的结果。Kim 等（2008）在注射 [^{18}F]FDG 后 1h 和 2h，对 22 例高度怀疑脊柱炎的患者连续进行了双时间点 [^{18}F]FDG PET 扫描。他们观察到，结核感染患者 1h 的 SUVmax 明显高于非结核感染患者。然而，在 2h 时差异却不显著，对鉴别结核性和非结核性感染没有用处。Gunes 等（2016）对 32 例腰椎感染患者进行了 [^{18}F]FDG PET/CT 检查。在注射 [^{18}F]FDG 后 90min 和 2h 分别获得图像，化脓性脊柱炎和结核性脊柱炎的早期和延迟显像无明显

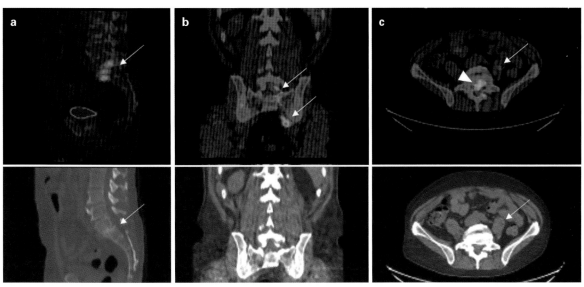

图 5.5 ［ ^{18}F］FDG PET/CT。a. 矢状位图像显示 L5 在 S1 椎体节段呈 1 级前滑脱，L5 和 S1 椎体的 FDG 摄取呈中度弥漫性，并伴有硬膜外延伸（白色箭头）。b. 冠状位图像显示 FDG 沿左侧 S1 神经的亲和力增强（白色箭头）。c. 轴位图像还显示左腰大肌高代谢软组织病变（白色箭头）。高代谢的硬膜外延伸也是可以理解的（白色三角箭头）。总体检查结果提示 L5~S1 椎间盘炎合并硬膜外伸展和左侧腰肌脓肿

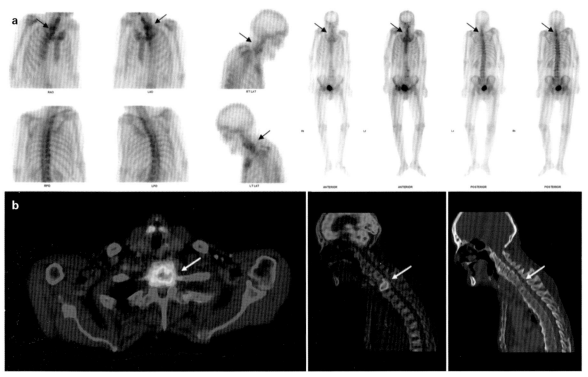

图 5.6 a. 局部切面 ^{99m}Tc–MDP 全身骨扫描显示颈椎退行性变背景下 C7~T1 区（黑色箭头）放射性示踪剂摄取适度增加，疑似颈椎脊柱炎。b. 相关的 FDG PET/CT 图像显示以椎间盘为中心的 C7~T1 节段代谢活动增加，相邻椎体终板（白色箭头）有破坏性改变，与脊柱炎相符

差异。可以得出结论，使用双点成像的目测或半定量分析都不能可靠地区分化脓性和结核性脊柱感染（Kim 等，2008；Gunes 等，2016）。

在所有可用的成像方式中，包括［¹⁸F］FDG PET/CT，在存在创伤和植入物的情况下诊断脊柱感染是一个巨大的挑战。即使在没有感染的情况下，由于异物免疫反应、无菌性松动、骨重塑和假体周围骨折，器械位置的［¹⁸F］FDG 摄取也会增加。Hungenbach 等（2013）对 42 例脊柱炎患者进行了［¹⁸F］FDG PET 检查，其中包括 13 例之前接受过手术的患者。他们评估了［¹⁸F］FDG 摄取的强度和模式，发现其敏感性为 86%，特异性

为 95%。Hartmann 等（2007）研究了［¹⁸F］FDG PET/CT 对创伤患者和疑似慢性骨髓炎患者（包括金属植入物患者）的诊断价值。对于 9 例脊柱区域感染的亚组，7 例脊柱炎患者的［¹⁸F］FDG PET/CT 均为真阳性，而 2 例无感染患者的［¹⁸F］FDG PET/CT 均为真阴性（100% 诊断准确率）。这些研究者强调了 CT 组在 PET/CT 成像中提供的解剖定位的附加价值，以确定感染和软组织受累的程度，从而更好地进行临床管理（Hartmann 等，2007）（图 5.7）。

在迄今为止规模最大的前瞻性系列研究中，De Winter 等（2003）评估了［¹⁸F］FDG

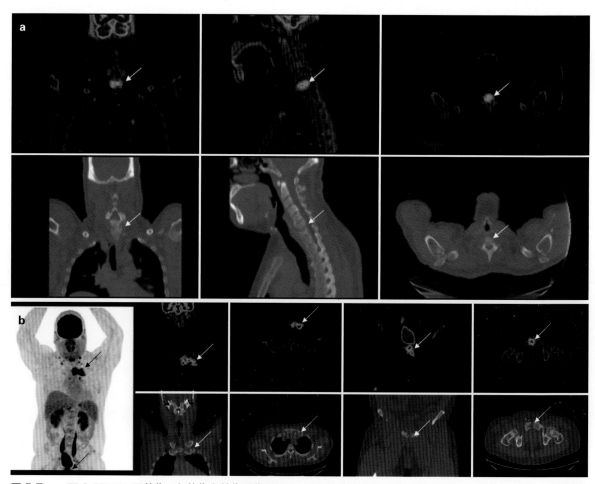

图 5.7　a. FDG PET/CT 冠状位、矢状位和轴位图像显示 C6~C7 椎体内有强烈的 FDG 亲和力，伴有骨质破坏（白色箭头），可疑为脊柱炎。b. MIP 图像（最左侧）显示左侧胸锁交界处和耻骨联合的高代谢病变（黑色箭头），与冠状位和横断面 FDG PET/CT 图像上浓聚 FDG 和骨质破坏的区域（白色箭头）相对应。CT 组件提供精确的解剖定位。这些引起了对化脓性关节炎多个部位的怀疑

PET 在脊柱术后患者中的作用，包括对照组的 16 名患者（血源性脊柱炎）和研究组的 57 名患者（30 名无脊柱内植物的患者和 27 名有脊柱内植物的患者）。使用最佳截止值时，其总体敏感性、特异性、诊断准确性、阳性预测值和阴性预测值分别为 100%、81%、86%、65% 和 100%。在 30 例没有脊柱植入物的患者中，有 2 例假阳性病例；在 27 例脊柱植入患者中，有 6 例假阳性病例。脊柱植入组的特异性为 65%，而无脊柱植入组为 92%。作者得出结论，在［^{18}F］FDG PET 为阴性时可以排除术后慢性脊柱感染；然而，必须谨慎地解释阳性研究结果（De Winter 等，2003）。

MRI 和［^{18}F］FDG PET/CT 在诊断脊柱感染方面是互补的，特别是在不能通过其中一种检查单独确定的患者中。MRI 和［^{18}F］FDG PET/CT 间有许多对比研究来评估它们的有效性和局限性。即使分辨率有限，［^{18}F］FDG PET 也被发现在检测低度脊柱炎和椎间盘炎方面优于 MRI（Gratz 等，2002）。在存在退行性脊椎终板改变的情况下，［^{18}F］FDG 似乎更能诊断或排除脊椎椎间盘炎（Stumpe 等，2002；Htori 等，2010）。在一项前瞻性研究中，Fuster 等（2012）比较了 26 例有临床症状的椎间盘炎患者的［^{18}F］FDG PET/CT 和 MRI。MRI 和［^{18}F］FDG PET/CT 的诊断准确率极为接近，分别为 84% 和 81%。他们得出结论，［^{18}F］FDG PET/CT 比 MRI 具有更高的特异性。然而，MRI 在发现软组织受累方面更具优势。联合［^{18}F］FDG PET/CT 和 MRI 在所有感染的患者中检测出了脊柱炎（Fuster 等，2012）。不同研究人员进行的比较研究提供了［^{18}F］FDG PET/CT 和 MRI 诊断脊柱感染的类似但相互矛盾的灵敏性和特异性，但都同意［^{18}F］FDG PET/CT 是 MRI 有用的辅助手段，可以在 MRI 不确定且不能进行检查时使用（Seifen 等，2012；Skanjeti 等，2012；Palestro，2013；Raghavan 等，2018）。

［^{18}F］FDG PET/CT 在随访中对监测治疗反应和检测复发非常有用。Nanni 等（2012）评估了［^{18}F］FDG PET/CT 在 34 例血源性脊柱炎患者抗生素治疗早期反应中的潜力。他们比较了基线研究的 SUVmax（SUV1）和治疗开始后 2~4 周进行的第二研究的 SUVmax（SUV2）。结果发现，在应答者中，SUV2 明显低于 SUV1。通过使用 Delta-SUVmax［（SUVmax 基线，SUVmax Response（SUVmax Response）/SUVmax Baseline］，获得了更高的敏感性和特异性（Nanni 等，2012）。除了定量分析外，随访扫描中的示踪剂摄取模式也有助于区分活动性感染患者和非活动性感染患者。在活动性感染中，［^{18}F］FDG 摄取通常见于骨骼和软组织，而治疗后被破坏椎间盘边缘的摄取并不表示感染（Riccio 等，2015）。Skanjeti 等（2012）在一项对 21 例患者的 24 个疾病部位进行的研究中发现，［^{18}F］FDG PET/CT 在评估治疗反应方面比 MRI 更准确。Dauchy 等（2016）对 30 例复发感染患者进行了前瞻性研究，其中包括 19 例既往合并椎间盘炎的脊柱内固定患者。采用视觉和半定量分析相结合的方法对［^{18}F］FDG PET/CT 和 MRI 进行比较时，［^{18}F］FDG PET/CT 的结果优于 MRI，但差异不显著（Dauchy 等，2016）。

［^{18}F］FDG PET/CT 是一种很有前途的替代传统核成像的方法，目前正与 MRI 一起成为脊柱感染诊断的一线检查。在融合 PET/CT 扫描仪中，通过与在线 CT 共同配准，可以克服 PET 解剖信息有限的缺点。不过，我们应该注意，摄取［^{18}F］FDG 是非特异性的，可以在感染、炎症和肿瘤中看到。尽管在有退行性改变和既往创伤的情况下，［^{18}F］FDG PET/CT 在诊断脊柱感染方面比其他影像学检查更有效，但值得注意的是，在有脊柱内固定的患者中，特异性中度降低。［^{18}F］FDG PET/CT 的其他缺点是缺乏可获得性、辐射剂量和相对较高的成本（Gemmel 等，2010；Lazzeri 等，2019）。

5.4.2 镓 −68（^{68}Ga）和其他放射性示踪剂

^{68}Ga 是一种发射正电子的放射性核素，其物理半衰期为 68min，比 ^{67}Ga 的 78h 半衰期短。^{68}Ga 柠檬酸在炎症和感染部位的摄取是非特异性的，与 ^{67}Ga 相似。^{68}Ga 是正电子发射体，可提供卓越的成像质量，而且由于其半衰期短，成像应在注射后几小时内进行。关于 ^{68}Ga 柠檬酸盐显像在脊柱感染中的作用的数据很少。Nanni 等（2010）对 31 例疑似脊柱炎患者进行了 ^{68}Ga PET/CT 扫描，其中 23 例阳性。他们报告的敏感度、特异度和准确度分别为 100%、76% 和 90%（Nanni 等，2010）。与 ^{111}In− 生物素类似，通过将生物细胞素与 ^{68}Ga 络合，人们开发了一种特异的感染显像剂。^{68}Ga−DOTA 生物细胞素在 3h 内稳定，可用于诊断感染（Asti 等，2012；Raghavan 等，2018）。

^{18}F 氟化钠（NaF）是一种骨骼特异性的正电子发射同位素，NaF PET/CT 已被用于各种骨和关节疾病的诊断。近来，这种同位素被用来诊断包括脊柱感染和术后干预在内的骨感染。采用双相 NaF PET/CT 成像方案检测感染和炎症反应，在注射示踪剂后 10min 内进行早期 PET 成像，在注射示踪剂后 30~90min 进行标准骨期 PET/CT 成像（Freesmeyer 等，2014）。在最近的一项研究中，Lee 等（2019）评估了 NaF PET/CT 在诊断 23 例患者手术部位感染中的作用，他们报道了 NaF 骨 PET/CT 双相诊断的敏感性、特异性和准确性分别为 92.9%、100% 和 95.7%。基于这些结果，作者认为 NaF PET/CT 可以作为一种替代核医学成像的方式，用于检测骨科感染，特别是脊柱感染（Lee 等，2019）。

5.5 正电子发射断层扫描 / 磁共振成像（PET/MRI）

在雪崩光电二极管和新的 MR Dixon 序列（Kannivelu 等，2012）等新的技术进步使集成成为可能之后，混合 PET/MRI 扫描仪已经变得越来越普遍（Kannivelu 等，2012）。［^{18}F］FDG PET 和 MRI 的优点结合在一起，提供了高灵敏度的代谢和高分辨率的解剖成像，具有极好的软组织对比度，因此克服了各自的局限性。关于 PET/MRI 在脊柱感染诊断中的作用，科学文献和现有数据仍然有限。Fahnert 等 2016 年对先前 MRI 结果不确定的疑似脊柱炎患者进行了一项前瞻性研究。对 28 例患者（总共 29 个区域）的图像数据进行了评估。加入 PET 信息后，PET/MRI 的敏感性、特异性、阳性预测值（PPV）和阴性预测值（NPV）分别提高到 100%、88%、86% 和 100%，而 MRI 的敏感性、特异性、阳性预测值（PPV）和阴性预测值（NPV）分别为 50%、71%、54% 和 67%。在 29 个 MRI 不确定区域中的 8 个部位中，添加 PET 信息后，5 个部位的诊断为椎间盘炎，3 个部位的诊断为无椎间盘炎。PET/MRI 联合检查无假阴性结果。研究人员得出结论，使用［^{18}F］FDG PET/MRI 显著提高了脊柱感染诊断的确定性，特别是在临床或 MRI 结果不确定的患者中。他们得出结论，认为［^{18}F］FDG PET/MRI 可以成为对脊柱感染患者进行早期正确治疗的一站式方法（Fahnert 等，2016）。

5.6 共识指南

由欧洲核医学会（EANM）任命的核医学医生、欧洲神经放射学会（ESNR）任命的神经放射学家以及欧洲临床微生物学和传染病学会（ESCMID）任命的传染病专家组成的专家小组回顾了 2006 年 1 月至 2015 年 12 月的文献，并发布了成人脊柱感染（脊柱炎）的诊断指南。他们发表了 20 份共识声明，根据 2011 年牛津循证医学中心的标准对证据水平进行了分级（Lazzeri 等，2019）。其中，已发布的核医学影像指南（声明）摘要如下：

－对于原发性和术后脊柱炎，如果 MRI 是禁忌证，选择的影像学检查是［^{18}F］FDG PET/CT（2 级）。

－对于术后脊柱炎，无论是否有脊柱内固定物，［^{18}F］FDG PET/CT 可以同时检测到脊柱感染和软组织感染（2 级）。

－对于疑似脊柱感染、ESR 和（或）CRP 升高、MRI 可疑的患者，应进行［^{18}F］FDG PET/CT 检查（1 级）。

－对于疑似脊柱感染、ESR 和（或）CRP 升高、MRI 可疑或无法执行、［^{18}F］FDG PET/CT 可疑或无法执行的患者，CT 扫描应进行影像学引导下的活检（2 级）。

－混合 PET/MRI 的作用，虽然前景看好，但仍需评估（5 级）。

－MRI 阴性或［^{18}F］FDG PET/CT 阴性时，应排除脊柱炎的诊断（5 级）。

5.7 总结

自从 CT 和 MRI 问世以来，脊柱感染的诊断影像学有了很大的进步，它们提供了精确的空间分辨率，但功能数据有限。正如本章所明确说明的，脊柱感染成像的核医学功能技术也已经走到了最前沿，特别是使用混合 SPECT/CT、PET/CT 和 PET/MRI，它不仅仅提供了传统核成像提供的高灵敏度和优越的功能信息，还提供了来自 CT 和 MRI 的优越的空间分辨率和解剖细节。在这方面，核医学医生可以使用多种放射性示踪剂，从基于 SPECT 同位素的 SPECT 示踪剂，如 ^{99m}Tc 和 ^{67}Ga 放射性核素，到基于 PET 同位素的 PET 示踪剂，如 ^{18}F－氟尿嘧啶和 ^{68}Ga 标记的正电子发射器。

混合核成像在脊柱感染中的优势包括其对先前使用过脊柱内固定的患者的有用性，在这些患者中，常规解剖成像难以检测或无法检测感染源，从而为指导组织培养的靶向活检提供更多信息，以及帮助确定治疗反应和抗菌治疗

的效果。FDG PET/CT 具有较高的特异性和阴性预测值，因此在脊柱感染的诊断、管理和临床决策过程中，FDG PET/CT 已成为首选的非侵入性核医学诊断成像模式。

参考文献

[1] Asti M, Iori M, Erba PA et al (2012) Radiosynthesis of 68Ga-labelled DOTA–biocytin (68Ga-r-BHD) and assessment of its pharmaceutical quality for clinical use. Nucl Med Commun 33:1179–1187.

[2] Bar-shalom R, Yefremov N, Guralnik L et al (2006) Leukocyte scintigraphy for diagnosis of infection. J Nucl Med 47:587–594.

[3] Dauchy FA, Dutertre A, Lawson-Ayayi S et al (2016) Interest of [18 F]fluorodeoxyglucose positron emission tomography/computed tomography for the diagnosis of relapse in patients with spinal infection: a prospective study. Clin Microbiol Infect 22:438–443.

[4] De Winter F, Gemmel F, Van De Wiele C et al (2003) 18-Fluorine fluorodeoxyglucose positron emission tomography for the diagnosis of infection in the postoperative spine. Spine (Phila Pa) 28:1314–1319.

[5] De Winter F, Gemmel F, Van Laere K et al (2004) 99mTc-Ciprofloxacin planar and tomographic imaging for the diagnosis of infection in the postoperative spine: experience in 48 patients. Eur J Nucl Med Mol Imaging 31:233–239.

[6] Dillmann-Arroyo C, Cantú-Leal R, Campa-Núñez H et al (2011) [Application of the ubiquicidin 29-41 scan in the diagnosis of pyogenic vertebral osteomyelitis]. Acta Ortop Mex 25:27–31.

[7] Erba PA, Israel O (2014) SPECT/CT in infection and inflammation. Clin Transl Imaging 2:519–535.

[8] Fahnert J, Purz S, Jarvers JS et al (2016) Use of simultaneous 18F-FDG PET/MRI for the detection of spondylodiskitis. J Nucl Med 57:1396–1401.

[9] Freesmeyer M, Stecker FF, Schierz J-H et al (2014) First experience with early dynamic 18F-NaF-PET/CT in patients with chronic osteomyelitis. Ann Nucl Med 28:314–321.

[10] Fuster D, Solà O, Soriano A et al (2012) A prospective study comparing whole-body FDG PET/CT to combined planar bone scan with 67Ga SPECT/CT in the diagnosis of spondylodiskitis. Clin Nucl Med 37:827–832.

[11] Gemmel F, Dumarey N, Palestro CJ (2006) Radionuclide imaging of spinal infections. Eur J Nucl Med Mol Imaging 33:1226–1237.

[12] Gemmel F, Rijk PC, Collins JMP et al (2010) Expanding role of 18F-fluoro-d-deoxyglucose PET and PET/CT in spinal infections. Eur Spine J 19:540–551.

[13] Gratz S, Dörner J, Oestmann JW et al (2000) 67Ga-Citrate and 99Tcm-MDP for estimating the severity of vertebral osteomyelitis. Nucl Med Commun 21:111–120.

[14] Gratz S, Dörner J, Fischer U et al (2002) 18F-FDG hybrid PET in patients with suspected spondylitis. Eur J Nucl Med 29:516–524.

[15] Guhlmann A, Brecht-Krauss D, Suger G et al (1998) Fluorine-18-FDG PET and technetium-99m antigranulocyte antibody scintigraphy in chronic osteomyelitis. J Nucl Med 39:2145–2152.

[16] Gunes BY, Onsel C, Sonmezoglu K et al (2016) Diagnostic value of F-18 FDG PET/CT in patients with spondylodiscitis: is dual time point imaging time worthy? Diagn Microbiol Infect Dis 85:381–385.

[17] Hartmann A, Eid K, Dora C et al (2007) Diagnostic value of 18F-FDG PET/CT in trauma patients with suspected chronic osteomyelitis. Eur J Nucl Med Mol Imaging 34:704–714.

[18] Hong SH, Choi JY, Lee JW et al (2009) MR imaging assessment of the spine: infection or an imitation? Radiographics 29:599–612.

[19] Hungenbach S, Delank K-S, Dietlein M et al (2013) 18F-fluorodeoxyglucose uptake pattern in patients with suspected spondylodiscitis. Nucl Med Commun 34:1068–1074.

[20] Kälicke T, Schmitz A, Risse JH et al (2000) Fluorine-18 fluorodeoxyglucose positron emission tomography in infectious bone diseases: results of histologically confirmed cases. Eur J Nucl Med Mol Imaging 27:524–528.

[21] Kannivelu A, Kok TY, Padhy AK (2012) The conundrum of PET/MR. World J Nucl Med 11:1–2.

[22] Kannivelu A, Loke KSH, Kok TY et al (2014) The role of PET/CT in the evaluation of skeletal metastases. Semin Musculoskelet Radiol 18:149–165.

[23] Khoo LA, Heron C, Patel U et al (2003) The diagnostic contribution of the frontal lumbar spine radiograph in community referred low back pain—a prospective study of 1030 patients. Clin Radiol 58:606–609.

[24] Kim SJ, Lee JS, Suh KT et al (2008) Differentiation of tuberculous and pyogenic spondylitis using double phase F-18 FDG PET. Open Imaging J 2:1–6.

[25] Lazzeri E, Manca M, Molea N et al (1999) Clinical validation of the avidin/indium-111 biotin approach for imaging infection/inflammation in orthopaedic patients. Eur J Nucl Med 26:606–614.

[26] Lazzeri E, Pauwels EKJ, Erba PA et al (2004) Clinical feasibility of two-step streptavidin/111In-biotin scintigraphy in patients with suspected vertebral osteomyelitis. Eur J Nucl Med Mol Imaging 31:1505–1511.

[27] Lazzeri E, Erba P, Perri M et al (2010) Clinical impact of SPECT/CT with In-111 biotin on the management of patients with suspected spine infection. Clin Nucl Med 35:12–17.

[28] Lazzeri E, Bozzao A, Cataldo MA et al (2019) Joint EANM/ESNR and ESCMID-endorsed consensus document for the diagnosis of spine infection (spondylodiscitis) in adults. Eur J Nucl Med Mol Imaging 46:2464–2487.

[29] Lee JW, Yu SN, Yoo ID et al (2019) Clinical application of dual-phase F-18 sodium-fluoride bone PET/CT for diagnosing surgical site infection following orthopedic surgery. Medicine (Baltimore) 98:e14770.

[30] Lisbona R, Derbekyan V, Novales-Diaz J, Veksler A (1993) Gallium-67 scintigraphy in tuberculous and nontuberculous infectious spondylitis. J Nucl Med 34:853–859.

[31] Love C, Palestro CJ (2016) Nuclear medicine imaging of bone infections. Clin Radiol 71:632–646.

[32] Love C, Patel M, Lonner BS et al (2000) Diagnosing spinal osteomyelitis: a comparison of bone and Ga-67 scintigraphy and magnetic resonance imaging. Clin Nucl Med 25:963–977.

[33] Mylona E, Samarkos M, Kakalou E et al (2009) Pyogenic vertebral osteomyelitis: a systematic review of clinical characteristics. Semin Arthritis Rheum 39:10–17.

[34] Nanni C, Errani C, Boriani L et al (2010) 68Ga-Citrate PET/CT for evaluating patients with infections of the bone: preliminary results. J Nucl Med 51:1932–1936.

[35] Nanni C, Boriani L, Salvadori C et al (2012) FDG PET/CT is useful for the interim evaluation of response to therapy in patients affected by haematogenous spondylodiscitis. Eur J Nucl Med Mol Imaging 39:1538–1544.

[36] Ohtori S, Suzuki M, Koshi T et al (2010) 18F-Fluorodeoxyglucose-PET for patients with suspected spondylitis showing Modic change. Spine (Phila Pa) 35:E1599–E1603.

[37] Palestro CJ (2013) FDG-PET in musculoskeletal infections. Semin Nucl Med 43:367–376.

[38] Palestro CJ (2016) Radionuclide imaging of musculoskeletal infection: a review. J Nucl Med 57:1406–1412.

[39] Palestro CJ, Love C (2007) Radionuclide imaging of musculoskeletal infection: conventional agents. Semin Musculoskelet Radiol 11:335–352.

[40] Palestro CJ, Kim CK, Swyer AJ et al (1991) Radionuclide diagnosis of vertebral osteomyelitis: indium-111-leukocyte and technetium-99m-methylene diphosphonate bone scintigraphy. J Nucl Med 32:1861–1865.

[41] Palestro CJ, Glaudemans AWJM, Dierckx RAJO (2013) Multiagent imaging of inflammation and infection with radionuclides. Clin Transl Imaging 1:385–396.

[42] Prandini N, Lazzeri E, Rossi B et al (2006) Nuclear medicine imaging of bone infections. Nucl Med Commun 27:633–644.

[43] Prodi E, Grassi R, Iacobellis F, Cianfoni A (2016) Imaging in spondylodiskitis. Magn Reson Imaging Clin N Am 24:581–600.

[44] Raghavan M, Lazzeri E, Palestro CJ (2018) Imaging of spondylodiscitis. Semin Nucl Med 48:131–147.

[45] Riccio SA, Chu AKM, Rabin HR, Kloiber R (2015) Fluorodeoxyglucose positron emission tomography/computed tomography interpretation criteria for assessment of antibiotic treatment response in pyogenic spine infection. Can Assoc Radiol J 66:145–152.

[46] Rosen RS, Fayad L, Wahl RL (2006) Increased 18F-FDG uptake in degenerative disease of the spine: characterization with 18F-FDG PET/CT. J Nucl Med 47:1274–1280.

[47] Saha S, Burke C, Desai A et al (2013) SPECT-CT: applications in musculoskeletal radiology. Br J Radiol 86:1–15.

[48] Schmitz A, Risse J, Grünwald F et al (2001) Fluorine-18 fluorodeoxyglucose positron emission tomography findings in spondylodiscitis: preliminary results. Eur Spine J 10:534–539.

[49] Seifen T, Rettenbacher L, Thaler C et al (2012) Prolonged back pain attributed to suspected spondylodiscitis. Nuklearmedizin 51:194–200.

[50] Skanjeti A, Penna D, Douroukas A et al (2012) PET in the clinical work-up of patients with spondylodiscitis: a new tool for the clinician? Q J Nucl Med Mol Imaging 56:569–576.

[51] Stumpe KDM, Zanetti M, Weishaupt D et al (2002) FDG positron emission tomography for differentiation of degenerative and infectious endplate abnormalities in the lumbar spine detected on MR imaging. AJR Am J Roentgenol 179:1151–1157.

[52] Thang S, Tong A, Lam W, Ng D (2014) SPECT/CT in musculoskeletal infections. Semin Musculoskelet Radiol 18:194–202.

[53] Treglia G, Pascale M, Lazzeri E et al (2020) Diagnostic performance of 18F-FDG PET/CT in patients with spinal infection: a systematic review and a bivariate meta-analysis. Eur J Nucl Med Mol Imaging 47:1287–1301.

[54] Yapar Z, Kibar M, Yapar AF et al (2001) The efficacy of technetium-99m ciprofloxacin (Infecton) imaging in suspected orthopaedic infection: a comparison with sequential bone/gallium imaging. Eur J Nucl Med 28:822–830.

第六章　脊柱感染的经皮穿刺活检

Mouna Chelli Bouaziz, Mohamed Fethi Ladeb, Soumaya Rammeh, Wafa Achour, Hend Riahi

杨发俊 / 译

王仕永　姚汝斌 / 校

目录

摘要

当血液培养或血清学检测未能确定已知相关微生物的微生物学诊断时，经皮脊柱活检是诊断和处理脊柱感染的有效方式。它允许获取用于微生物和组织病理学诊断的样本。这种安全、省钱、省时的操作比开放手术活检痛苦更少、侵入性更小。有几种影像学引导方法可用，包括 X 线透视、计算机断层扫描（CT）、超声检查和磁共振成像，但 CT 和 X 线透视仍然是最常用的方法。良好的脊柱解剖知识、精湛的活检技术以及介入放射科医生、病理学家、微生物学家和临床医生之间的密切合作对于获得良好的结果和避免并发症的发生至关重要。

缩写

CT   Computed Tomography
        计算机断层扫描

6.1 引言

脊柱感染的准确诊断对其成功治疗至关重要，但它仍然是一项具有挑战性的工作。当其他生物学检查呈阴性时，经皮脊柱活检是及时诊断和正确处理脊柱感染的有效方法。它可以获得用于微生物学和组织病理学诊断的标本。在从标本中分离病原体之前，有时需要进行一次或多次脊柱活检。经皮影像学引导活检与开放手术活检相比有更多的优点。这是一种安全、省钱、省时的手术，与开放手术活检相比，疼痛更小、侵入性更小。它通常不需要住院或全身麻醉，并且并发症较少（Peh，2006；Colmenero 等，2013）。

除了确诊脊柱感染外，经皮脊柱活检还可用于确定孤立性脊柱病变的性质或通过区分感染（最常见的是结核病）和恶性病变来排除恶性肿瘤（Aithala，2016）。有几种影像引导技术可用，包括 X 线透视、计算机断层扫描（CT）、超声检查和磁共振成像（MRI）（Wu 等，2012；Liu 等，2015），但 CT 和 X 线透视仍然是最常用的影像学技术。良好的脊柱解剖学知识和精湛的技术对于获得良好的结果和避免并发症的发生非常重要。

6.2 一般原则、适应证和活检前检查

Coley 和 Martin 在 20 世纪 30 年代初期首次描述经皮骨活检，1935 年 Robertson 和 Ball 将经皮骨活检用于脊柱病变。Siffert 等在 1949 年报道了在手术过程中使用环锯和 X 线透视。Adapon 于 1981 年首次报道了使用 CT 进行活检指导（Nourbakhsh，2015）。经皮脊柱活检有

望成为及时诊断和正确处理脊柱感染的有效方法（Colmenero 等，2013）。它适用于疑似脊柱感染的患者，旨在血液培养或血清学检测尚未确定已知相关微生物的微生物学诊断时获取微生物样本（Peh，2006；Berbari 等，2015）。脊柱感染的其他两种临床情况需要活检，即区分恶性病变与感染（最常见的是脊柱结核），其次是具有脊柱感染的临床表现和影像学特征的治疗失败患者（Berbari 等，2015；Aithala，2016）。

然而，精心计划和实施活检对于有效诊断和合适治疗至关重要（Peh，2006）。它应该在转诊中心进行，因为已经证明其并发症发生率较低（Nourbakhsh，2015）。经皮脊柱活检的唯一绝对禁忌证是凝血功能异常与血小板计数减少 $< 50000/mm^3$（Peh，2006；Nourbakhsh，2015）。活检前检查应包括常规脊柱 X 线片、CT 和 MRI、全血细胞计数、活化部分凝血活酶时间（APTT）和凝血酶原时间（PT）。放射科医生在活检前应仔细研究 X 线、CT 和 MRI；首先排除一些不需要活检的情况，如棘球蚴病和退行性椎间盘疾病，然后选择最合适的方法，并且避开重要结构（Peh，2006；Ladeb 等，2019）。临床怀疑脊柱感染患者的诊断策略（图 6.1）参见"脊柱感染的诊断策略"章节。

经皮脊柱活检通常在局部麻醉下进行。术前应评估镇静或抗焦虑药物的需求，并获得书面知情同意（Peh，2006；Nourbakhsh，2015）。应该在活检前 7 天停止使用抗凝剂、阿司匹林和非甾体抗炎药（Nourbakhsh，2015）。在开始使用抗生素前应进行脊柱活检，并将样本送去进行病理和细菌学检查（Rankine 等，2004）。否则，应在取材活检前最少要停用抗生素 48h。然而，在这种情况下除了较低的成功率外，抗生素治疗不应被认为是疑似感染病例不进行经皮穿刺活检的理由（Rehm 等，2016）。脊柱感染的治疗和病因诊断的诊断策略（图 6.2），包

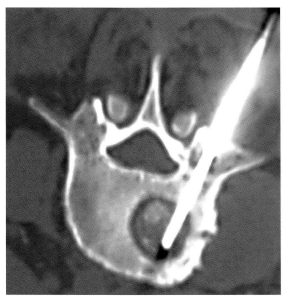

图 6.1　经皮脊柱活检术。轴位 CT 图像显示椎体感染患者的腰椎经椎弓根入路

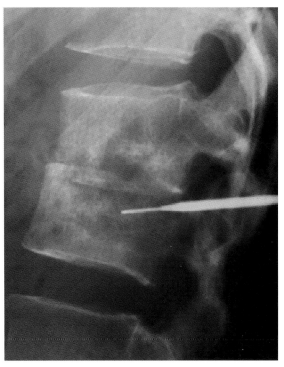

图 6.2　经皮脊柱活检术。侧位 X 线片显示脊柱感染患者下胸椎的肋椎入路

括影像学引导经皮穿刺活检的作用，参见"脊柱感染的诊断策略"章节。

6.3　活检技术

6.3.1　引导方法

各种成像方式如 X 线透视、CT、CT 透视、超声和 MRI，均可用于活检引导。所采用的成像引导方式的选择取决于术者个人的习惯以及设备和设施的可用性（Peh，2006；Shrestha 等，2015）。CT 是目前引导脊柱病变经皮穿刺活检的首选方法。CT 引导下经皮穿刺活检术优于 X 线透视引导下经皮穿刺活检术。经皮穿刺活检在充分性（CT 为 92.6%，X 线透视为 90.1%）、准确性（CT 为 90.2%，透视为 88.1%）和并发症（CT 为 3.3%，透视为 5.3%）等方面略优于 X 线透视检查，尽管这些差异在统计学上并不显著（Nourbakhsh，2015；Chaudhary 等，2019）。

与 X 线透视相比，CT 更准确地显示了活检针的位置，而且更安全。有些病灶由于体积

小或解剖位置特殊，在 X 线透视引导下可能无法显示。此外，通过 X 线透视很难看到神经根和椎旁病变，而 CT 可以确保这些病变的准确活检（Nourbakhsh，2015）。然而，Meta 分析没有显示在 X 线透视引导下进行的经皮脊柱活检与 CT 引导下的经皮脊柱活检之间有任何区别（Pupaibool 等，2015；Sahoo 等，2019）。与传统的诊断性 CT 相比，在 CT 透视下，可以使用相对较小的辐射剂量进行近实时成像（Peh，2006）。

超声检查已被提倡用于指导颈椎和胸腰椎后部病变的活检。考虑使用超声检查的原因是成本效益、实时监测和避免电离辐射。这种方式不能用于没有侵犯骨皮质的深层骨病变。然而，它可以成功地用于椎体后部或椎旁组织病变。

无论选择何种引导方法，经皮脊柱活检必须在与手术室相同的无菌条件下进行。这一决定还取决于影像学引导的可用性和医生的专业

知识。想要获取足够的标本，需要一定的时间和精力去掌握这些方法（所使用的各种方法中获得专业知识可能会有一个陡峭的学习曲线）。活组织检查的持续时间取决于放射科医生的专业知识和病变部位。Rehm 等（2016）观察到解剖水平与活检持续时间之间有很强的相关性；遵循离骶骨越近活检进行得越快的原则。标题为"脊柱感染的放射学和计算机断层扫描"的章节中提供了 CT 引导下经皮穿刺活检的概述。

6.3.2 患者体位和活检入路

介入放射科医生采用的方法应为每个患者量身定制。这取决于受累脊柱的水平、病变的确切位置和患者的体位（Peh，2006；Gallucci 和 D'Orazio，2015）。椎弓根外侧入路可用于腰椎，经椎弓根入路（图 6.1）或经肋椎入路（图 6.2 和图 6.3）可用于胸椎和腰椎或颈椎的后方病变（Peh，2006；Wiesner 等，2018）。

在中下颈椎前部病变的活检中，通常采用前外侧入路（图 6.4）。放射科医生用手指

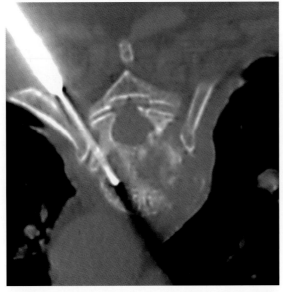

图 6.3 经皮脊柱活检。CT 轴位图像显示 1 例脊柱感染患者胸椎经肋椎入路

来保护颈动脉、颈内静脉和邻近的神经，同时针头插入并指向脊柱病变部位。最好从右侧进针，以避免刺穿食管和气管（Peh，2006；Wiesner 等，2018）。对于上颈椎的前部病变，推荐采用经口入路，最好在耳鼻喉科医生指导下进行（Peh，2006；Nourbakhsh，2015）。对于骶骨病变，可以使用后入路或后外侧入路（Nourbakhsh，2015）。

患者的体位取决于引导方法和活检部位，目的是方便针头进入病变部位，并在限制活动的同时尽可能地让患者感到舒适。俯卧位通常用于 CT 引导下的胸椎和腰骶椎以及颈椎后部的脊柱活检，而仰卧位则用于颈椎椎体病变。很少使用侧卧位和半俯卧或半仰卧位。并且应注意将对患者和操作者的辐射降至最低（Peh，2006）。在手术过程中应持续监测患者的生命体征。

在初步扫描后，选择最合适的图像来规划最优的穿刺针路径（入针点、病变深度和角度），注意避开重要的解剖结构：主要血管、神经、腹腔以及椎管及其内容物。皮肤消毒铺巾后，在局部麻醉（1% 利多卡因）后做一个小的皮肤切口，在影像引导下将活检针插到病变中（Peh，2006；Ladeb 等，2019）。脊柱活检所使用的入路、器械和影像学方法的决定因素包括病变类型、病变在椎体中的位置以及受累的脊柱水平（Nourbakhsh，2015）。

6.3.3 活检方法和针头

目前有 3 种主要的经皮脊柱活检方法，即髓核活检，操作人员在椎间盘和相邻的椎体终板上进行活检、椎间盘细针抽吸活检、椎旁脓肿壁的活检（图 6.5）。国际医学协会推荐椎间盘活检时，建议放射科医生在活检期间至少获取 3 个样本（Spilf，2007；Berbari 等，2015；Ladeb 等，2019）。最好结合抽吸和活检（Nourbakhsh，2015）。

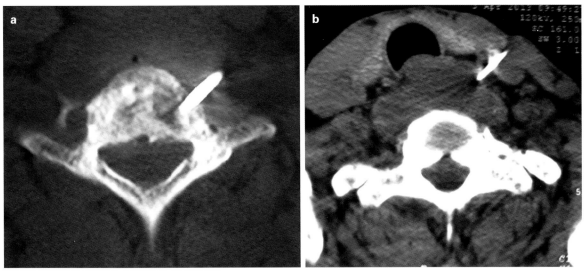

图 6.4 感染性脊柱炎患者的颈椎穿刺活检。a. 在骨窗设置下获得的轴位 CT 图像显示前外侧入路。b. 椎前脓肿的抽吸是在手术结束后进行的

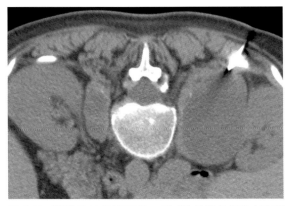

图 6.5 横断面 CT 图像显示 1 例感染性脊柱炎患者的腰大肌脓肿壁的经皮穿刺活检

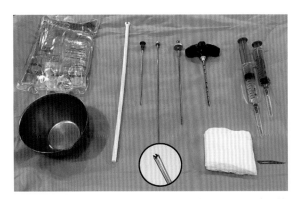

图 6.6 照片显示经皮脊柱活检的托盘设置，包括环钻 11G 同轴针（插入 – 针尖）、利多卡因注射器和生理盐水注射器

使用的针头类型取决于活检方法、病变的性质以及术者的个人习惯。针的种类很多：抽吸针（如螺旋状千叶针）主要用于椎间盘的细针抽吸和切割，曲切针主要用于椎旁软组织活检，环钻针主要用于椎间盘椎体的活检（图 6.6）。它们的大小为 11~22G。针应该足够长，可以到达病变部位，并具有适当的孔径，以获得足够量的标本（Peh，2006；Sahoo 等，2019）。

无论使用哪种针型和成像方法，成像都应连续或至少要间歇性地进行：第一，确保针尖

在插入过程中处于安全位置；第二，确认其在病变内的位置。理想情况下，针应该放在病变的不同部位，以确保正确取样（Peh，2006）。同轴针系统简化了这一过程，并允许轻松、快速地获得多个样本（图 6.7）。

6.3.4 样本处理

所有获取的材料、组织或液体，包括血块，都应该送去做细胞学、培养和组织病理学检查（图 6.8）。由于有不同的标本处理和固

定方法，放射科医生、微生物学家和病理学家之间的术前会诊可以确保获得足够数量的样本，并选择合适的检测。包括培养、革兰染色、基因扩增技术和组织学检测（Nourbakhsh，2015）。应向实验室尽可能多地提交样本，包括抽吸物和组织活检。然而，目前还没有指南指出需要做哪种测试以及多少个测试来作为理想的"组合参考标准"（Pupaibool 等，2015）。

固体标本通常用于组织病理学检查，但至少应将其中一个样本收集在无菌容器中用于培养。理想情况下，液体样本应在手术室的血液培养瓶中立即进行培养（图 6.9）。如果预期的致病微生物是厌氧菌，则有必要请微生物学家快速处理。当怀疑感染且无法获得液体标本时，应尝试几次无菌生理盐水注射和抽吸。标

本应在室温下立即送至实验室处理。

所有样本应由负责人仔细标记并立即送检。放射科医生还应熟悉载玻片上的涂片准备，以及用于培养和放置组织病理学标本的各种容器（图 6.10）。并在申请表上提供临床和流行病学信息，因为可能需要额外的检测（Ladeb 等，2019）。血凝块的组织学检查提高了活检的准确性，因此应该像重视组织标本一样对待它（Nourbakhsh，2015）。

6.3.5 后续工作

患者活检后护理监测的持续时间从 1h 到整夜观察不等。一些作者建议在胸椎活检后进行胸片检查。对于使用大口径环钻或高危患者，建议进行心肺监护（Nourbakhsh，2015）。一些作者建议进行术后血液培养，但这种做法目前尚存在争议（Ladeb 等，2019）。

在临床高度怀疑感染的情况下，对于阴性结果需要在进行长期抗生素治疗之前进行重复活检（Ozsarlak 等，2003；Kasalak 等，2018）。在初次活检阴性的情况下，重复 CT 引导活检可提高总活检检出率（Terreaux 等，2016；Husseini 等，2020）。当经皮针刺活检结果为阴性时，应考虑开放活检，以成功获得特异性抗生素的应用。此外，除非发生严重败血症、危重病、中性粒细胞减少或神经功能受损，否则应推迟使用经验性抗生素，直到获得培养结果（Nourbakhsh，2015）。

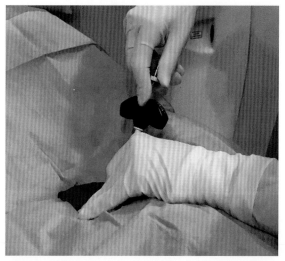

图 6.7　照片显示了在 CT 透视引导下使用同轴针穿刺系统进行的经皮脊柱活检

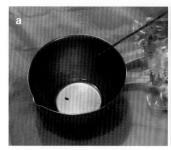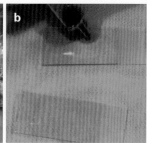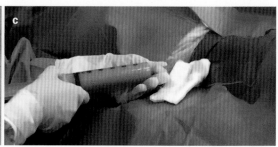

图 6.8　照片显示了脊柱活检过程中获得的不同类型的标本。a. 组织学标本。b. 细胞学标本。c. 微生物学研究的脓液

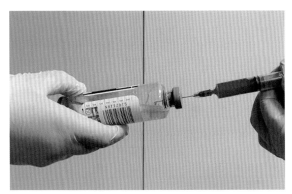

图 6.9　照片显示了在手术室的血液培养瓶中立即培养液体样本

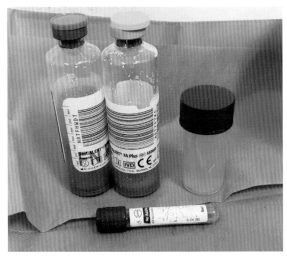

图 6.10　图片显示了用于培养和放置组织病理学标本的各种类型的容器

6.4 结果

6.4.1 脊柱感染的微生物学诊断

　　脊柱感染病原体的流行病学取决于地理区域。典型的致病菌如金黄色葡萄球菌、链球菌、肠杆菌和其他革兰阴性杆菌是世界上大多数地区最常见的病原体。而结核分枝杆菌和布鲁菌是某些流行地区的常见病原体之一。真菌较罕见，多数是在免疫功能低下的患者中被报道（Berbari 等，2015）。

　　美国传染病学会目前的指南建议，如果宿主存在流行病学危险因素或特征性影像线索，

在疑似脊柱感染的患者的影像学引导活检和抽吸标本上增加真菌、分枝杆菌或布鲁菌培养。他们还建议，如果需氧和厌氧细菌培养显示在疑似脊柱感染患者中没有生长，则在适当保存的标本中添加真菌和分枝杆菌培养以及进行细菌核酸扩增试验。分子诊断工具在布鲁菌、分枝杆菌和真菌脊柱感染的诊断中有特别的意义（Berbari 等，2015）。当怀疑布鲁菌原发脊椎骨髓炎时，建议医生提醒微生物学实验室人员降低实验室获得性布鲁菌感染的风险，并选择合适的检查手段（Berbari 等，2015）。

　　报道提示，CT 引导下脊柱骨活检的总体准确率为 67%~97%（Peh，2006；Nourbakhsh，2015）。然而，在脊柱感染的病例中，报告的准确性变化更大，29%~70% 的病例微生物学结果呈阳性（Rankine 等，2004；Sehn 和 Gilula，2012；Pupaibool 等，2015；Joo 等，2016；Ladeb 等，2019；Ourzmen 等，2019；Sertic 等，2019）。这低于血液培养的诊断率（约为 59%）和开放活检的诊断率（估计为 91%）。这可以解释为需要手术治疗的更严重病例可能与更高的病原体负荷相关（Sertic 等，2019）。

　　病变的位置和类型、针孔大小和影像学引导方式被认为是脊柱活检准确性的决定因素（Nourbakhsh，2015；Aithala，2016）。成功率的大小取决于病原体和其他多种因素，包括标本数量不足、取样错误和活检前经验性使用抗生素，以及放射科医生的经验和技术，有时还取决于脊柱旁入路困难（Naam 等，2011；Pupaibool 等，2015；Rehm 等，2016）。穿刺部位和活检方法似乎不影响结果：无论是微生物学还是组织学研究，终板活检、单纯椎间盘活检和椎旁软组织活检的活检率之间没有统计学差异（Chang 等，2015；Ourzmen 等，2019）。

　　然而，可以在活检技术和标本转移方面进行改进，以优化培养成功率，增加该操作的临床价值。取多个针芯似乎可以提高诊断率。但是，获得 3 份以上的病变活检并不会提高阳性

结果的可能性（Nourbakhsh，2015）。活检前的抗生素治疗已经被认为是导致获得的样本微生物学检查结果为阴性的主要原因。一些作者建议在没有抗生素治疗的情况下至少 1 周内重复活检（Gallucci 和 D'Orazio，2015）。尽管如此，即使患者已经开始使用抗生素，脊柱活检仍然是值得进行的（Rankine 等，2004）。在最近的一项 Meta 分析中，McNamara 等（2017）没有发现，使用抗生素和没有使用抗生素的患者之间的活检率有显著的差异。

6.4.2 脊柱感染的组织病理学诊断

在常规操作中，从脊柱获取的组织需要进行固定和脱钙处理。这些关键步骤的控制对于保存用于组织病理学检查的组织形态和用于分子分析的脱氧核糖核酸（DNA）至关重要。建议核心骨标本在福尔马林中固定至少 6h。使用乙二胺四乙酸（EDTA）对核心骨标本进行脱钙处理。然而，对于外科标本，用 EDTA 脱钙是缓慢和耗时的。血块的组织学检查提高了活检的准确性，应作为组织标本对待（Nourbakhsh，2015）。虽然感染性脊柱炎的诊断主要依靠微生物学检查，但骨标本的组织病理学检查是该病病因诊断的重要工具。由于微生物载量低、培养难度大，且不一定能获得阳性结果。在大约 1/3 的感染性脊柱炎中从未发现病原体（Sheikh 等，2017）。

组织病理学提供了关于细胞形态和组织变化的有价值的信息，可用于确定感染性脊柱炎的病因诊断。组织病理学的特征表现范围广，从富含中性粒细胞的渗出到肉芽肿性感染（Duarte 和 Vaccaro，2013）。疑似感染性脊柱炎患者的阳性组织病理学结果在文献中报道为 55%~74%（Romdhane 等，2020；Ourzmen 等，2019），脊柱结核超过 96%（Ladeb 等，2019；Rammeh 等，2021）。组织学研究的主要目标是区分肉芽肿性和非肉芽肿性脊柱感染，在脊柱

结核的病例中，即使在没有微生物阳性的情况下，也可以确认诊断（Romdhane 等，2020）。化脓性脊柱感染的组织学特征是水肿性纤维化和富含中性粒细胞的浸润（Li 等，2016）。浸润液的成分取决于疾病的不同阶段。早期中性粒细胞数量众多（图 6.11）。但是这些特征并不是病因学的，因为在罕见形式的结核性脊柱炎、真菌性脊柱炎，甚至布鲁菌性脊柱炎中也可以观察到富含中性粒细胞的浸润（Rammeh 等，2020）。

结核性脊柱炎的特征是坏死性上皮样肉芽肿（Romdhane 等，2020），在 59%~76% 的脊柱结核中观察到这种情况（Cottle 和 Riordan，2008）。上皮样肉芽肿是由巨噬细胞衍生的称为上皮样细胞的结节样局灶性集合，细胞核细长，胞质丰富，嗜酸性，边缘模糊。上皮样肉芽肿还包括淋巴细胞和被称为 Langhans 细胞的巨细胞，这是一种多核细胞，其特征是许多细胞核在外围排列成马蹄形。由于 Langhans 巨细胞也见于其他肉芽肿性炎症中，因此它们不是结核病所特有的。干酪样坏死高度提示结核病，但也不是特征性的，因为它也可能见于其他肉芽肿疾病，例如真菌感染（Romdhane 等，2020；Rammeh 等，2021）。干酪样坏死是凝固性坏死的一种特殊类型。从宏观上看，它有一种柔软的白色蛋白奶酪般的外观。组织学上，它表现为嗜酸性、无定型颗粒区，常被一圈上皮样细胞包围（图 6.12~ 图 6.14）。

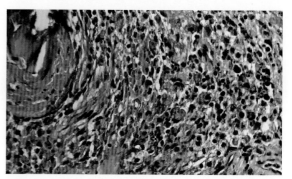

图 6.11 化脓性脊柱炎。显微照片显示髓质间隙富含中性粒细胞的炎性渗出（苏木精伊红 ×400）

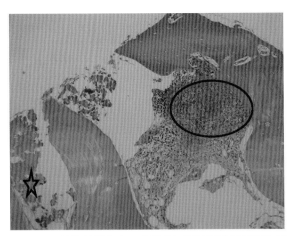

图 6.12 结核性脊柱炎。显微镜下可见干酪样坏死物质（星形）和上皮样肉芽肿（圈内），髓质间隙有巨噬细胞（苏木精伊红 ×400）

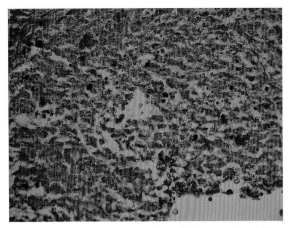

图 6.14 结核性脊柱炎。光学显微镜下可见典型的干酪样坏死，呈嗜酸性、无定型、颗粒状（苏木精伊红 ×400）

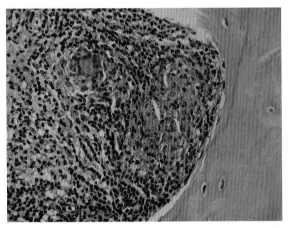

图 6.13 结核性脊柱炎。显微照片显示形成良好的上皮样肉芽肿伴有一个巨噬细胞（苏木精伊红 ×400）

肉芽肿性脊柱炎，在适当的临床背景下，高度提示为结核性脊柱炎。但必须排除其他肉芽肿性炎，如布鲁菌性脊柱炎、真菌性脊柱炎和结节性脊柱炎（Duarte 和 Vaccaro，2013；Rammeh 等，2021）。在我们的系列研究中，结核占肉芽肿性脊柱炎的 89.5%，布鲁菌性脊柱炎占 5.3%，真菌性脊柱炎占 3.5%，结节性脊柱炎占 1.7%（Rammeh 等，2021）。有时结核性脊柱炎的化脓形式与化脓性和真菌性脊柱炎类似（Rammehet 等，2021）。福尔马林固定、石蜡包埋组织（FFPET）上的 Ziehl-Neelsen 染色检测抗酸杆菌可确诊结核性脊柱炎。但由于

脊柱病变部位细菌稀少的特点，Ziehl-Neelsen 染色往往不能显示抗酸杆菌。使用特异性抗结核分枝杆菌抗体的免疫组织化学可以替代 Ziehl-Neelsen 染色（Kohli 等，2014）。

真菌性脊柱炎是一种罕见的疾病。组织学上表现为化脓性和肉芽肿性，类似化脓性和结核性脊柱炎。许多真菌微生物，如白色念珠菌、曲霉菌和新生隐球菌，可以通过苏木素和伊红染色观察到。高碘酸 Schiff 和 Gomori 亚甲胺银染色显示酵母菌感染中的孢子和菌丝以及真菌感染中的菌丝（Guarner 和 Brandt，2011）。这些染色必须在感染性脊柱炎的情况下系统地进行，以排除真菌性脊柱炎。组织病理学检查可能提示真菌的性质，例如，白色念珠菌是一种类似酵母的真菌，具有发芽和未分离的火焰状菌丝（假菌丝和菌丝）。曲霉菌属有分隔的菌丝，具有二歧分枝。新生隐球菌是一种酵母样真菌。隐球菌病的酵母形式通常由一层厚厚的黏液囊广泛分隔，该黏液囊由高碘酸希夫和黏液胺染色剂修饰（图 6.15~ 图 6.18）。

布鲁菌性脊柱炎的诊断通常基于临床资料，并通过检测特异性抗体（Wright、Rose Bengal、免疫荧光）和（或）从血液中或组织中分离病原体来确认（Al Dahouk 和 Nöckler，2011；Bozbaş 等，2016）。组织病理学检查是

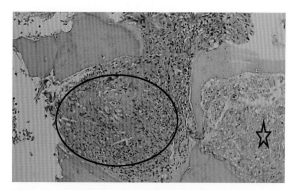

图 6.15　曲霉菌脊柱炎。显微照片显示髓质致密的炎性渗出物，伴有组织细胞性肉芽肿和干酪样坏死物质（星形）（苏木精伊红 ×400）

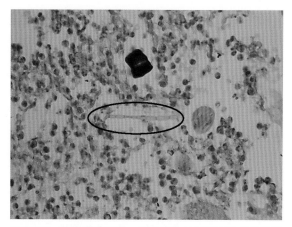

图 6.16　曲霉菌脊柱炎。显微照片显示致密的中性粒细胞浸润中有分隔的菌丝（苏木精伊红 ×400）

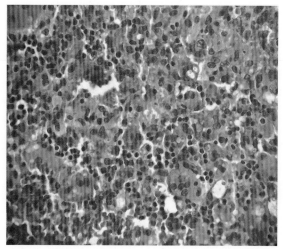

图 6.17　隐球菌性脊柱炎。显微照片显示富含组织细胞的浸润液中含有染色较弱的孢子（苏木精伊红 ×400）

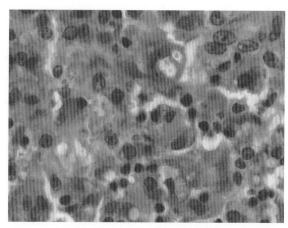

图 6.18　隐球菌性脊柱炎。显微照片显示细胞内的圆形 / 椭圆形酵母，大小为 4~10μm，有厚厚的荚膜（苏木精伊红 ×600）

在微生物学测试阴性和临床高度怀疑布鲁菌病的病例中，以及排除结核感染的情况下才能进行的。在这种情况下，活检取病变组织样本，用于微生物学和组织病理学检查以确认布鲁菌脊柱炎（Rammeh 等，2020）。布鲁菌性脊柱炎的组织病理学诊断具有挑战性，因为在大约一半的病例中观察到大量非特异性和肉芽肿性的组织病理学病变（Fuentes Ferrer 等，2012；Li 等，2016；Rammeh 等，2020）。

布鲁菌肉芽肿高度提示布鲁菌性脊柱炎，其周围是由淋巴细胞、浆细胞和中性粒细胞组成的慢性炎症反应（Mondal 和 Misra，1994）。它通常很小，结构不良，无基质，由组织细胞聚集体组成，细胞核圆形，没有上皮样外观（图 6.19）。在布鲁菌性脊柱炎中具有上皮样外观甚至干酪样坏死的肉芽肿，虽然罕见，但仍然是可能见到的（Rammeh 等，2020）。布鲁菌性脊柱炎中很少见到由核延长的嗜酸性细胞形成的上皮样肉芽肿。它们通常与组织细胞型肉芽肿有关，并且与典型的结核性脊柱炎不相似（图 6.20）。组织细胞肉芽肿和上皮样肉芽肿在真菌性和结核性脊柱炎中也有报道（Cottle 和 Riordan，2008）。以非肉芽肿性浸润为特征的非特异性布鲁菌性脊柱炎，表现为典型的以淋巴细胞和浆细胞为主的多形性浸

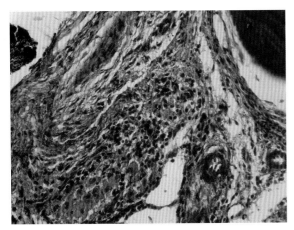

图 6.19　布鲁菌肉芽肿。显微镜下可见组织细胞小聚集体，胞核圆形，周围有慢性炎症反应（苏木精伊红 ×400）

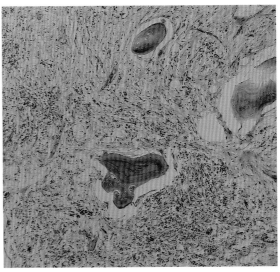

图 6.21　布鲁菌性脊柱炎。光学显微镜下可见多形性炎性浸润，无上皮样肉芽肿（苏木精伊红 ×100）

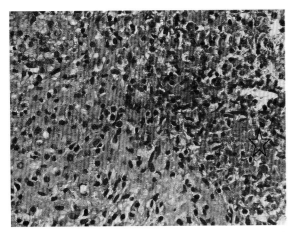

图 6.20　布鲁菌性脊柱炎。显微镜下可见上皮样肉芽肿伴干酪样坏死（苏木精伊红 ×400）

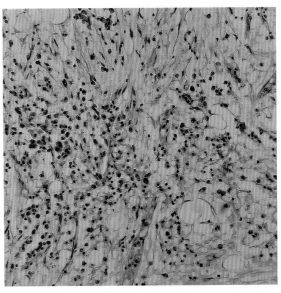

图 6.22　布鲁菌性脊柱炎。非特定形式。光学显微镜下可见有浆细胞和中性粒细胞的炎性浸润（苏木精伊红 ×400）

润（图 6.21 和图 6.22）。由于这些类型类似化脓性脊柱炎，它们的区别在组织学上是有挑战性的。化脓性脊柱炎的特点是以中性粒细胞浸润为主（Landi 等，2017）。以单核细胞浸润为主的脊柱炎应引起病理学家的警觉，建议诊断为布鲁菌性脊柱炎。

6.4.3　脊柱感染的细胞学诊断

　　与粗针活检或切除活检比较，CT 引导下细针吸取细胞学检查（FNAC）是诊断脊柱感染的一种简单而经济的方法。如果将经验和严

谨恰当地结合使用，它可以为脊柱感染提供准确的诊断（Mondal 和 Misra，1994）。FNAC 是一种依赖于细胞学家和操作人员的技术，它需要有经验的细胞学家、放射学家、足够的材料、良好的取样方法以及细胞学家、放射学家和医生之间的相互协调（Jorda 等，2000）。它常推荐用于椎旁脓肿和伴有皮质破坏的溶骨性

病变（De Lucas 等，2009）。在结核病流行程度较高的国家，FNAC 可能是组织病理学的替代方法，也适合于获取微生物学材料。结核分枝杆菌很容易从这些部位分离出来。脊柱结核的细胞学诊断依赖于观察到上皮样肉芽肿伴坏死物质，这在 50%~68% 的病例中可以观察到（Handa 等，2010）。非贡献性 FNAC 的比率是这项技术的主要限制之一，其范围为 10%~31%（Phadke 等，2001）。

6.4.4 脊柱感染的分子诊断

随着分子技术的出现，脊柱感染的诊断变得迅速而准确，允许开始适当的治疗并预防神经并发症（Lecouvet 等，2004；Gouliouris 等，2010；Jacquier 等，2019）。这些技术在新鲜样本上得到了验证，对 FFPET（福尔马林固定石蜡包埋组织）有帮助，但只有少数研究评估了 FFPET（福尔马林固定石蜡包埋组织）的分子诊断价值。分子诊断在灵敏度和快速性方面都有相当大的提高。当培养结果为阴性时，对冰冻在 −20℃ 的活检组织进行检测。特别适用于无明确致病菌感染的情况，或由很少分离或严格培养的微生物引起的感染。它基于特定的或通用的 PCR 技术，这些技术目前虽被认可，但由于缺乏标准化，其适应证尚未得到充分证实（Ladeb 等，2019）。

特异性实时 PCR 在金黄色葡萄球菌、布鲁菌、结核分枝杆菌和真菌脊柱感染的诊断中显示出良好的性能（Berbari 等，2015；Chebbi 等，2019）。PCR 技术广泛用于从外周血或新鲜组织中检测和鉴别布鲁菌属（Kaden 等，2017）。它们可以与临床诊断相结合，以区分布鲁菌病的不同阶段（Wang 等，2014；Kaden 等，2017）。分子方法的有效性主要取决于引物的特异性。用于布鲁菌诊断的各种靶点包括编码 BCSP 31 的基因、流产杆菌的 16SRRNA 序列和编码 omp2 的基因（Wang 等，2014）。

Colmenero 等（2013）报告使用 BCSP 31 基因的敏感性为 100%。

分子诊断工具在化脓性脊柱炎诊断中的应用也得到了证实。几项研究已经证明了靶向 16Srdna 在快速鉴别金黄色葡萄球菌方面的优势（Sheikhet 等，2017）和用于检测耐甲氧西林金黄色葡萄球菌的基因 mecA（Kobayashi 等，2009）。用 PCR 检测半乳甘露聚糖抗原被认为是一种快速诊断侵袭性真菌感染的工具。鉴于这种疾病的罕见，PCR 用于诊断真菌感染的性能尚未被广泛报道（Jorge 等，2012）。分子方法可以快速诊断结核性脊柱炎。大多数研究都使用插入序列 IS6110，因为结核分枝杆菌含有这种重复元件的 6~25 个重复序列。大多数研究报道了单路、多路和实时 PCR 的性能。新鲜组织中 PCR 诊断脊柱结核的敏感度和特异度分别为 61%~91% 和 63.7%~93.7%（Rammeh 等，2021）。

FFPET（福尔马林固定石蜡包埋组织）分子分析的主要局限是组织学处理所需的固定导致 DNA 降解。在固定过程中，福尔马林导致蛋白质和 DNA 之间形成交联，这可能会干扰扩增过程。除了交联，福尔马林氧化成甲酸还会导致脱嘌呤，并导致 DNA 链断裂（Dietrich 等，2013）。这些关键步骤的控制对于保存用于组织病理学检查的组织形态和用于分子分析的核酸至关重要。FFPET 上的分子技术和有效的分析步骤是诊断结核性脊柱炎的有用工具，特别是对于微生物学检查阴性或没有进行微生物学检查的病例，主要是因为临床特征支持非感染性病理，例如转移和非感染性疾病（Choe 等，2014；Jacquier 等，2019）。

6.5 并发症

脊柱活检的总体并发症发生率为 0~10%，严重并发症发生率不到 1%（Peh，2006；Nourbakhsh，2015）。CT 引导下脊柱活组织检查（活检）的并发症发生率较低（3.3%），而X线透视检查的并发症发生率为5.3%，开放活检的并发症发生率为16%（Nourbakhsh，2015；Rehm 等，2016）。并发症的类型和发生率取决于病灶节段水平、选择的入路和使用的穿刺针的类型（Peh，2006；Rehm 等，2016）。潜在的并发症包括气胸、血肿、神经根损伤、暂时性轻瘫、暂时性脊髓麻醉、脑膜炎、神经根病和截瘫（Nourbakhsh，2015）。超声引导下的活组织检查已经用于颈椎和腰椎，目前没有报告任何并发症（Nourbakhsh，2015）。

6.6 结论

当已知相关生物体的微生物学诊断尚未通过血液培养或血清学试验确定时，经皮脊柱活检是评估和治疗脊柱感染的一种有效方法。它可以获取样本进行微生物学和组织病理学诊断，以便选择适当的治疗方法。

坚持活组织检查指南、良好的计划、准确的样本处理以及介入放射科医生、病理学家、微生物学家和临床医生之间的密切合作是成功进行经皮脊柱活组织检查的决定因素。与外科开放活检相比，经皮影像学引导下穿刺活检具有痛苦小、创伤小、准确率高等优点，是一种安全、省时、经济的活检术。CT 和 X 线透视仍然是引导脊柱活组织检查最常用的影像学手段。良好的脊柱解剖学知识和活检技术是获得良好结果的关键。

参考文献

[1] Aithala JP (2016) Role of percutaneous image guided biopsy in spinal lesions: adequacy and correlation with MRI findings. J Clin Diagn Res 10(8):RC11–RC15.

[2] Al Dahouk S, Nöckler K (2011) Implications of laboratory diagnosis on brucellosis therapy. Expert Rev Anti-Infect Ther 9:833–845.

[3] Berbari EF, Kanj SS, Kowalski TJ et al (2015) Infectious Diseases Society of America (IDSA) clinical practice guidelines for the diagnosis and treatment of native vertebral osteomyelitis in adults. Clin Infect Dis 61:e26–e46.

[4] Bozbaş GT, Ünübol Aİ, Gürer G (2016) Seronegative brucellosis of the spine: a case of psoas abscess secondary to brucellar spondylitis. Eur J Rheumatol 3:185–187.

[5] Chang CY, Simeone FJ, Nelson SB, Taneja AK, Huang AJ (2015) Is biopsying the paravertebral soft tissue as effective as biopsying the disk or vertebral endplate? 10-year retrospective review of CT-guided biopsy of diskitis-osteomyelitis. AJR Am J Roentgenol 205:123–129.

[6] Chaudhary RK, Acharya S, Chahal RS, Kalra KL (2019) Fluoroscopy guided percutaneous transpedicular biopsy of vertebral body lesion. J Nepal Health Res Counc 17:163–167.

[7] Chebbi Y, Riahi H, Bouaziz MC, Romdhane E, Mhiri E, Rammeh S, Saidi LS, Achour W, Ladeb MF (2019) Mycobacterium bovis Spondylodiscitis: Report of 4 Cases. J Clin Rheumatol. https://doi.org/10.1097/RHU.0000000000001040. Online ahead of print.

[8] Choe H, Aota Y, Kobayashi N, Nakamura Y et al (2014) Rapid sensitive molecular diagnosis of pyogenic spinal infections using methicillin-resistant Staphylococcus-specific polymerase chain reaction and 16S ribosomal RNA gene-based universal polymerase chain reaction. Spine J 14:255–262.

[9] Colmenero JD, Ruiz-Mesa JD, Sanjuan-Jimenez R, Sobrino B, Morata P (2013) Establishing the diagnosis of tuberculous vertebral osteomyelitis. Eur Spine J 22(Suppl 4):579–586.

[10] Cottle L, Riordan T (2008) Infectious spondylodiscitis. J Infect 56:401–412.

[11] De Lucas EM, González Mandly A, Gutiérrez A et al (2009) CT-guided fine-needle aspiration in vertebral osteomyelitis: true usefulness of a common practice. Clin Rheumatol 28:315–320.

[12] Dietrich D, Uhl B, Sailer V et al (2013) Improved PCR performance using template DNA from formalin-fixed and paraffin-embedded tissues by overcoming PCR inhibition. PLoS One 8(10):e77771.

[13] Duarte RM, Vaccaro AR (2013) Spinal infection: state of the art and management algorithm. Eur Spine J 22:2787–2799.

[14] Fuentes Ferrer M, Gutiérrez Torres L, Ayala Ramírez O, Rumayor Zarzuelo M, del Prado González N (2012) Tuberculosis of the spine. A systematic review of case series. Int Orthop 36:221–231.

[15] Gallucci PM, D'Orazio F (2015) Image guided interventions in spinal infections. Neuroimaging Clin N Am 25:281–294.

[16] Gouliouris T, Aliyu SH, Brown NM (2010) Spondylodiscitis: update on diagnosis and management. J Antimicrob Chemother 65(Suppl 3):iii11–iii24.

[17] Guarner J, Brandt ME (2011) Histopathologic diagnosis of fungal infections in the 21st century. Clin Microbiol Rev 24:247–280.

[18] Handa U, Garg S, Mohan H, Garg SK (2010) Role of fine-needle aspiration cytology in tuberculosis of bone. Diagn Cytopathol 38:1–4.

[19] Husseini JS, Simeone FJ, Nelson SB, Chang CY (2020) CT-guided discitis-osteomyelitis biopsies: needle gauge and microbiology results. Skeletal Radiol 49:1431–1439.

[20] Jacquier H, Fihman V, Amarsy R et al (2019) Benefits of polymerase chain reaction combined with culture for the diagnosis of bone and joint infections: a prospective test performance study. Open Forum Infect Dis 6(12):ofz511.

[21] Joo EJ, Yeom JS, Ha YE et al (2016) Diagnostic yield of computed tomography-guided bone biopsy and clinical outcomes of tuberculous and pyogenic spondylitis. Korean J Intern Med 31:762–771.

[22] Jorda M, Rey L, Hanly A, Ganjei-Azar P (2000) Fine-needle aspiration cytology of bone: accuracy and pitfalls of cytodiagnosis. Cancer 90:47–54.

[23] Jorge VC, Cardoso C, Noronha C et al (2012) Fungal spondylodiscitis in a non-immunocompromised patient. BMJ Case Rep 2012:bcr1220115337.

[24] Kaden R, Ferrari S, Alm E, Wahab T (2017) A novel real-time PCR assay for specific detection of Brucella melitensis. BMC Infect Dis 17(1):230.

[25] Kasalak Ö, Adams HJA, Jutte PC et al (2018) Culture yield of repeat percutaneous image-guided biopsy after a negative initial biopsy in suspected spondylodiscitis: a systematic

review. Skeletal Radiol 47:1327–1335.

[26] Kobayashi N, Inaba Y, Choe H et al (2009) Rapid and sensitive detection of methicillin-resistant Staphylococcus periprosthetic infections using realtime polymerase chain reaction. Diagn Microbiol Infect Dis 64:172–176.

[27] Kohli R, Punia RS, Kaushik R, Kundu R, Mohan H (2014) Relative value of immunohistochemistry in detection of mycobacterial antigen in suspected cases of tuberculosis in tissue sections. Indian J Pathol Microbiol 57:574–578.

[28] Ladeb F, Ben Aissa H, Tiouiri H et al (2019) Clinical practice guidelines for the diagnosis and treatment of native vertebral osteomyelitis. Tunis Med 97: 14–92.

[29] Landi A, Grasso G, Iaiani G et al (2017) Spontaneous spinal discitis and spondylodiscitis: clinico-therapeutic remarks. J Neurosci Rural Pract 8:642–646.

[30] Lecouvet F, Irenge L, Vandercam B et al (2004) The etiologic diagnosis of infectious discitis is improved by amplification-based DNA analysis. Arthritis Rheum 50:2985–2994.

[31] Li T, Liu T, Jiang Z, Cui X, Sun J (2016) Diagnosing pyogenic, brucella and tuberculous spondylitis using histopathology and MRI: a retrospective study. Exp Ther Med 12:2069–2077.

[32] Liu M, Sequeiros RB, Xu Y et al (2015) MRI-guided percutaneous transpedicular biopsy of thoracic and lumbar spine using a 0.23t scanner with optical instrument tracking. J Magn Reson Imaging 42:1740–1746.

[33] McNamara AL, Dickerson EC, Gomez-Hassan DM, Cinti SK, Srinivasan A (2017) Yield of image-guided needle biopsy for infectious discitis: a systematic review and meta-analysis. AJNR Am J Neuroradiol 38:2021–2027.

[34] Mondal A, Misra DK (1994) CT-guided needle aspiration cytology (FNAC) of 112 vertebral lesions. Indian J Pathol Microbiol 37:255–261.

[35] Nam KH, Song GS, Han IH, Choi BK, Cha SH (2011) Diagnostic value of biopsy techniques in lumbar spondylodiscitis: percutaneous needle biopsy and open biopsy. Korean J Spine 8:267–271.

[36] Nourbakhsh A (2015) Percutaneous spine biopsy: a literature review. Int J Radiol Radiat Oncol 1:23–28.

[37] Özmen D, Özkan N, Guberina N et al (2019) Computed-tomography-guided biopsy in suspected spondylodiscitis: single-center experience including 201 biopsy procedures. Orthop Rev (Pavia) 11(1):7793.

[38] Ozsarlak O, De Schepper AM, Wang X, De Raeve H (2003) CT-guided percutaneous needle biopsy in spine lesions. JBR-BTR 86:294–296.

[39] Peh WCG (2006) CT-guided percutaneous biopsy of spinal lesions. Biomed Imaging Interv J 2(3):e25.

[40] Phadke DM, Lucas DR, Madan S (2001) Fine-needle aspiration biopsy of vertebral and intervertebral disc lesions: specimen adequacy, diagnostic utility, and pitfalls. Arch Pathol Lab Med 125:1463–1468.

[41] Pupaibool J, Vasoo S, Erwin PJ, Murad MH, Berbari EF (2015) The utility of image-guided percutaneous needle aspiration biopsy for the diagnosis of spontaneous vertebral

osteomyelitis: a systematic review and meta-analysis. Spine J 15:122–131.

[42] Rammeh S, Romdhane E, Riahi H et al (2021) Granulomatous spondylodiscitis: a case series with focus on histopathological features. J Spinal Cord Med 44:282–287.

[43] Rammeh S, Romdhane E, Riahi H et al (2020) Brucellar spondylodiscitis: a case series with focus on histopathological features. J Clin Neurosci 78:360–364.

[44] Rankine JJ, Barron DA, Robinson P, Millner PA, Dickson RA (2004) Therapeutic impact of percutaneous spinal biopsy in spinal infection. Postgrad Med J 80:607–609.

[45] Rehm J, Veith S, Akbar M, Kauczor HU, Weber MA (2016) CT-guided percutaneous spine biopsy in suspected infection or malignancy: a study of 214 patients. Rofo 188:1156–1162.

[46] Romdhane E, Rammeh S, Riahi H et al (2020) The value of histology in the diagnosis of tuberculous spondylodiscitis. J Clin Rheumatol 26:63–66.

[47] Sahoo MM, Mahapatra SK, Sethi GC, Sahoo A, Kar BK (2019) Role of percutaneous transpedicular biopsy in diagnosis of spinal tuberculosis and its correlation with the clinico-radiological features. Indian J Tuberc 66:388–393.

[48] Sehn JK, Gilula LA (2012) Percutaneous needle biopsy in diagnosis and identification of causative organisms in cases of suspected vertebral osteomyelitis. Eur J Radiol 81:940–946.

[49] Sertic M, Parkes L, Mattiassi S et al (2019) The efficacy of computed tomography-guided percutaneous spine biopsies in determining a causative organism in cases of suspected infection: a systematic review. Can Assoc Radiol J 70:96–103.

[50] Sheikh AF, Khosravi AD, Goodarzi H et al (2017) Pathogen identification in suspected cases of pyogenic spondylodiscitis. Front Cell Infect Microbiol 7:60.

[51] Shrestha D, Shrestha R, Dhoju D (2015) Fluoroscopy guided percutaneous transpedicular biopsy for thoracic and lumbar vertebral body lesion: technique and safety in 23 consecutive cases. Skeletal Radiol 47:1327–1335.

[52] SPILF (2007) Primary infectious spondylitis, and following intradiscal procedure, without prothesis. Recommendations. Med Mal Infect 37: 573–538.

[53] Terreaux W, Geoffroy M, Ohl X et al (2016) Diagnostic contribution of a second percutaneous needle biopsy in patients with spontaneous diskitis and negative blood cultures and first biopsy. Joint Bone Spine 83:715–719.

[54] Wang Y, Wang Z, Zhang Y et al (2014) Polymerase chain reaction-based assays for the diagnosis of human brucellosis. Ann Clin Microbiol Antimicrob 13:31.

[55] Wiesner EL, Hillen TJ, Long J, Jennings JW (2018) Percutaneous CT-guided biopsies of the cervical spine: technique, histopathologic and microbiologic yield, and safety at a single academic institution. AJNR Am J Neuroradiol 39:981–985.

[56] Wu HT, Chang CY, Chang H et al (2012) Magnetic resonance imaging guided biopsy of musculoskeletal lesions. J Chin Med Assoc 75:160–166.

第七章 血源性化脓性脊柱炎的影像学

Sumer N. Shikhare, Wilfred C. G. Peh

王晓伟 / 译
李绍波　任莉荣 / 校

目录

摘要

　　化脓性脊柱炎（Pyogenic Spondylodiscitis, PSD）是椎间盘、相邻椎体的感染，可累及椎旁软组织。由于老年人及免疫功能低下的人越来越多，PSD 的患病率也在增加。椎体丰富的动脉血供使得血源性扩散成为最常见的脊柱感染途径。早期诊断和及时治疗是降低 PSD 发病率和死亡率的关键。PSD 诊断困难，高度怀疑 PSD 时，需实行血液培养、组织培养、恰当影像学检查，甚至需影像学引导下穿刺活检才能早期诊断。本章旨在概述 PSD，特别是其病理生理学和影像学特征，不同影像学检查的作用，例如 X 线、计算机断层扫描（CT）、磁共振成像（MRI）和骨扫描成像，重点聚焦于 MRI 作为成像方式的选择。

缩写

CT   Computed Tomography
     计算机断层扫描

FS   Fat-Suppressed
     抑脂像

MRI Magnetic Resonance Imaging
     磁共振成像

STIR Short-Tau Inversion Recovery
     短时反转恢复序列

T1-W T1-Weighted
     T1 加权像

T2-W T2-Weighted
     T2 加权像

7.1 引言

化脓性脊柱炎是一种累及椎间盘及相邻椎体的感染。近年来由于老年患者预期寿命延长及其他因素，PSD 的发病率一直在上升。因其临床症状不明显，通常会延误临床诊断及治疗，进而影响预后。诊断不能仅仅建立在临床评估的基础上，几乎总是需要影像学检查。特征性的影像学表现及影像学引导下穿刺及微生物培养是 PSD 确诊的主要手段。本章节将阐述 PSD 的流行病学特点、发病机制及临床特征等方面，并重点讨论各种影像学检查在明确 PSD 诊断中的作用。

7.2 流行病学

PSD 相对罕见，仅占所有肌肉骨骼感染的 2%~7%（Tyrrell 等，1999；Stäbler 和 Reiser，2001；Cheung 和 Luk，2012）。发达国家报告的发病率为每年 4/100 万 ~24/100 万（Lazzeri 等，2019）。近几年，由于慢性衰弱疾病的老年患者的预期寿命延长，以及慢性肝脏或肾脏疾病、糖尿病、长期使用类固醇激素、静脉药物滥用和人类免疫缺陷病毒感染的患病率增加等因素，PSD 的发病率一直在上升。脊柱手术量的增加和诊断灵敏度的提高，特别是 MRI 的广泛使用，也是导致 PSD 发病率增加的原因之一（Kehrer 等，2014；Nickerson 和 Sinha，2016；Lazzeri 等，2019）。

PSD 可于任何年龄段发病，但最常见于 50~70 岁老年男性（Cheung 和 Luk，2012；Lazzeri 等，2019）。最常见的脊柱感染部位是腰椎（50%），其次是胸椎（35%）和颈椎（15%）（Cheung 和 Luk，2012）。在大约 95% 病例中 PSD 均累及椎体，仅有 5% 的病例可见椎体后方附件受累（Cheung 和 Luk，2012）。引起 PSD 的常见微生物为金黄色葡萄球菌，包括耐甲氧西林金黄色葡萄球菌（MRSA）和链球菌，占 PSD 病例的 50% 以上（Cheung 和 Luk，2012；Boody 等，2018）。其他引起 PSD 的致病菌为大肠埃希菌、克雷白杆菌、变形杆菌、肠杆菌、沙门氏菌和铜绿假单胞菌（Fantoni 等，2012）。此外，每 10 例 PSD 中就有 1 例是多重细菌感染，这突出了血培养的重要性（Boody 等，2018）。

7.3 发病机制

PSD 通常由皮肤、呼吸道、胃肠道、泌尿生殖道或口腔的细菌经血源性传播引起（Govender，2005；Skaf 等，2010）。动脉传播途径比静脉更常见（图 7.1、图 7.2）。这是因为不同位置的椎体由椎动脉、主动脉及髂动脉提供丰富的血供。败血症时，动脉系统中的微栓子随血液运行，并沉积在椎体终末小动脉（Ratcliffe，1985；Leone 等，2012）。PSD 通常涉及两个相邻的椎体和中间的椎间盘，可由轴向的椎体动脉供应来解释。同一节段动脉分叉并供应上位椎体的下部、相邻下位椎体的上部和中间的椎间盘（Cheung 和 Luk，2012）。小动脉通过中央滋养孔进入椎体，形成分支，

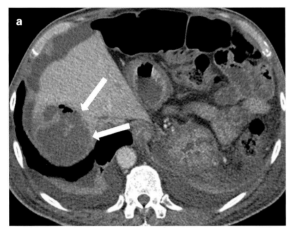

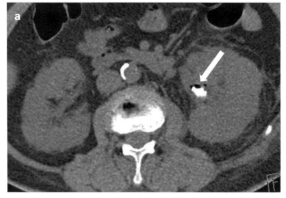

图 7.2　一名 73 岁女性，因大肠埃希菌感染引起的左侧气肿性肾盂肾炎经血型扩散导致化脓性脊柱炎。腹部轴位（a）增强 CT 图像显示左肾盂内有空气病灶（箭头所示），伴有肾结石。左肾因肾周脂肪滞留而肿胀。一个月后，患者出现发热和腰痛。矢状位 T1-W（b）、FS T2-W（c）和增强 FS T1-W（d）MRI 图像显示了累及 L4~L5 椎体的化脓性脊柱炎的典型改变。椎间盘在 STIR 图像上显示信号强度增加（箭头）。涉及 L4~L5 椎体的 T1 低信号、T2 高信号和骨髓增强（星形）。有一个增强硬膜外组织影，导致 L4~L5 硬膜囊腹侧凹陷（弯曲箭头）

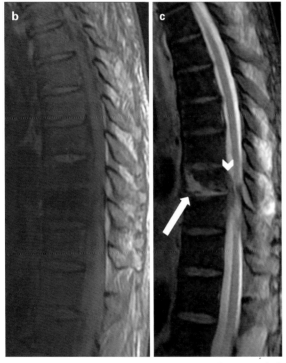

图 7.1　一名 69 岁男性，因肺炎克雷白杆菌继发肝脓肿的血源性感染扩散而患化脓性脊柱炎。腹部的轴位（a）增强 CT 图像显示一个巨大的坏死性肝脓肿，内有气室（箭头）。2 个月后，患者出现发热和背痛。矢状位（b）T1-W 和 STIR（c）MRI 图像显示化脓性脊柱炎的改变，累及 T8 和 T9 椎体以及 T8~T9 椎间盘，表现为 T8 和 T9 椎体终板不规则（箭头），T8 和 T9 椎体弥漫 T1 低信号，伴有相应的细微 T2 高信号。T8~T9 椎间盘也显示出与液体相似的明显 T2 高信号。有一个硬膜外组织导致 T8~T9 前硬膜外间隙凹陷（箭头）

以椎体终板区域最丰富，特别是在感染常开始的软骨前下位置（Wiley 和 Trueta，1959；Ratcliffe，1985；Leone 等，2012）。

　　成年人的椎间盘是无血管分布的，因此通常感染不会直接来源于血源性扩散。然而，在老年患者中，椎间盘退变之后可能会长入血管化的肉芽组织。椎间盘组织的这种继发性血管化可能是老年患者发生原发性椎间盘炎的原因（Yeom 等，2016）。随着感染加重，继发导致骨缺血性坏死，接着是椎体和终板的破坏，最终感染通过终板直接蔓延到椎间盘（Fantoni 等，2012）。如果不治疗，感染可能会进展并扩散到椎旁软组织和椎管内。

　　由于脊柱小关节等后方结构的血供较少，故很少受到感染血源性播散的影响（Babinchak 等，1997；Yeom 等，2016）。小关节感染是一种罕见的情况，可能是由于皮肤、呼吸系统和泌尿系统的感染通过血液传播引起的（Narváez 等，2006；Diehn，2012；Yeom 等，2016），也可能是在介入治疗过程中直接接种引起的，例如关节突关节治疗性注射。当出现小关节感染时，最常见的是腰椎，通常影响单侧小关节。少数情况下，可累及双侧小关节，这可能是通过 Okada 的韧带后间隙传播（译者注：由

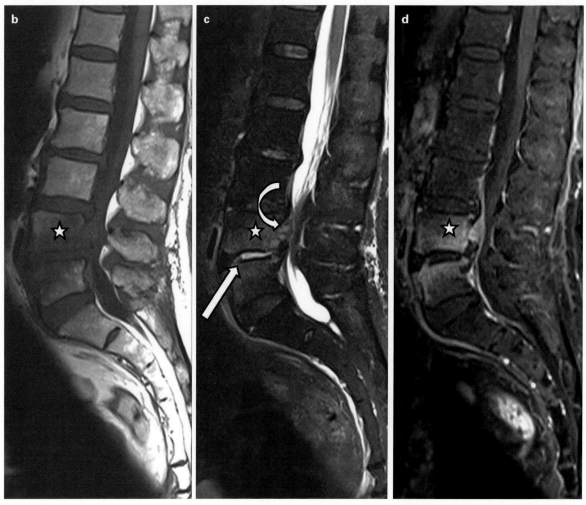

图 7.2（续）

Okada 教授 1981 年提出的，间隙为后韧带后方的潜在间隙，由黄韧带、棘间韧带棘突、双侧关节突关节包围而成）（Narváez 等，2006；Diehn，2012；Yeom 等，2016）。

感染的静脉传播，诸如通过椎管内的硬膜外静脉丛和 Batson 静脉丛，不太常见。这些静脉是一些沿椎管长轴分布的无瓣膜静脉。静脉传播途径在起源于膀胱、肠道和女性盆腔器官的脓毒症病例中尤为重要。由于 Batson 静脉丛是一个无瓣膜静脉系统，当腹内压增加时可使血液从骨盆及腹部器官逆行扩散到脊柱，尤其是腰椎（Tyrrell 等，1999；Govender，2005；Cheung 和 Luk，2012；Tali 等，2015）。在颈椎，感染可通过头颈部感染患者的椎前咽静脉丛传播（Wiley 和 Trueta，1959；Cheung 和 Luk，2012）。

7.4 临床特征

PSD 通常是一种无特异性症状和体征的惰性疾病（Indolent Disease）。因此，从出现症到确诊的时间往往很长，为 2~12 周，有时甚至是 3 个月或更长时间（Cheung 和 Luk，2012）。最常见的症状是持续的背部或颈部疼痛，约 90% 以上的患者出现这种疼痛（An 和 Seldomridge，2006；Cottle 和 Riordan，2008；

Skaf 等，2010）。发热不太常见，发生在 60%~70% 的患者中（Gasbarrini 等，2005；An 和 Seldomridge，2006；Skaf 等，2010）。无明显发热的非特异性背痛，常可能需要一系列的广泛的鉴别诊断，最常见的是脊柱退行性病变。除非高度怀疑，否则这种症状不一定会促成脊柱影像学检查，从而可能导致诊断延误。

其他全身症状包括恶心、呕吐、不适、食欲不振和体重减轻（Cottle 和 Riordan，2008）。继发于咽后脓肿的颈椎 PSD 患者可出现吞咽困难（Cheung 和 Luk，2012）。在 PSD 晚期，患者可能出现肢体无力、麻木、括约肌功能丧失，以及瘫痪，这可能与脊髓或马尾神经压迫引起的神经损害有关（An 和 Seldomridge，2006；Leone 等，2012）。体格检查可能会发现局部的椎旁肌肉压痛和痉挛，活动范围受限（Cottle 和 Riordan，2008）。

7.5 实验室检查

白细胞计数（WBC）可以是正常的，在不到 50% 的病例中会升高（Hadjipavlou 等，2000；Cottle 和 Riordan，2008）。超过 90% 的脊柱感染患者的 C- 反应蛋白（CRP）和红细胞沉降率（ESR）会升高（Lam 和 Webb，2004；An 和 Seldomridge，2006；Cottle 和 Riordan，2008）。CRP 和 ESR 水平升高虽不是脊柱感染的确诊依据，但在其诊断和治疗中可作为良好的筛查和监测指标。对于 PSD 疑似病例，应进行血液培养、尿检和尿培养。这些检查有助于指导抗菌药物的选择（Cheung 和 Luk，2012）。若血液培养阴性，应使用 CT 引导下的穿刺活检或外科活检病灶组织直接进行培养（Skaf 等，2010）。除非患者病情危重，否则在进行适当的培养之前，不应开始抗生素治疗。

7.6 影像学检查

7.6.1 X 线检查

X 线检查通常是对疑似脊柱感染患者进行的首选影像学检查。然而，X 线的灵敏度和特异性很低。感染通常导致正常骨基质丢失，导致骨密度降低和骨溶解。一般来说，骨溶解必须丧失 30%~40% 的骨矿物质含量，才能在 X 线片上产生明显变化。所以这些影像学改变可能在急性感染发作至少 2 周后才会出现（Gillams 等，1996；Tali 等，2015）。因此，阴性结果不排除潜在的感染。最早的影像学征象是在感染发生后 2~5 周出现的椎体终板前角边界不清晰和不规则。椎体终板破坏被认为是最可靠的影像学征象（Tali 等，2015）。随后是受累的椎间隙缩小、椎体骨溶解和椎体高度降低（图 7.3a）。

随着感染进展，骨溶解加重，导致椎体塌陷和楔形变，引起驼背畸形（Leone 等，2012）。椎体后部附件较少受累。PSD 的椎旁组织影像学表现为异常的腰大肌阴影或纵隔、咽后间隙增宽（An 和 Seldomridge，2006；Cottle 和 Riordan，2008）。在脊柱感染的后期，可能会看到由于椎体硬化、椎间隙塌陷、椎体强直以及脊柱后凸或侧凸畸形而导致的骨密度增加（Leone 等，2012）（图 7.3b）。

7.6.2 计算机断层扫描

CT 不是诊断 PSD 的首选影像学检查。然而，由于其优越的解剖分辨率，CT 在早期发现椎间盘高度丢失、椎体终板破坏、椎体骨溶解和椎旁软组织受累方面比脊柱 X 线片更敏感（图 7.4）。CT 也可用于识别腰痛的其他

图 7.3 一名 73 岁男性，出现发热和腰痛。a. 腰椎侧位片显示 L2~L3 椎间盘间隙变窄，相邻椎体终板不规则，L2 和 L3 椎体高度轻度降低，提示早期脊柱炎。b. 抗生素治疗后 9 个月，腰椎侧位片显示 L2~L3 椎间盘间隙闭合，L2 和 L3 椎体终板硬化，椎体塌陷，轻度后凸楔形畸形，血液培养的病原菌为金黄色葡萄球菌

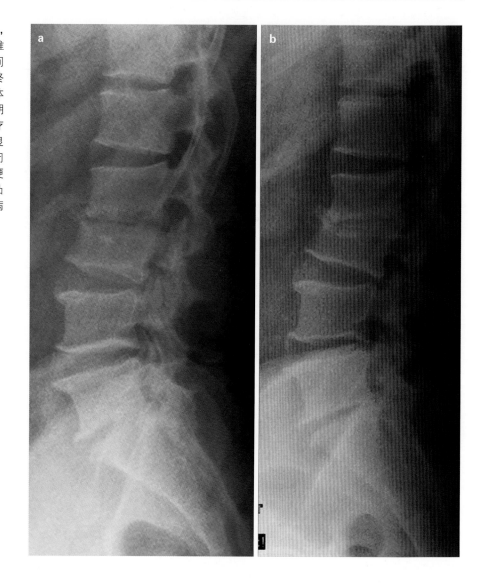

原因，如退行性脊柱疾病、骨折或转移性疾病。静脉注射造影剂通常不推荐使用，除非存在 MRI 检查禁忌时。与 X 线相比，CT 能更好地评估椎旁脓肿，被视为边缘强化的液体集合（Raghavan 等，2018）。CT 也可用于评估小关节感染，并可显示受累小关节周围的骨质破坏或软组织改变（Diehn，2012）（图 7.5a）。

CT 的另一个主要应用是指导经皮穿刺活检和脓肿引流。目前，脊柱经皮穿刺活检的首选引导方式是 CT 透视，因为在出现不确定结果时，CT 透视具有更高的准确性和可重复性（图 7.4c）。与开放手术活检相比，其他优势是患者舒适，能够作为日间手术进行，并且显著降低术后并发症的发生（Gogna 等，2008；Srinivasan 和 Peh，2011）。CT 引导下经皮穿刺活检诊断准确率优于血液培养，为 70%~100%；而开放手术活检的诊断准确率为 80% 以上（An 等，2006；Skaf 等，2010）。

7.6.3 磁共振成像

MRI 具有较高的敏感性（96%）、特异性（94%）和准确性（94%），是诊断和评估 PSD 的首选方法。其他优点包括高对比度分辨率、

图 7.4 一名 80 岁女性，表现为全身症状及隐匿性的腰痛。腰椎 CT 矢状位（a）和冠状位（b）图像提示椎体终板破坏（箭头），L2、L3 椎体水平椎间隙变窄并伴有相邻椎旁软组织肿胀（星形）。CT 引导下经皮穿刺活检，组织培养结果为大肠埃希菌（c）

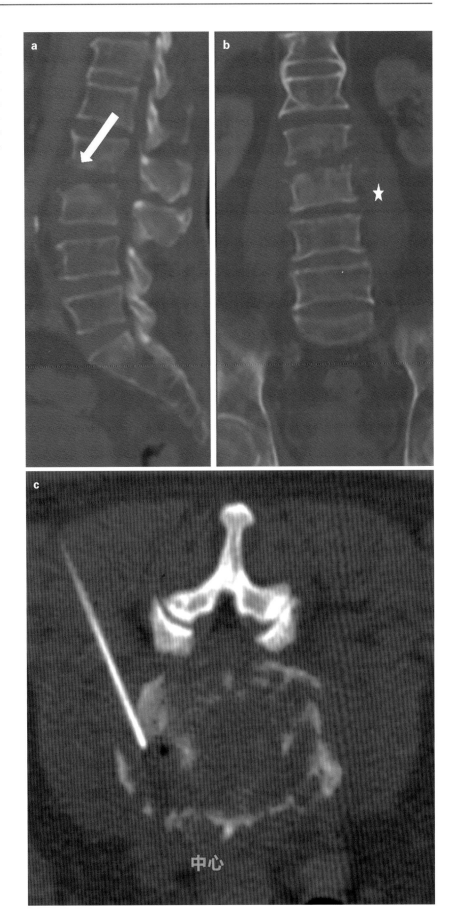

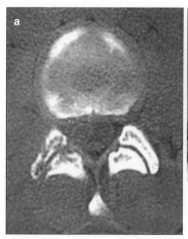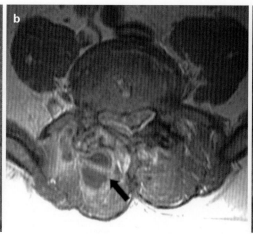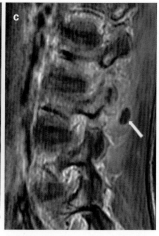

图 7.5 一名 42 岁男子，发热，背痛。腰椎的 CT 横断面图像显示腰椎右侧小关节破坏性软骨下骨溶解（a）。轴位（b）及矢状位（c）增强 T1-W 图像也表现为右侧小关节内软骨下骨溶解及关节周围脓肿（箭头），并延伸至硬膜外间隙

对软组织和异常骨髓的高灵敏度、多平面成像能力以及无辐射性（Varma 等，2001；Lazzeri 等，2019；Shikhare 和 Peh，2019）。MRI 主要优势是在 PSD 早期时其他影像学检查正常的情况下，能早期诊断 PSD（Cheung 和 Luk，2012；Tali 等，2015）。其中液体敏感序列包括抑脂像（FS）、T2 加权像（T2-W）和短时反转恢复序列（STIR），这些序列可在骨髓破坏性改变出现之前敏感地显示骨髓水肿；T1 加权像（T1-W）用于形态学评估，增强的 FS T1-W 序列可完成全面的诊断评估，并区分血管化成分和坏死炎性成分（Yeom 等，2016；Lazzeri 等，2019）。

成人的血源性 PSD 通常始于椎体的前软骨下区域，随后扩散至椎间盘和邻近的椎体。感染可导致骨髓水肿，在 T1-W 图像上表现为低信号，在 FS T2-W 或 STIR 图像上表现为高信号，并有相应的对比度增强（Tins 和 Cassar-Pullicino，2004；Tali 等，2015；Kawakyu-O'Connor 等，2016；Lazzeri 等，2019）（图 7.2，图 7.6 和图 7.7）。当椎体终板被破坏时，T1-W 图像表现为正常的骨皮质显影不清晰或骨皮质边缘正常低信号缺失（Go 等，2012；Yeom 等，2016）（图 7.2，图 7.7）。感染的椎间盘在

T2-W 图像上可表现为异常高信号的液体（图 7.1，图 7.2，图 7.7，图 7.8）。T2-W 图像上椎间盘髓核内裂隙消失也是椎间盘炎的一个可靠影响表现（Tali，2004）（图 7.2，图 7.8）。在增强 MRI 图像上，椎间盘可呈现为均匀增强、斑片状非均匀增强区域，或周边厚或薄的增强区域（Hong 等，2009）（图 7.2，图 7.6 和图 7.7）。椎间盘受累有助于区分感染和肿瘤，因为肿瘤通常不影响椎间盘（Shikhare 和 Peh，2019）。PSD 的早期变化可能仅涉及一个椎体、一个椎体和一个椎间盘，或两个椎体而不涉及椎间盘（Varma 等，2001）。

Dagirmanjian 等（1999）研究表明，椎体和椎间盘中伴有终板改变的 T1 低信号在诊断 PSD 时比 T2-W 图像上的高信号更可靠、更一致（图 7.6a、b）。异常的 T2-W 高信号可能并不一致，因为椎体硬化也可能导致 T2 低信号（Dagirmanjian 等，1999；Varma 等，2001）。然而，椎体骨髓和相邻椎间盘的对比增强仍然是一种一致性的诊断方法（Dagirmanjian 等，1999）（图 7.2，图 7.6 和图 7.7）。此外，还应考虑骨髓成分的 MRI 信号强度变化与年龄的相关性。年轻患者以红骨髓为主，在 T1-W 图像上表现为相对低信

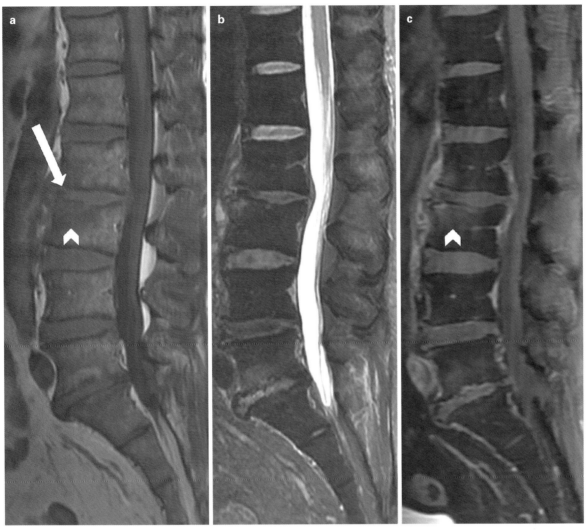

图 7.6 一名 73 岁女性，表现为全身症状及隐匿起病的背痛。矢状位 T1-W（a）、FS T2-W（b）和增强 FS T1-W（c）图像显示化脓性脊柱炎（PSD）的早期表现。L2、L3 椎体终板不规则（箭头），L2、L3 椎体前软骨下区域在 T1-W 图像上为低信号，相应的 T2-W 为弱高信号及对比度增强。本例显示了 T1-W 图像上的低信号比 T2 的高信号在诊断 PSD 上更可靠和一致。L5~S1 水平椎体终板呈 Modic II 型改变。一个月后，矢状位 T1-W（d）、FS T2-W（e）和对比增强 FS T1-W（f）MRI 图像显示 PSD 进展累及 L2~L3 椎体，广泛的 T1 低密度影（星形）、T2 高信号影和骨髓增强（星号）。L2~L3 椎间盘也表现出与液体（箭头）相似的明显的 T2 高信号强度，并伴有斑片状增强。有一个增强的硬膜外成分导致 L2~L3 水平的硬膜囊凹陷（弯曲箭头）。血液培养病原菌为耐甲氧西林金黄色葡萄球菌

号。这可能掩盖了与骨髓水肿相关的低信号，尤其在老年患者中更为明显，因为老年患者主要表现为黄骨髓发出的高信号（Dagirmanjian 等，1996）。放射科医生应该意识到这些诊断缺陷。

对比增强的 FS T1-W 序列在评估椎旁间隙受累方面也很有用（Leone 等，2012；Shikhare 和 Peh，2019）。在早期脊柱炎中，在没有椎体终板改变的情况下，椎旁软组织增强可能是唯一的 MRI 检查结果（DeSanto 和 Ross，2011；Yeom 等，2016）。椎旁软组织可能以蜂窝织炎或脓肿的形式受累。在 T2-W 图像上，蜂窝织炎被视为低清晰度的高信号区域，伴有弥漫性对比增强，而脓肿在 T2-W 图像上表现为高信号，在 FS T1-W 图像上表现为厚的不规则边缘增强（An 等，2006）（图

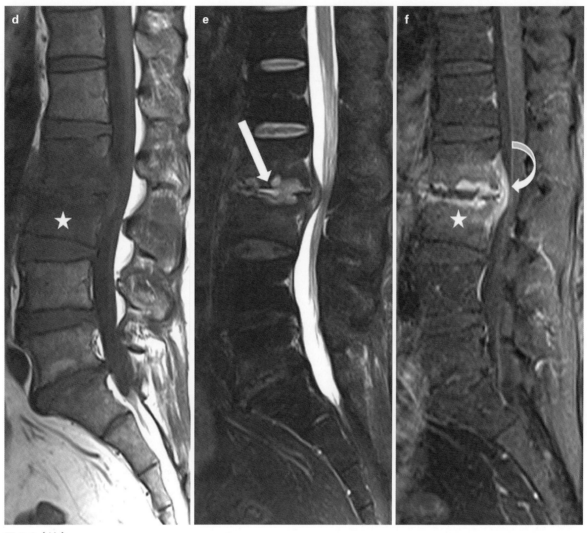

图 7.6（续）

7.8）。在小关节感染中，MRI 可能显示小关节软骨下骨表面的破坏，伴有周围水肿的模糊小关节，以及小关节囊的强化（Diehn，2012）。相关的关节周围脓肿和硬膜外扩张部分也能很好地显示出来（图 7.5b、c）。

在大约 75% 的病例中，PSD 的影像学特征可能与结核性脊柱炎相似（Shikhare 等，2011）。有利于结核性脊柱炎与 PSD 鉴别的 MRI 影像学特点包括：相对保留的椎间盘、多个椎体或整个椎体受累、累及 3 个或以上椎体的跳跃性病变（图 7.9）、椎旁区域清晰的异常信号、薄而光滑的脓肿壁、椎旁或椎管内脓肿的存在、胸椎受累（Smith 等，1989；Jung 等，

2004；Harada 等，2008）。

MRI 也可用于评估治疗反应和指导临床决策（Hong 等，2009）。然而，这有时是具有挑战性的，在抗生素治疗后 MRI 表现可能落后于临床情况 4~8 周，甚至几个月，这使得 MRI 的作用具有一定局限性。因此 MRI 并不是一个完全可靠的评估治疗反应的影像学技术。在治疗开始后数周或数月内出现 MRI 对比度增强的降低是 PSD 早期愈合的影像学表现。其他愈合迹象包括骨髓脂肪恢复，表现为 T1-W 图像上骨髓中高信号恢复和 STIR 或 T2-W 图像上骨髓高信号的相应减少（图 7.10），以及椎旁软组织异常信号的减少。但是，椎间隙

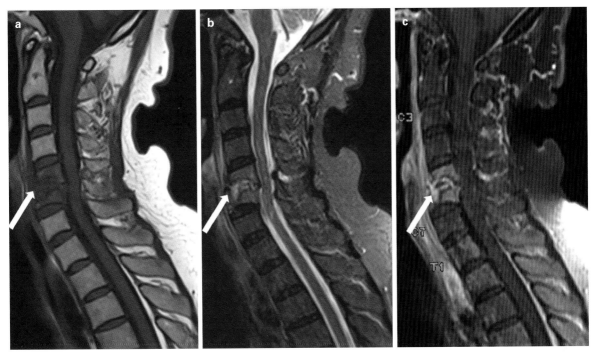

图 7.7　一名 52 岁男性，出现发热和颈部疼痛。矢状位 T1-W（a）、STIR（b）和对比增强的 FS T1-W（c）MRI 图像显示椎体终板破坏，T1 低信号，T2 高信号，以及涉及 C5 和 C6 椎体的明显增强。中间的 C5~C6 椎间盘也显示明显的 T2 高信号，类似于液体信号，具有不均匀的对比度增强（箭头）。血液培养的病原体是金黄色葡萄球菌

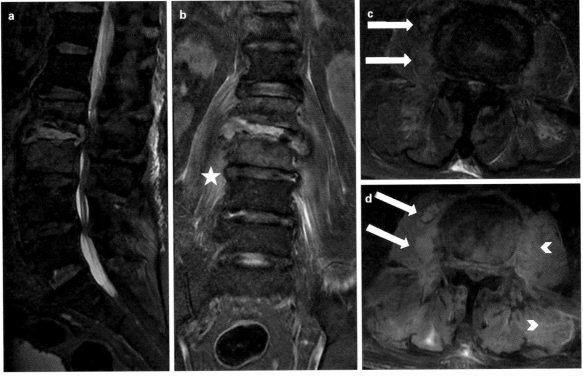

图 7.8　一位 80 岁的女性，出现发热和严重的腰痛。矢状位（a）、冠状位（b）和轴位 FS T2-W（c）MRI 图像显示了累及 L2 和 L3 椎体的化脓性脊柱炎的改变，腰大肌内有 T2 高信号（星形）。L2~L3 椎间盘也显示与液体相似的 T2 高信号。轴位对比增强 FS T1-W（d）图像显示相应的椎体前和椎体旁软组织增强，腰大肌、竖脊肌和多裂肌出现蜂窝织炎（箭头）和边缘强化脓肿（箭头）。进行 CT 引导下经皮穿刺活检，并分离出大肠埃希菌

图 7.9 一例 68 岁男性患结核性脊柱炎，表现为夜间发热、寒战、体重减轻和严重背痛。矢状位 T2-W（a）和增强扫描 FS T1-W（b）MRI 图像显示多个椎体受累（L1~L2 和 L4~L5）。在两个层面上都有跳跃性病变，伴随着感染的韧带下扩散（箭头）和向硬膜外延伸（箭头）。L1~L2 和 L4~L5 椎间盘都相对保留

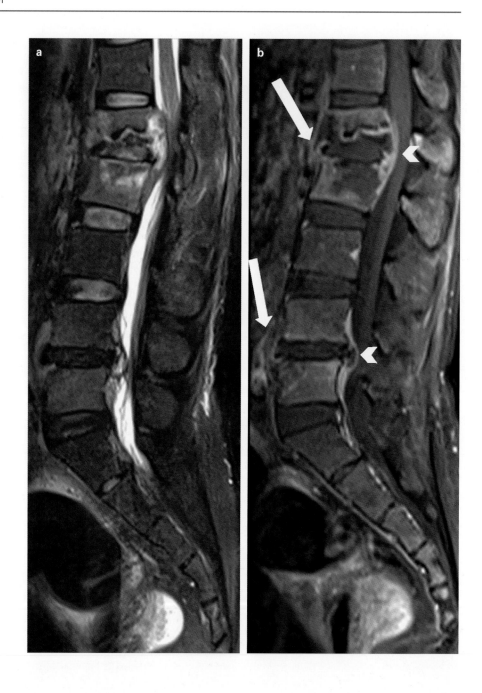

高度可能会在后续随访中持续减小（Tins 和 Cassar-Pullicino，2004；Leone 等，2012；Tali 等，2015）（图 7.10）。

7.6.4 核医学成像

放射性核素显像在检测早期感染方面比 X 线更为敏感。评估脊柱感染常用的放射性药物包括锝 -99m 标记的亚甲基二膦酸盐（^{99m}Tc- MDP）、镓 -67 柠檬酸盐和氟 -18［^{18}F］氟脱氧葡萄糖正电子发射断层摄影术（FDG-PET）（Lazzeri 等，2019）。三相 ^{99m}Tc-MDP 扫描诊断脊柱感染的敏感性为 87%~98%，特异性为 91%~100%，而镓 -67 柠檬酸盐骨扫描诊断脊柱感染的敏感性和特异性分别为 89% 和 85%（Govender，2005；Cheung 和 Luk，2012）。放射性核素检查缺乏特异性，因为它们在退行性椎间盘疾病、骨质疏松性骨折和肿瘤等其他情

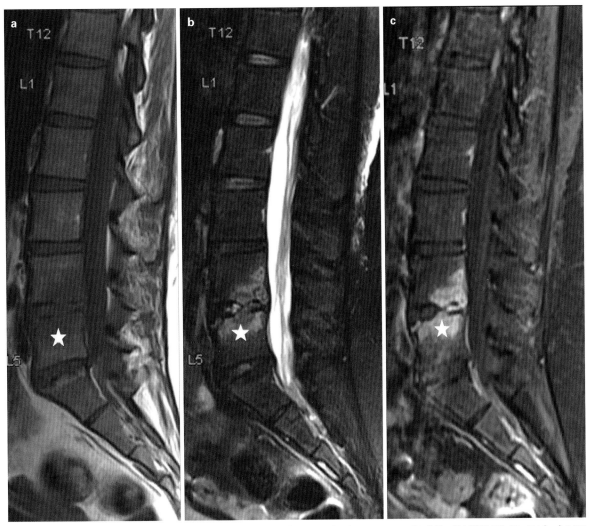

图 7.10　一名 72 岁女性患者，表现为发热和背痛。矢状位 T1-W（a）、FS T2-W（b）和对比增强 FS T1-W（c）MRI 图像显示继发于金黄色葡萄球菌的 L4~L5 水平（星形）化脓性脊柱炎的典型表现。该患者接受了抗生素治疗。10 个月后，相应的矢状位 T1-W（d）、FS T2-W（e）和增强的 FS T1-W（f）MRI 图像显示 L4 和 L5 椎体愈合，脂肪骨髓恢复，T1-W（星形）和 T2-W 图像显示骨髓中正常脂肪信号恢复，没有明显的增强。先前发现的 L4~L5 椎间盘的异常 T2 高信号已消失，但椎间隙仍略有变窄（箭头）

况下可能也表现出活性增加。此外，骨扫描提供了较差的解剖细节，甚至在椎体感染愈合后也可能显示持续的活性增加（Tali 等，2015；Shikhare 和 Peh，2019）。

同时使用放射性核素锝和镓扫描可提高诊断的准确性，灵敏度达 94%（Tali 等，2015）。与锝相比，镓扫描可提供更准确的感染活动程度，能够更好地反映后续治疗效果（Go 等，2012；Tali 等，2015）。据报道，FDG-PET 诊断 PSD 的敏感性为 97%，特异性为 88%（Prodromou 等，2014）。FDG-PET 结合 CT 可提供更好的解剖细节（Lazzeri 等，2019）。FDG-PET/CT 具有阴性预测值高，采集时间短，图像质量好等优点。缺点是特异性较低（35%~88%），并且不能将感染与显著退行性脊柱疾病和肿瘤病变区分开来（Rosen 等，2006）。

7.7 治疗

PSD 通常采用抗菌药物和非药物（如卧床

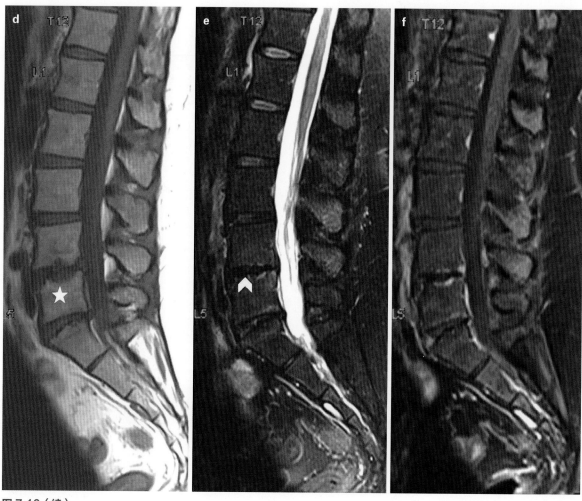

图 7.10（续）

休息和物理治疗）进行保守治疗（Gouliouris
等，2010）（图 7.10）。若患者微生物学培养结
果不确定时通常使用经验性抗菌治疗，包括针
对金黄色葡萄球菌、革兰阴性杆菌和厌氧菌等
的抗生素治疗（Gouliouris 等，2010）。若致病
菌明确则继续静脉使用敏感抗生素治疗。为了
减少抗感染失败及复发率，推荐静脉使用抗生
素的时间为 6~8 周（Cheung 和 Luk，2012）。
若保守治疗无效、顽固性疼痛、出现神经系
统并发症和感染转为慢性并导致广泛骨质破
坏，出现脊柱不稳或严重后凸畸形的病例通
常需要手术干预（Gouliouris 等，2010）。手术
治疗通常包括积极的彻底清创和减压，以及
维持脊柱稳定的前路融合术（Pola 等，2012）

（图 7.11）。

7.8 结论

　　近年来，PSD 的发病率呈上升趋势。高度
的临床怀疑和对疾病早期影像学特点的了解可
早期诊断 PSD 并降低临床发病率及死亡率。多
种影像学方法的使用提高了 PSD 诊断的敏感性
和特异性。因此放射科医生扮演着至关重要的
角色，并应了解 PSD 的各种影像学表现，特
别是 MRI 影像学特点。目前 MRI 是早期诊断
PSD 并与其他疾病（如肿瘤）相鉴别的首选检
查技术。另外，MRI 对确定疾病进程及并发症
也有一定作用。

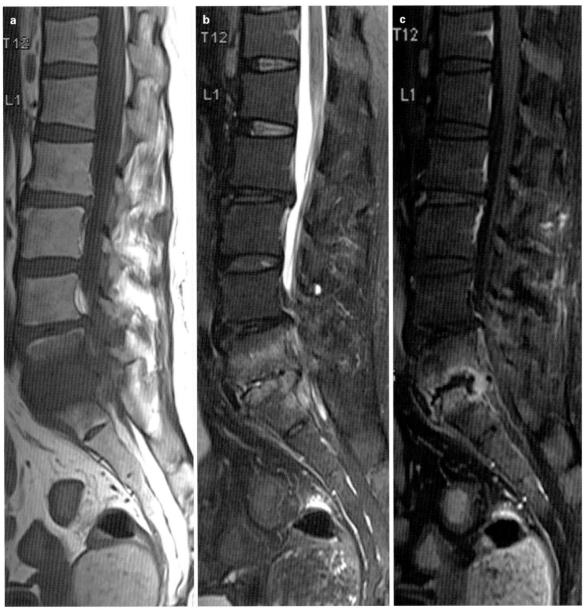

图 7.11 一位 71 岁的女性出现发热和背痛。矢状位 T1-W（a）、FS T2-W（b）和对比增强 FS T1-W（c）MRI 图像显示 L5~S1 水平继发于耐甲氧西林金黄色葡萄球菌的化脓性脊柱炎的典型表现。患者保守治疗失败，出现神经系统并发症，因此接受了手术（L4~L5 椎板切除术）。3 年后，矢状位 T1-W（d）和 STIR（e）MRI 图像显示 L5~S1 水平愈合和骨强直的影像学特征

图 7.11（续）

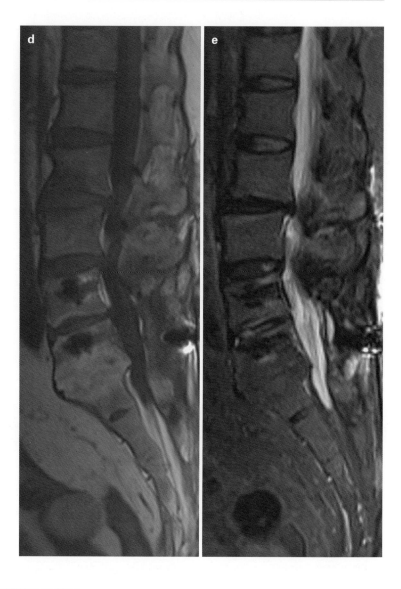

参考文献

[1] An HS, Seldomridge JA (2006) Spinal infections: diagnostic tests and imaging studies. Clin Orthop Relat Res 444:27–33.

[2] An HS, Masuda K, Inoue N (2006) Intervertebral disc degeneration: biological and biomechanical factors. J Orthop Sci 11:541–552.

[3] Babinchak TJ, Riley DK, Rotheram EB Jr (1997) Pyogenic vertebral osteomyelitis of the posterior elements. Clin Infect Dis 25:221–224.

[4] Boody BS, Tarazona DA, Vaccaro AR (2018) Evaluation and management of pyogenic and tubercular spine infections. Curr Rev Musculoskelet Med 11:643–652.

[5] Cheung WY, Luk KDK (2012) Pyogenic spondylitis. Int Orthop 36:397–404.

[6] Cottle L, Riordan T (2008) Infectious spondylodiscitis. J Infect 56:401–412.

[7] Dagirmanjian A, Schils J, McHenry MC et al (1996) MR imaging of vertebral osteomyelitis revisited. AJR Am J Roentgenol 167:1539–1543.

[8] Dagirmanjian A, Schils J, McHenry MC (1999) MR imaging of spinal infections. Magn Reson Imaging Clin North Am 7:525–538.

[9] DeSanto J, Ross JS (2011) Spine infection/inflammation. Radiol Clin North Am 49:105–127.

[10] Diehn FE (2012) Imaging of spine infection. Radiol Clin North Am 50:777–798.

[11] Fantoni M, Trecarichi EM, Rossi B et al (2012) Epidemiological and clinical features of pyogenic spondylodiscitis. Eur Rev Med Pharmacol Sci 16:2–7.

[12] Gasbarrini AL, Bertoldi E, Mazzetti M et al (2005) Clinical features, diagnostic and therapeutic approaches to haematogenous vertebral osteomyelitis. Eur Rev Med Pharmacol Sci 9:53–66.

[13] Gillams AR, Chaddha B, Carter AP (1996) MR appearances of the temporal evolution and resolution of infectious spondylitis. AJR Am J Roentgenol 166:903–907.

[14] Go JL, Rothman S, Prosper A et al (2012) Spine infections. Neuroimaging Clin North Am 22:755–772.

[15] Gogna A, Peh WCG, Munk PL (2008) Image-guided musculoskeletal biopsy. Radiol Clin North Am 46:455–473.

[16] Gouliouris T, Aliyu SH, Brown NM (2010) Spondylodiscitis: update on diagnosis and management. J Antimicrob Chemother 65:11–24.

[17] Govender S (2005) Spinal infections. J Bone Joint Surg Br 87:1454–1458.

[18] Hadjipavlou AG, Mader JT, Necessary JT et al (2000) Hematogenous pyogenic spinal infections and their surgical management. Spine 25:1668–1679.

[19] Harada Y, Tokuda O, Matsunaga N (2008) Magnetic resonance imaging characteristics of tuberculous spondylitis vs. pyogenic spondylitis. Clin Imaging 32:303–309.

[20] Hong SH, Choi JY, Lee JW et al (2009) MR imaging assessment of the spine: infection or an imitation? Radiographics 29:599–612.

[21] Jung NY, Jee WH, Ha KY et al (2004) Discrimination of tuberculous spondylitis from pyogenic spondylitis on MRI. AJR Am J Roentgenol 182:1405–1410.

[22] Kawakyu-O'Connor D, Bordia R, Nicola R (2016) Magnetic resonance imaging of spinal emergencies. Magn Reson Imaging Clin North Am 24:325–344.

[23] Kehrer M, Pedersen C, Jensen TG et al (2014) Increasing incidence of pyogenic spondylodiscitis: a 14-year population-based study. J Infect 68:313–320.

[24] Lam KS, Webb JK (2004) Discitis. Hosp Med 65: 280–286.

[25] Lazzeri E, Bozzao A, Cataldo MA et al (2019) Joint EANM/ESNR and ESCMID-endorsed consensus document for the diagnosis of spine infection (spondylodiscitis) in adults. Eur J Nucl Med Mol Imaging 46:2464–2487.

[26] Leone A, Dell'Atti C, Magarelli N et al (2012) Imaging of spondylodiscitis. Eur Rev Med Pharmacol Sci 16:8–19.

[27] Narváez J, Nolla JM, Narváez JA et al (2006) Spontaneous pyogenic facet joint infection. Semin Arthritis Rheum 35:272–283.

[28] Nickerson EK, Sinha R (2016) Vertebral osteomyelitis in adults: an update. Br Med Bull 117:121–138.

[29] Pola E, Logroscino CA, Gentiempo M et al (2012) Medical and surgical treatment of pyogenic spondylodiscitis. Eur Rev Med Pharmacol Sci 16:35–49.

[30] Prodromou ML, Ziakas PD, Poulou LS et al (2014) FDG PET is a robust tool for the diagnosis of spondylodiscitis: a meta-analysis of diagnostic data. Clin Nucl Med 39:330–335.

[31] Raghavan M, Lazzeri E, Palestro CJ (2018) Imaging of spondylodiscitis. Semin Nucl Med 48:131–147.

[32] Ratcliffe JF (1985) Anatomic basis for the pathogenesis and radiologic features of vertebral osteomyelitis and its differentiation from childhood discitis: a microarteriographic investigation. Acta Radiol Diagn 26:137–143.

[33] Rosen RS, Fayad L, Wahl RL (2006) Increased 18F-FDG uptake in degenerative disease of the spine: characterization with 18F-FDG PET/CT. J Nucl Med 47:1274–1280.

[34] Shikhare SN, Peh WCG (2019) Pyogenic spondylodiscitis. In: Taljanovic MS, Omar IM, Hoover KB, Chadaz TS (eds) Musculoskeletal imaging, vol 2. Oxford University Press, Oxford, pp 87–90.

[35] Shikhare SN, Singh DR, Shimpi TR, Peh WCG (2011) Tuberculous osteomyelitis and spondylodiscitis. Semin Musculoskelet Radiol 15:446–458.

[36] Skaf GS, Domloj NT, Fehlings MG et al (2010) Pyogenic spondylodiscitis: an overview. J Infect Public Health 3:5–16.

[37] Smith AS, Weinstein MA, Mizushima A et al (1989) MR imaging characteristics of tuberculous spondylitis vs vertebral osteomyelitis. AJR Am J Roentgenol 153:399–405.

[38] Srinivasan S, Peh WCG (2011) Imaging-guided biopsy in musculoskeletal infections. Semin Musculoskelet Radiol 15:561–568.

[39] Stäbler A, Reiser MF (2001) Imaging of spinal infection. Radiol Clin North Am 39:115–135.

[40] Tali ET (2004) Spinal infections. Eur J Radiol 50:120–133.

[41] Tali ET, Oner AY, Koc AM (2015) Pyogenic spinal infections. Neuroimaging Clin North Am 25:193–208.

[42] Tins BJ, Cassar-Pullicino VN (2004) MR imaging of spinal infection. Semin Musculoskelet Radiol 8: 215–229.

[43] Tyrrell PNM, Cassar-Pullicino VN, McCall IW (1999) Spinal infection. Eur Radiol 9:1066–1077.

[44] Varma R, Lander P, Assaf A (2001) Imaging of pyogenic infectious spondylodiskitis. Radiol Clin North Am 39:203–213.

[45] Wiley AM, Trueta J (1959) The vascular anatomy of the spine and its relationship to pyogenic vertebral osteomyelitis. J Bone Joint Surg Br 41:796–809.

[46] Yeom JA, Lee IS, Suh HB et al (2016) Magnetic resonance imaging findings of early spondylodiscitis: interpretive challenges and atypical findings. Korean J Radiol 17:565–680.

第八章　医源性脊柱感染的影像学

Jesper Dierickx, Johan Van Goethem, Bart Poffyn, Koenraad Luc Verstraete, Filip Vanhoenacker

李　颖　赵乾龙 / 译
李绍波　任莉荣 / 校

目录

摘要

　　脊柱感染可能由医源性原因引起。本章讨论了其发病机制、临床表现、治疗、各种影像学技术，及其在内固定和非内固定脊柱中的应用。我们概述了典型的感染部位及其影像学相关因素，如椎间盘炎、硬膜外和椎旁脓肿、小关节感染和脊髓脑膜炎。医源性脊柱感染应与术后积液（如血肿、血清肿和假性脑膜膨出）相鉴别。

缩写

CT	Computed Tomography 计算机断层扫描
MRI	Magnetic Resonance Imaging 磁共振成像

8.1 引言

多年来，脊柱感染的发病率呈上升趋势，部分原因是人口老龄化、免疫功能低下患者数量增加、脊柱手术的数量增多和影像学技术的改进（Jiménez-Mejías 等，1999；Babic 和 Simpfendorfer，2017）。医源性脊柱感染被定义为由于医疗干预引起的脊柱感染，可以是术后感染，也可以是非术后感染。术后感染可分为微创手术后感染或术后感染。微创手术定义为使用经皮途径的手术，如小关节注射、硬膜外注射、椎间盘造影或脊髓造影。术后感染包括合并标准开放手术的感染，无论是否使用内固定材料。非术后医源性脊柱感染主要发生在免疫功能低下的患者中。

8.2 流行病学

在术后脊柱感染中，微创手术后感染的发生率低于开放手术后感染。Di Martino 等（2019）报道微创手术后感染的发生率为 0.26%~2.75%，然而有植入物的手术后感染发生率则为 2.1%~8.5%。有报道称无植入物的开放手术后感染的发生率低于 1%。在老人和儿童患者中感染的发生率更高，其中以男性患者多见（Jiménez-Mejías 等，1999；Chahoud 等，2014）。然而，当前文献中报道的术后脊柱感染发生率范围很广，为 0.5%~18.8%（Chahoud 等，2014）。非术后的医源性脊柱炎的发生率也在增加，主要是由于在治疗恶性肿瘤或自身免疫性疾病时使用了肾透析和免疫抑制剂（Cervan 等，2012；Venugopal Menon 和 Sorour，2016）。据估计，在有菌血症的血液透析患者中有 1.3% 会发生脊柱炎（Ethier 等，2008；García-García 等，2010）。

8.3 发病机制

8.3.1 传播

在微创手术和开放手术中，直接接种是手术后感染的最常见的途径。血源性传播和术后早期污染的发生率相对较低（Jiménez-Mejías 等，1999；Taşdemiroglu 等，2004；Gerometta 等，2012a；Chahoud 等，2014）。已经报道了一些微创手术后的脊柱感染病例，如硬膜外导管植入（Arun 等，2007）、小关节（皮质类固醇）注射（Cook 等，1999；Falagas 等，2006；Weingarten 等，2006）、腰椎硬膜外皮质类固醇注射（Hooten 等，2006），或椎间盘内治疗（Subach 等，2012）。Bosnak 等（2017）报告了 10 例椎间盘内电热疗法后的脊椎炎病例，这是一种应用于三级医院腰痛患者的疗法。Clifton 和 Selby（2018）报道了一名男性接受增生治疗后出现硬膜外脓肿，这是一种治疗慢性肌肉骨骼疼痛的替代疗法。

在非手术后的脊柱炎中，主要的发病机制是血源性传播（Jiménez-Mejías 等，1999），在菌血症的情况下，微生物通过末端小动脉扩散到椎体终板的前部（详见"脊柱感染的病理生理学"章节）。病原体从椎体扩散到椎体间隙和邻近的终板中（Go 等，2012）。一些作者报道了继发于导管引起的败血症的脊柱感染（Corso 等，1995；Gezici 和 Ergün，2010）。Corso 等（1995）描述了 1 例在全胃肠外营养（TPN）导管诱导的败血症后发生脊柱炎的患者，同时 Gezici 和 Ergün（2010）也报道了 2 例男性血液透析患者出现颈部硬膜外脓肿。

非手术后脊柱感染的另一个可能机制是通过静脉途径直接传播。Batson 静脉丛是一种硬膜外静脉丛，这可使微生物从其他感染部位扩散至脊柱（Go 等，2012）。脊柱炎最常见的共存感染是泌尿生殖道感染，感染可能通过这种静脉机制播散至脊柱（Taşdemiroglu 等，2004）。2 例病例报告描述了经直肠超声引导前列腺穿刺活检术后发生脊柱炎的患者（Taşdemiroglu 等，2004；Kalenderov 等，2018）。

机会性脊柱感染可作为免疫抑制治疗的并发症发生在类风湿性关节炎（Giri 等，2014）或移植患者中，通过血源性扩散、经静脉扩散或直接接种。据报道，肝移植后脊柱结核（TB）的发生可能来源于血源性传播（Lou 等，2010）。肾透析患者的菌血症是非手术后脊柱炎的另一个常见原因（Cervan 等，2012）。

8.3.2 微生物学

术后脊柱感染最常见的致病微生物是金黄色葡萄球菌。Weinstein 等（2000）表明在 46 例术后脊柱感染病例中，74% 的为金黄色葡萄球菌感染，这是最常见的培养病原微生物。第二个最常见的病原微生物是凝固酶阴性葡萄球菌，比如表皮葡萄球菌，这通常和植入的脊柱内固定有关。紧随其后的是革兰阴性杆菌，比如大肠埃希菌、铜绿假单胞菌和变形杆菌。它们与尿失禁、大便失禁、腰椎后路手术、静脉给药和长期住院有关（Weinstein 等，2000；McDermott 等，2012；Di Martino 等，2019）。在初次手术后几个月发生的感染中，痤疮丙酸杆菌是另一种常见的微生物。由于其毒力低、生长速度慢，分离这种微生物相当困难（Haidar 等，2010；McDermott 等，2012；Di Martino 等，2019）。真菌和结核分枝杆菌导致的术后脊柱炎很少见，这可能和术中直接接种有关。有研究认为，曲霉菌和念珠菌是最常见的真菌病原体。当细菌培养结果为阴性且在抗生素治疗后病情仍在恶化加重时，应怀疑真菌和分枝杆菌的感染（Lotfnia 和 Vahedi，2010；

Gerometta 等，2012a）。

8.4 病因学

术后脊柱感染的发生率由几个危险因素决定，术前和术中危险因素都起着一定的作用（表 8.1 和表 8.2）。

8.4.1 术前危险因素

糖尿病是术后脊柱感染的独立危险因素（JiménezMejías 等，1999；Pull ter Gunne 和 Cohen，2009；Veeravagu 等，2009；Chahoud 等，2014）。糖尿病患者有微血管病变，导致局部组织缺血和组织内抗生素浓度降低。糖尿病患者的相对免疫抑制会影响伤口愈合，并进一步增加感染风险。吸烟也有类似的机制，它与微血管病变和组织缺血有关。研究表明，肥胖会增加外科脊柱感染（SSI）的总体风险，同时也会增加浅表 SSI 和深部 SSI 的风险（Pull ter Gunne 和 Cohen，2009；Veeravagu

表 8.1　术前危险因素列表

糖尿病
吸烟
肥胖
糖皮质激素
围术期需要输血
滥用酒精
幼儿、老年人
手术类型：创伤＞转移瘤＝感染＞退变

表 8.2　术中危险因素列表

手术部位：胸椎＞腰椎＞颈椎
手术入路：前后联合＞单纯后路＞单纯前路
开放手术＞微创手术
植入物的存在
翻修手术
手术时间长
术中吸入氧气的浓度＜50%

等，2009）。较厚的皮下脂肪层灌注不良，其较大的空间使其容易发生感染。由于皮质类固醇的使用可导致伤口愈合受损和免疫抑制，因此也增加了 SSI 的风险。失血和围术期输血与术后脊柱感染的高风险相关（Pull ter Gunne 和 Cohen，2009；Chahoud 等，2014），此外酗酒，幼儿和老年人术后脊柱感染的风险也将增加（Pull ter Gunne 和 Cohen，2009；Chahoud 等，2014）。医源性脊柱感染的发生率因手术类型而异。据报道，创伤患者感染率最高。骨转移瘤或既往椎间盘炎患者的 SSI 发生率也较高，而退变性疾病手术患者的感染率较低（Blam 等，2003；Veeravagu 等，2009；Smith 等，2011；Chahoud 等，2014）。

8.4.2 术中危险因素

胸椎手术的术后感染率最高，其次是腰椎和颈椎（Blam 等，2003；Maragakis 等，2009；Chahoud 等，2014）。其他危险因素包括存在植入物和脊柱融合，单独前路融合术的感染率明显低于后路融合术或者前后联合入路手术（Maragakis 等，2009；Veeravagu 等，2009；Smith，2011；Chahoud 等，2014）。与开放手术相比，微创手术的感染率较低（Smith 等，2011）。翻修手术的 SSI 的发生率往往更高（Smith 等，2011）。术中吸入氧的浓度低于 50% 和手术时间过长也是 SSI 的危险因素（Blam 等，2003；Maragakis 等，2009；Veeravagu 等，2009）。

8.5 临床表现

医源性脊柱感染的临床表现没有特异性，与非医源性脊柱感染没有区别（Jiménez-Mejías 等，1999）。它的特点是背部疼痛，任何运动后都会加重，肌肉痉挛和活动范围受限也很常见。可见外科浅表伤口局部肿胀或

脓液。然而，临床表现通常是不典型的，神经缺陷也很少见（Skaf 等，2010）。一些研究表明，只有 33%~52% 的感染患者存在发热（JiménezMejías 等，1999）。对于非典型病原体，如真菌和分枝杆菌微生物，以及由痤疮球菌引起的延迟感染，发热的概率甚至更低（Haidar 等，2010；Babic 和 Simpfendorfer，2017）。硬膜外脓肿可压迫硬膜囊，引起神经系统症状。与脊柱炎相比，关节突关节感染通常为单侧，表现更急且更严重（Tali 等，2015）。脊膜炎和（或）脊髓炎患者表现为发热、头痛、脊柱疼痛和神经功能障碍，如意识丧失、运动或感觉障碍或膀胱功能障碍（Tali 等，2015）。

白细胞计数（WBC）、C-反应蛋白（CRP）、红细胞沉降率（ESR）等炎症标志物可作为感染的指标。CRP 水平升高比 ESR 或 WBC 水平升高对脊柱炎更为敏感，尤其是在术后（Gerometta 等，2012b），它是最有用的炎症标志物。但其特异性较低，阳性预测值较低（McDermott 等，2012）。

8.6 影像学

8.6.1 影像学技术

8.6.1.1 非内固定植入脊柱

X 线检查对脊柱感染的敏感性和特异性较低。在早期阶段，溶骨性改变不可见，导致诊断延迟至少 2 周（Torres 和 Zakhari，2017）。虽然计算机断层扫描（CT）在检测骨质破坏性变化方面优于 X 线，但磁共振成像（MRI）是评估软组织、椎间盘和椎体终板早期变化的更好方法。应获得矢状位和轴位的 T1 和 T2 加权图像。MRI 检查方案应包括脂肪抑制序列，如脂肪抑制 T2 加权图像、短时反转恢复序列（STIR）、Dixon 方法、IDEAL 序列，IDEAL 是回声不对称和最小二乘估计的水和脂肪迭代分

解的首字母缩写。这些序列，连同 T1 加权图像上的低信号，有助于检测骨髓水肿。如果在这些脂肪抑制的图像上看到异常，附加轴向静脉注射钆造影剂后应获得 T1 加权像，以评估椎间盘、椎体终板和周围软组织的增强情况（Torres 和 Zakhari，2017）。

8.6.1.2 内固定植入脊柱

8.6.1.2.1 X 线

X 线检查被用于脊柱术后随访的首选方法，可以评估任何骨痂形成或内固定并发症（Allouni 等，2013）。但是，在脊柱内固定物存在的情况下，X 线对发现早期脊柱感染的价值有限。

8.6.1.2.2 CT

尽管 CT 不如 MRI 敏感，但在 MRI 禁忌证患者术后脊柱评估中，CT 仍然是一种有用的成像工具。然而，与金属硬件相关的伪影可能影响周围骨骼和软组织的可视化，从而影响感染的诊断。金属硬件会衰减大量 X 线光子，尤其是低能光子。因此，光子束"硬化"导致金属植入物周围区域的体素密度降低。此外，光子的数量越少，图像越杂，产生越多的混叠效应，表示空间频率越低的区域（Rassner，2019）。这些伪影取决于内固定材料和可调节变量（McLellan 等，2014）。前者包括与材料的成分和几何形状相关的因素。例如，基于钛、聚乙烯或碳纤维的植入物由于其较低的衰减系数，比钢或钽内植物具有更少的伪影（Nouh，2012；Rassner，2019）。硬件相关伪影的程度与植入物的厚度有关。

可调节变量与 CT 采集参数有关（表 8.3），包括 X 线千伏峰值（kVp）、X 线管电流、螺距和图像重建参数（Stradiotti 等，2009；McLellan 等，2014）。增加 kVp 可以减少金属的衰减，从而减少伪影（图 8.1）（McLellan 等，2014）。使用更高的管电流设置，X 线束可以更有效地穿透金属硬件（Stradiotti 等，2009）。然而，kVp

表 8.3 调整 CT 采集参数以减少金属相关伪影的建议

增加 kVp
增加 X 线管电流
最小截面厚度（1mm 或 2mm）
最小间距（0.2）
迭代重建技术
双能 CT 技术

和管电流的增加可显著增加患者的辐射剂量。例如 kVp 从 120 增加到 140 会使辐射剂量增加 40%（McLellan 等，2014）。

切片厚度对光束"硬化"伪影也有重要影响。研究已指出了可能的最小切片厚度以及应使用的最小螺距和最小截面厚度（图 8.2）。可以使用较低的间距设置收集更多的立体像素数据，从而减少伪影（Stradiotti 等，2009；McLellan 等，2014）。Douglas-Akinwande 等（2006）推荐间距为 0.2，截面厚度为 1mm 或 2mm 多通道 CT 方案。迭代重建技术可以去除金属硬件伪影（图 8.3）。双能 CT 可以获得两种不同的 kVp 水平的图像，通常是 80kVp 和 140kVp。该技术通过组织在不同能级下的衰减信息来获取不同组织组分的原子序数信息，它在减少金属制品伪影方面起着一定作用（McLellan 等，2014）。

8.6.1.2.3 MRI

在评估脊柱术后感染时，MRI 优于 CT，因为它具有更高的对比分辨率和没有电离辐射等优点。然而，由于金属硬件破坏了局部磁场，导致了解剖结构扭曲、像素堆积和周围组织信号丢失。这受到金属类型和磁场强度的影响，与 1.5T 图像相比，3.0T 图像产生的伪影更多（McLellan 等，2014）。与铁磁植入物（如不锈钢）相比，非铁磁材料，如钛和聚碳强化植入物，产生的伪影不太明显（Nouh，2012）。植入物的大小与伪影的严重程度也有相关性（Stradiotti 等，2009）。

通过在螺杆长轴方向上进行频率编码，可以使伪影最小化。在脊柱成像中，这意味着

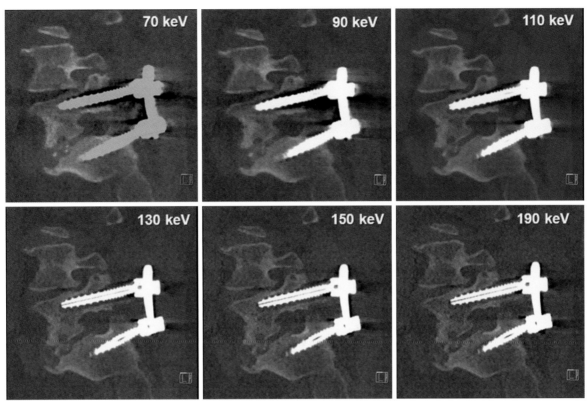

图 8.1 通过改变能级减少 CT 上的金属伪影。当能级增加时，与金属相关的伪影变得不那么明显，金属植入物的结构可以得到更好的评估。然而，对比度分辨率随着能级的升高而降低

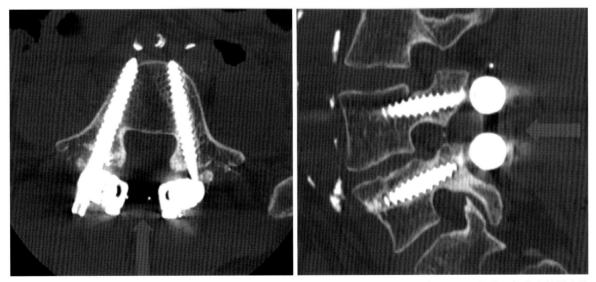

图 8.2 使用薄层 CT 扫描减少金属伪影。薄层 CT 图像显示最小的金属相关伪影。只有金属植入物的后部产生伪影（蓝色箭头）

轴位和矢状位 MRI 图像的前后方向（McLellan 等，2014）。在 MRI 图像中，由于空间分辨率的增加，更小的像素尺寸导致与金属伪影相关的信号空洞更小，这可以通过更小的视野和更薄的切片来实现。较小体素尺寸的权衡是较低的信噪比（SNR）。这可以通过增加激发次数

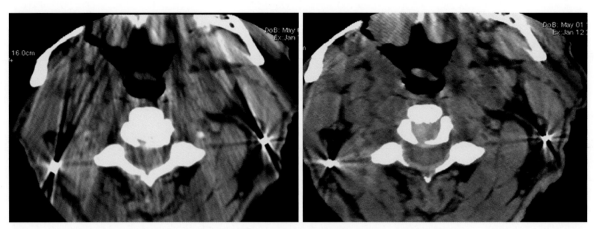

图 8.3 基于金属伪影的重建算法。金属相关伪影在 CT 图像上的范围比通过迭代重建获得的更广（左图）

来补偿（Stradiotti 等，2009）。矢状快速自旋回波（FSE）T2 加权像的层厚为 4mm，视野为 32cm×32cm，推荐 20cm×20cm 的轴位 T2 加权像作为最佳参数（Zou 等，2015）。另一个可能影响金属伪影的参数是接收器带宽（BW）。增加 BW 会减少伪影，降低信噪比是一个缺点（Van Goethem 等，2002）。Zou 等（2015）证明了 142.86kHz 是骨科金属植入物成像的最佳带宽。在 SE 和 FSE 序列中，180°重聚焦脉冲可以部分纠正磁场的不均匀性。在梯度回波（GRE）序列中没有这个 180°脉冲，比起 SE 或 FSE 序列，GRE 中的失真和信号丢失区域明显更大（Rassner，2019）。此外，与 SE 序列相比，回波间隔（ES）减小的 FSE 不易受到金属伪影的影响。

在脂肪抑制技术中，基于射频（RF）的脂肪抑制技术的使用是受到限制的。由于金属硬件的存在，导致磁场不均匀，进而引起脂肪抑制区域减少。短时反转恢复序列（STIR）成像技术对区域均匀性的依赖较小，并提供了更均匀的脂肪抑制（图 8.4），同时降低了信噪比（Stradiotti 等，2009；McLellan 等，2014）。化学位移成像技术，如 IDEAL（GE Healthcare，美国纽约）和 DIXON（Siemens Healthineers，德国慕尼黑），是基于射频的脂肪抑制的其他替代方法。通过对同相和反相成像的图像进行

加和减，可以获得选择性的水和脂肪图像。由于其对不均匀磁场不敏感，它们提供了更均匀的脂肪抑制（McLellan 等，2014）。然而，在金属植入物存在的情况下，DIXON 技术的稳健性低于 STIR 技术。DIXON 序列的优势在于较高的信噪比以及在一次采集中产生同相和脂肪抑制序列（Jungmann 等，2017）。目前已经开发出来专门减少金属伪影的 MRI 序列。

在视角倾斜（VAT）中，观察激发切片的角度倾斜，并导致像素"剪切"（图 8.5）。在激发切片内，沿读出方向的所有非共振诱导位移均被消除（Ariyanayagam 等，2015）。它可以纠正面内扭曲。这种技术也有一些局限性。首先，它不能通过平面变形进行校正。其次，剪切切片的外观更加模糊。该限制可通过使用薄片来实现部分纠正（Jungmann 等，2017）。多序列成像（MSI）是另一种新的成像技术，包括多采集可变共振图像组合（MAVRIC；美国纽约 GE Healthcare）和用于金属伪影校正的切片编码（SEMAC；德国慕尼黑西门子 Healthineers）（McLellan 等，2014；Jungmann 等，2017）。SEMAC 与 VAT 结合使用降低了平面畸变和通过平面的畸变。该技术基于二维（2D）TSE 序列，并在每个层面周围的三维（3D）板中应用额外的相位编码步骤，以便通过平面畸变进行注册（图 8.6）。其缺点之

图 8.4　MRI 上的金属伪影减少。74 岁女性，有椎板切除术和后路腰椎固定术史，采用椎弓根螺钉和椎间盘假体植入。a、b. 具有光谱脂肪抑制的矢状位 T2-W 图像显示了广泛的不均匀脂肪抑制区域。c、d. 矢状位 STIR 图像显示更均匀的脂肪抑制。与 STIR 图像相比，金属植入物水平上的解剖畸变和信号丢失在 T2-W 图像中不太明显

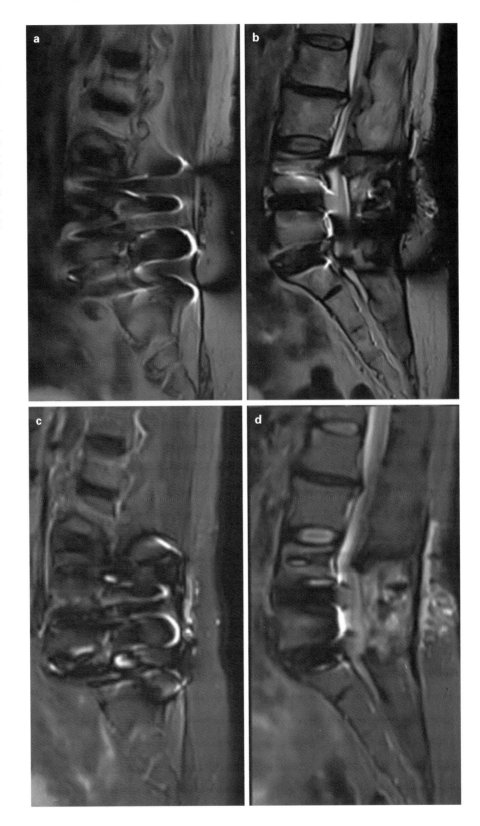

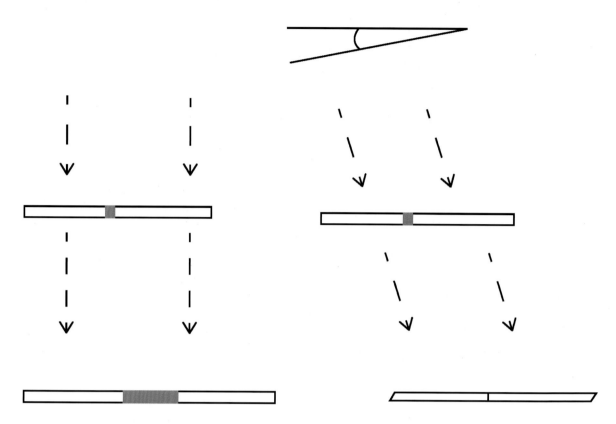

图 8.5 视图角度倾斜的示意图。观察激发切片的角度是倾斜的，会导致像素"剪切"。在激发片内沿读出方向的所有非共振引起的位移都被消除

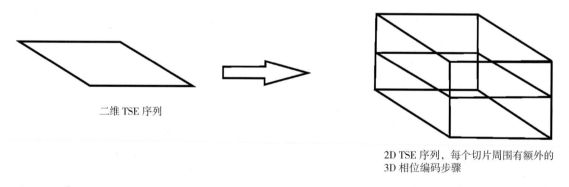

二维 TSE 序列

2D TSE 序列，每个切片周围有额外的
3D 相位编码步骤

图 8.6 SEMAC 是基于一个二维 TSE 序列。它在每个切片周围的三维平板中应用额外的相位编码步骤，以便通过平面扭曲进行注册

一是扫描的持续时间，这取决于磁场的不均匀程度（Jungmann 等，2017）。AVRIC 是一种 3D 技术，通过离散变化的共振频率偏移获得多次 3D 拍击。对这些 3D 拍击的分析构建了具有减少伪影的图像（Ariyanayagam 等，2015；Jungmann 等，2017）。

在通过平面方向上的混叠可能是一种折中。几种不同的金属伪影消除序列，如单点成像或预极化 MRI，已经被开发出来。然而，由于采集时间长或空间分辨率低，它们在临床上不可行（Jungmann 等，2017）。

弥散加权成像（DWI）通常采用单次发

射回波平面脉冲序列（SS-EPI），这允许以最小的运动伪影快速成像。然而，由于非共振效应，金属植入物的存在会产生极端的畸变（Koch 等，2018）（图 8.7）。Koch 等（2018）证明了多光谱 DWI（PROPELLER DWI；通用电气 Healthcare，美国纽约）与 SS-EPI DWI 相比，可以产生金属伪影降低的图像。目前，由于扫描时间长，其临床应用仍然有限。还需要注意的是，EPI DWI 和多光谱 DWI 的表观扩散系数（ADC）值存在差异，这可能会影响病理学的外观（Rassner，2019）。表 8.4 总结了减少金属伪影的建议。

8.6.1.2.4 核医学成像

骨扫描在诊断脊柱术后感染方面存在一些局限性。它在老年人和脊柱炎中可能会产生假阴性结果。在感染消除后，核素摄取可能会持续增加。此外，骨扫描成像对邻近软组织感染（如脓肿）的检测不可靠。镓-67（⁶⁷Ga）枸橼酸盐成像可作为一种补充检查，以提高软组织感染的特异性和检出率。然而，这种技术也有一些缺点，例如使用两种不同的放射性同位素，注射和成像时间不同。应在成像前 24~72h 注射 ⁶⁷Ga（Gemmel 等，2010）。

正电子发射断层扫描（PET）/CT 成像是基于检测正电子和电子同时发射的两种伽马射线，而单光子发射计算机断层扫描（SPECT）/CT 是基于对放射性同位素发射的单条伽马射线的检测。氟-18-2'-脱氧-2-氟-D-葡萄糖（[¹⁸F]FDG）PET/CT 成像比 SPECT/CT 具有更高的分辨率。另外，成像过程应在 1~2h 内完成。与 ⁶⁷Ga SPECT/CT 和骨扫描相比，其辐射剂量较低。[¹⁸F]FDG PET/CT 成像对脊柱感染的敏感性较高，[¹⁸F]FDG PET/CT 阴性可排除脊柱感染（Gemmel 等，2010）。然而，异物反应和金属植入物的无菌性松动也可能显示 FDG 摄取增加。[¹⁸F]FDG PET/CT 成像在评估轴位骨骼术后感染时比 SPECT/CT 成像更有用。与 MRI 相比，PET 图像上的伪影通常不太明显。由于衰减校正，PET/CT 融合图像上金属植入物区域的金属伪影可以显示更高的 FDG 亲和力（Goerres 等，2003）。因此，为了避免假阳性结果，还应评估非衰减校正图像。

图 8.7　导致伪影的金属植入物的矢状位 T2-W（a）和 DWI（b）MRI 图像。与矢状位 T2-W 图像（白色圆圈）相比，由于在 C4~C7 水平存在金属植入物，矢状位 DWI 显示出更广泛的伪影。在 DWI MRI 图像上无法在这些水平上评估脊椎骨髓和周围软组织

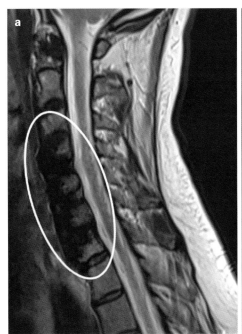
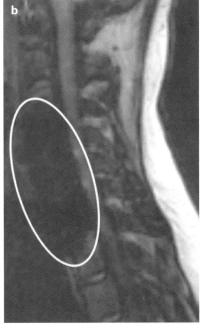

表 8.4　关于减少金属相关伪影的 MRI 采集参数调整建议

较低的磁场强度（1.5T）
使用非铁磁性金属植入物（即钛）
前后方向的频率编码
小的视窗
薄层（4mm）
增加接收器带宽（142.86kHz）
FSE 序列（而不是 SE 或 GRE 序列）
化学位移成像技术或 STIR 技术（而不是基于射频的脂肪抑制）
VAT 技术
MSI 技术
多光谱 DWI 技术

放射标记白细胞显像在医源性脊柱感染诊断中的作用是有限的。在超过 50% 的病例中，放射标记的白细胞显像没有显示感染区域的活性增加（Gemmel 等，2010）。这是由于放射性标记的白细胞向受感染和水肿的椎体迁移不良所致。相反，放射标记的白细胞可以正确地识别椎体外软组织感染。

8.6.2 定位

8.6.2.1 脊柱炎

8.6.2.1.1 术后脊柱炎

在脊柱术后，MRI 上对脊柱炎的识别受到许多因素的干扰。除了内植物在脊柱中潜在的金属伪影外，脊柱炎的椎间盘和椎体改变应与手术后的正常改变区分。手术后，椎间盘的高度通常会降低（Grand 等，1993）。在手术后正常情况下，椎间盘和邻近椎体终板骨髓可以显示信号强度的变化（图 8.8）。在椎体终板中，T1 加权像信号强度降低，T2 加权像信号强度增加，与术后水肿相关，被描述为 Modic Ⅰ 型终板变化（Boden 等，1992；Dufour 等，2005）。对比增强的 T1 加权 MRI 图像可以显示椎体终板上这些水肿区域的增强（Boden 等，1992；Dufour 等，2005）。

在 Van de Kelft 等（1996）的一项研究中，

术后 6 周，所有无症状患者均显示沿手术通道、皮下、硬膜外间隙和（或）椎间盘软组织增强。即使在 6 个月后，大量的无症状患者也表现出持续的硬膜外、椎旁或椎间强化。这很可能与术后肉芽或瘢痕组织形成有关（Van de Kelft 等，1996）。在文献中已经报道了正常的术后椎间盘增强模式。Ross 等（1996）报道了椎间盘上端、下端与椎体终板平行的线性增强带，这是一种正常的术后表现。Boden 等（1992）报道了另一种正常的位于纤维环后部的术后强化（图 8.9）。

在术后脊柱炎中，椎体骨髓水肿（BME）是一个敏感和早期的 MRI 表现，与非医源性脊柱炎相比，更为常见。脊椎 BME 可以是整个椎体的，也可以仅位于椎体后部（图 8.10）。由于直接接种是术后感染的主要传播途径，因此术后脊柱很少出现脊柱孤立性的前部感染（Dufour 等，2005；Kim 等，2017）。术后脊柱炎患者的椎体 BME 表现为水平带状 T1 低信号区和 T2 高信号区，对比剂注射后增强。这不是一种特殊的表现，因为在一些正常的术后病例中也可以看到这些特征（Ross 等，1996；Grane 等，1998）。与正常的术后增强相比，椎间隙感染的强化模式通常更明显和非线性（Ross 等，1996）。

在脊柱炎患者中，与正常术后变化中典型的低信号相比，预期会出现 T2 高信号的椎间盘影（Grand 等，1993）。然而，Boden 等（1992）报道并不是所有脊柱炎患者的椎间盘均有明显的信号改变或强化。在 MRI 上，区分正常术后改变和脊柱炎通常很困难，特别是在术后的前几周和前几个月。在存在非线性椎间盘强化或椎体终板水肿的情况下，术后前 6 个月内，术后椎间盘炎和术后正常的改变往往不能很好地鉴别（Diehn，2012）。受影响的脊柱水平的椎旁或硬膜外软组织肿块是高度提示脊柱炎的一个特征（Van Goethem 等，2000；Salgado 等，2006）。表 8.5 总结了术后正常改

图 8.8 一名几个月前有 L4~L5 水平椎间盘切除术史的 58 岁女性，术后正常的 MRI 变化。术前矢状位 T1（a）和 T2（b）MRI 图像显示 L4~L5 椎间盘突出。术后矢状位 T1（c）和 T2（d）MRI 图像显示 L4~L5 椎间盘 T2 高信号，Modic Ⅰ 型椎体终板改变（白色箭头），伴有轻微的 T1 低信号和 T2 高信号

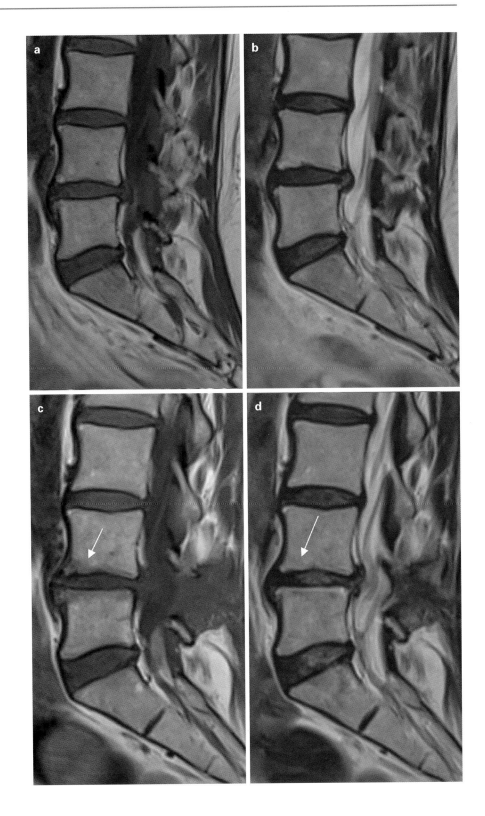

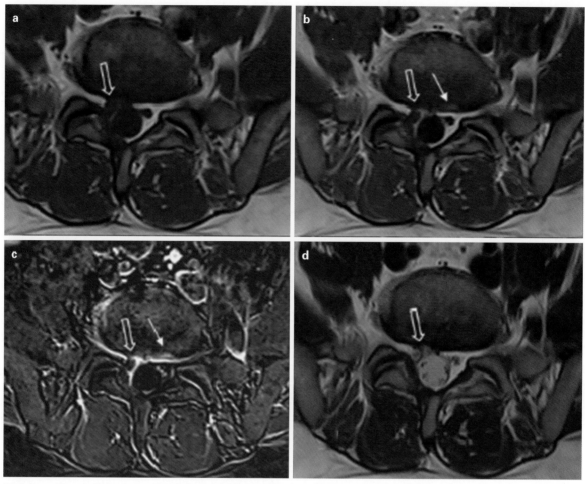

图 8.9 一名 3 年前有 L5~S1 椎间盘切除术史的 38 岁男性的术后 MRI 正常变化。轴位未增强（a）、对比度增强（b）、减影对比增强的 T1-W（c）和 T2-W（d）图像显示右前外侧的硬膜外隙在 T1-W 和 T2-W 序列均呈低信号，并显示轻微的对比增强（白色空心箭头）。纤维环后部显示对比增强（白色箭头）

变和术后脊柱炎的鉴别诊断。

在更严重的病例中，脊柱炎的影像学表现包括椎间隙高度丧失、椎体终板破坏、椎体塌陷以及任何移植物或植入物的移位（Ortiz 等，2018）（图 8.11 和图 8.12）。在愈合的情况下，骨髓将逐渐显示脂肪再转化，导致 T1 高信号和 T2 低信号。愈合的其他可能后遗症是纤维环韧带骨化导致的椎体融合或椎间融合（Visuri 等，2005）（图 8.13）。脊柱炎也应与退行性椎间盘疾病的 Modic Ⅰ 型改变相区分（图 8.14）。在脊柱融合术后的患者中，退行性椎间盘疾病可能发生在椎间盘水平，与术后水平相邻。影像学特征应与术前 MRI 特征进行比较

（Boden 等，1992）。退行性椎间盘疾病的特征包括椎体骨赘形成、真空现象、椎间隙狭窄和椎体终板改变 [Modic 类型 Ⅰ、Ⅱ 和（或）Ⅲ]（Miller，2004；Farshad-Amacker 等，2015）。

1000 b 值的 DWI 结合 ADC 图有利于感染过程的诊断。感染性骨髓的 ADC 平均值明显高于正常骨髓和退行性变椎体终板。Eguchi 等（2011）报道了感染性骨髓炎的 ADC 平均值为 $1.067 \times 10^{-3}\,mm^2/s$，退行性椎间盘疾病半 Modic 改变为 $0.624 \times 10^{-3}\,mm^2/s$。然而，其他研究表明，DWI 在评估椎体骨髓和椎间盘感染过程中的应用有限（Moritani 等，2014）。由于 DWI-EPI 序列上金属植入物附近有明显的顺磁性伪

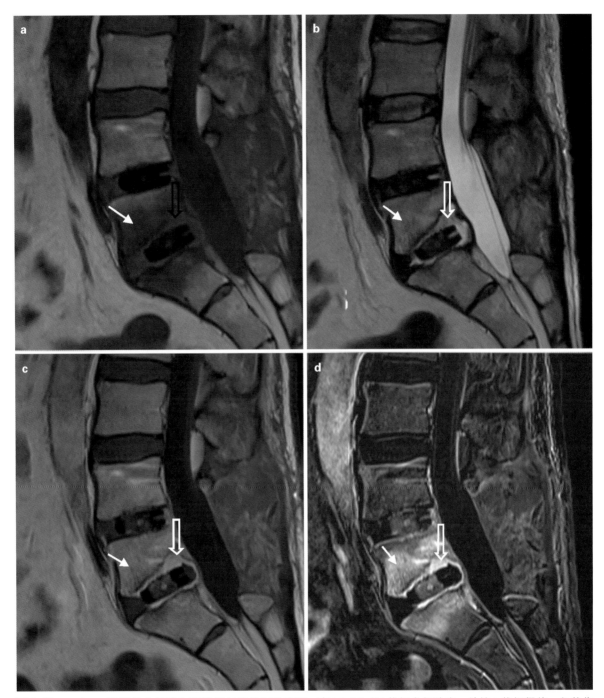

图 8.10 一名 47 岁男性术后发生腰椎间盘炎的 MRI 表现，有 L4~L5~S1 椎间盘切除史，并植入椎间假体。矢状位 T1-W（a）、T2-W（b）、对比增强 T1-W（c）和减影对比增强 T1-W（d）图像显示椎体终板水肿，L5~S1 水平前后对比增强（白色箭头）。椎间盘间隙显示 T2 高信号，周围对比增强（白色空心箭头）

影，该技术在有内固定的脊柱患者中临床应用很少（Eguchi 等，2011；Moritani 等，2014）。如前所述，最近的一项研究表明，通过多光谱技术可以获得顺磁磁化率伪影较少的 DWI 图像（Koch 等，2018）。

[18F] FDG PET/CT 比 MRI 能更可靠地鉴别正常术后改变和脊柱炎。MRI 的特点是不能可靠地区分术后早期脊柱炎和术后 6 个月的正

表 8.5 正常术后改变与术后脊柱炎的影像学鉴别

	术后正常变化	术后脊柱炎
椎体终板水肿	– 没有明确的定位	– 整个终板或仅位于终板后部
椎体终板破坏	– 无椎体终板破坏	– 晚期患者的椎体终板破坏和椎体塌陷
对比度增强模式	– 上下薄层线性强化，平行于椎体终板 – 纤维环后部强化	– 显著非线性强化
软组织	– 没有增强的软组织肿块	– 椎旁或硬膜外增强的软组织肿块
[^{18}F] FDG PET/CT 特点	– 对 [^{18}F] FDG 无亲和力	– 对 [^{18}F] FDG 有亲和力

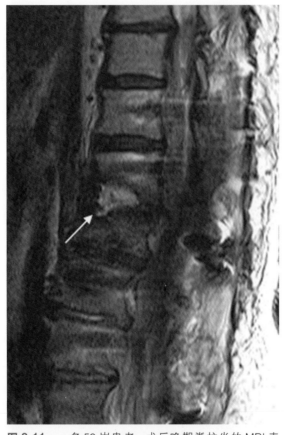

图 8.11 一名 59 岁患者，术后晚期脊柱炎的 MRI 表现，有 T12~S1 椎弓根螺钉后路融合术史。矢状位 T2-W 图像显示 L1~L2 椎体终板破坏，椎间盘 T2 高信号（白色箭头）

常变化。[^{18}F] FDG PET/CT 显示感染的标准摄取值（SUV）比退行性变或未感染的骨髓明显高（Smids 等，2017；Follenfant 等，2019；Rutenberg 等，2019）。^{18}F-FDG PET/CT 的另一个优点是能够识别多灶性感染灶（Smids 等，2017；Rutenberg 等，2019）。与 MRI 相比，

[^{18}F] FDG PET/CT 除了用于初始诊断外，在感染治疗随访中也更可靠（Russo 等，2019）（图 8.15）。MRI 对随访监测治疗反应没有帮助（图 8.16），因为临床特征与随访的 MRI 之间无相关性（Kowalski 等，2007）。

8.6.2.1.2 非术后脊柱炎

在非手术后的情况下，医源性脊柱炎应与退行性椎间盘疾病相鉴别，特别是应与 Modic I 型改变相鉴别。这与 T1 低信号和 T2 高信号的椎体终板水肿相对应。使用钆对比剂后，这些区域可能会增强（Diehn，2012）。可以评估几个特征来区分感染和变性。在退行性椎间盘疾病中，椎间盘通常表现为 T2 低信号，而在脊柱炎中，椎间盘通常表现为 T2 高信号（Diehn，2012）。脊柱旁或硬膜外未见脓肿和椎间盘或椎体终板无强化提示退变性改变。在 CT 上，真空现象、椎体骨赘，以及没有椎体终板的破坏表明椎间盘退行性病变（Miller，2004；Diehn，2012）。与术后脊柱炎不同，非术后脊柱炎常由血源性扩散引起且常常始于椎体终板的前部（Dufour 等，2005）。然而，非术后脊柱炎的其他早期和晚期 MRI 表现与术后脊柱炎病例相似。两个相邻椎体的完全融合可能是晚期后遗症（图 8.17）。

具有 1000 的 b 值和 ADC 图的弥散加权成像（DWI），在评估脊柱炎方面存在争议。Eguchi 等（2011）研究得出结论，DWI 可用于鉴别感染的椎体终板和正常或退变的终板。然而，其他研究发现，DWI 在评估脊柱炎方面

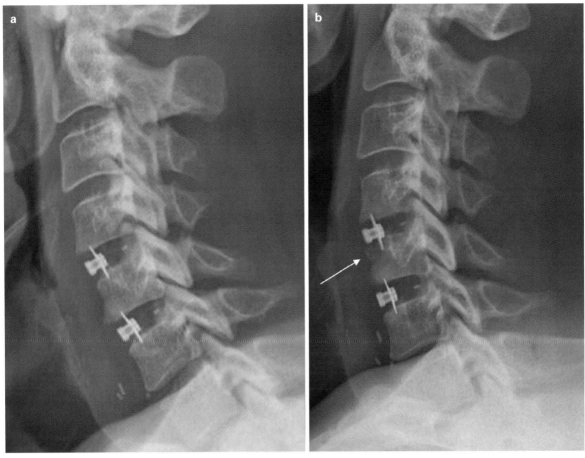

图 8.12　一名 51 岁患者，术后晚期脊柱炎的颈椎侧位 X 线片，患者的椎间盘假体位于 C4~C5 和 C5~C6 水平。a. 术后早期 X 线片未见骨性病变。b. 2 个月后拍摄的 X 线片显示 C5 椎体上终板前部有一个溶骨区（白色箭头）

的应用有限（Moritani 等，2014）。由于非手术脊柱炎中没有金属植入物，SS-EPI DWI 序列可以潜在地用于 MRI 检查。与手术后脊柱炎相似，[18F] FDG 正电子发射断层扫描对非术后脊柱炎有诊断价值，特别是对于早期发现的（Smids 等，2017）。据报道，具备高敏捷性和高特异性的 [18F] FDG PET/CT 已用于鉴别脊柱炎和椎间盘退行性变。然而，在区分感染和恶性肿瘤时，其特异性是有争议的（Smids 等，2017）。

8.6.2.2 硬膜外和椎旁脓肿

与非医源性病例相似，脓肿可以继发于关节突关节感染或椎间盘感染，也可以是孤立性病变。在小关节感染中，脓肿往往扩散到硬膜外腔后部或椎旁肌肉组织（Moritani 等，2014）。在椎间盘炎中，脓肿要么扩散到硬膜外间隙前部，要么扩散到椎旁前间隙（图 8.18）。在颈椎和胸椎，脓肿可能导致纵隔感染、脓胸和心包炎；而在腰椎，可能会发生腰大肌脓肿以及腹膜和盆腔感染（Moritani 等，2014）（图 8.19）。前方硬膜外脓肿倾向于向前和侧方延伸至硬膜囊，导致硬膜囊受压和硬膜外静脉丛充血，最终导致脊髓缺血（Go 等，2012）。在前方的椎旁脓肿中，血管受累可导致血管炎或真菌性动脉瘤，经常影响主动脉（Go 等，2012）。前方硬膜外脓肿应与后方移位后纵韧带（PLL）下的脊柱炎相鉴别。与硬膜外脓肿相反，韧带下型脊柱炎不会扩散到硬膜囊或外侧的椎旁组织，后方由后纵韧带界定。

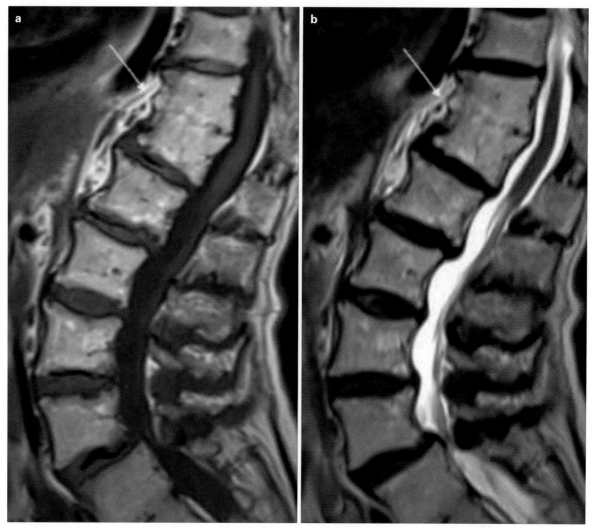

图 8.13　一名 81 岁女性，18 年前有 T11~T12 脊柱炎病史，已治愈的脊柱炎的 MRI 表现。矢状位 T1-W（a）和 T2-W（b）图像显示 T11 和 T12 椎体融合（白色箭头）。融合椎体的骨髓在 T1 和 T2-W 序列上都具有正常脂肪骨髓的典型信号

医源性脓肿的影像学特征与非医源性脓肿相似。脓肿在 CT 上表现为低密度至等密度液体聚集影像。与其他术后液体聚集不同，一些脓肿中可能存在气体（Torres 和 Zakhari，2017）。在 MRI 图像上，大多数脓肿表现为 T1 低信号和 T2 高信号（Jain 等，2014）。蜂窝织炎是一种早期病变，表现为均匀或不均匀强化，而脓肿表现为周边强化和中心脓液形成（Diehn，2012；Yeom 等，2016）。对于没有金属植入物的患者，DWI 在早期发现和随访小脓肿，评估其位置、大小和硬膜囊受压程度方面非常有用（Numaguchi 等，1993；Diehn，

2012；Moritani 等，2014；Yeom 等，2016）。它有助于鉴别脓肿和其他术后积液（Moritani 等，2014；Torres 和 Zakhari，2017）。脓肿通常在 DWI 序列上表现为扩散受限（Moritani 等，2014）。Smids 等（2017）表明 MRI 在检测硬膜外脓肿方面优于［¹⁸F］FDG PET/CT，而［¹⁸F］FDG PET/CT 对椎旁和腰大肌脓肿的敏感性高于 MRI。然而，由于目前文献中关于 MRI 和［¹⁸F］FDG PET/CT 在术后脓肿诊断中价值的研究很少，这些结论应该在未来的研究中进一步证实。另外，脓肿还应与其他术后积液相鉴别（见第 8.6.2.5 节）。

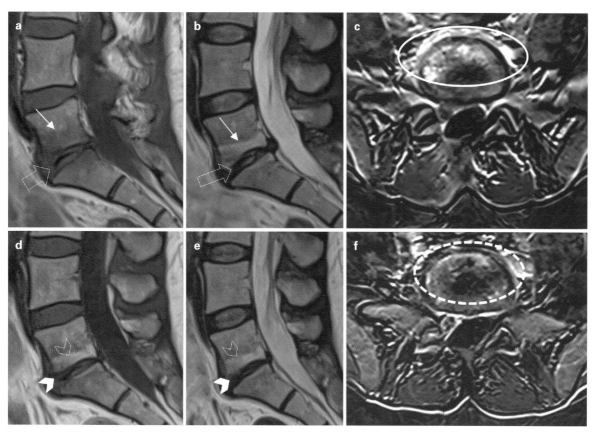

图 8.14 一名 34 岁女性，椎间盘退行性疾病的 MRI 表现，患者在椎间盘切除术后 2 年出现下腰痛。在 L5~S1 水平的矢状位 T1-W（a）和 T2-W（b）和轴位减影对比增强，T1-W（c）图像显示 Modic Ⅰ 型改变，T1 低信号和 T2 高信号区域（白色箭头）和椎体终板的对比增强（白色圆圈）。椎间盘中可见真空现象（白色中空箭头）。3 年后，同一患者的 T1（d）和 T2-W（e）和轴位减影增强 T1-W（f）图像显示椎体终板 Modic Ⅱ 型改变（白色空心箭头），对比增强不明显（虚线白色圆圈）。椎间盘内仍可见真空现象（白色实心箭头）

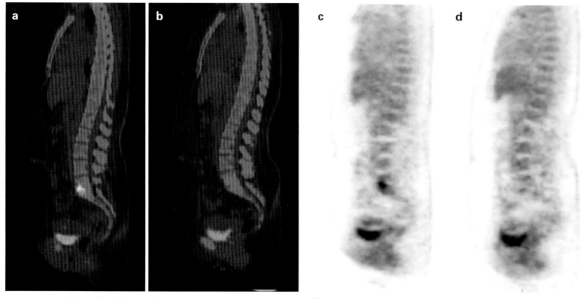

图 8.15 一名 35 岁脊柱炎患者，经抗生素治疗 5 个月后行 [18F] FDG PET/CT 检查。a、c. 初始的 PET/CT 图像显示 L5~S1 水平的 [18F] FDG 亲和力增加。b、d. 5 个月后重复拍摄的图像仅显示最低限度的 [18F] FDG 摄取

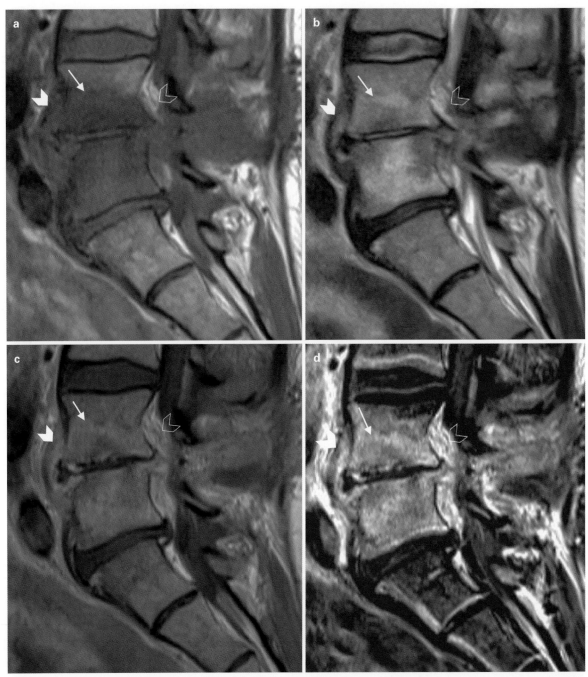

图 8.16 一名有椎间盘切除术史的 41 岁患者术后脊柱炎的 MRI，伴有椎旁和硬膜腹侧外蜂窝织炎。矢状位 T1（a）和 T2-W（b）图像显示 L4~L5 椎间隙狭窄，伴有椎体终板水肿（白色箭头）。椎体终板和前部硬膜外间隙（白色空心箭头尖）和前部椎旁间隙（白色箭头尖）的液体集合在矢状位对比增强（c）和减影对比增强 T1-W（d）图像上显示强化。L5 椎体上终板前角可见骨质破坏。术后首次诊断为脊柱炎后 10 个月行 MRI 随访。矢状位 T1-W（e）、T2-W（f）、对比增强 T1-W（g）和减影对比增强 T1-W（h）图像显示持续的椎体终板水肿并伴有对比增强（白色箭头）。椎体硬化的迹象增多，在 T1 和 T2-W 图像上显示为低信号区域。尽管患者的临床症状有所改善，但椎旁（白色箭头尖）和前硬膜外间隙（白色空心箭头尖）的炎症影像仍然存在

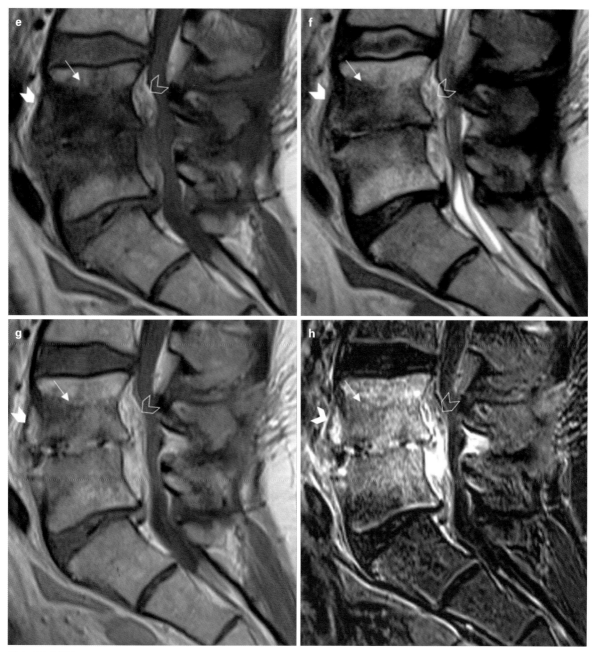

图 8.16（续）

8.6.2.3 小关节感染

医源性小关节感染的影像学表现与非医源性病例相似。传统的 X 线检查会延迟几周发现感染，影像学显示关节面侵蚀和关节间隙增宽。在 CT 上这些特征比 X 线片更早可见，CT 可以评估软组织、硬膜外和椎旁扩展的脓肿（Babic 和 Simpfendorfer，2017）。然而，MRI 依然是最敏感的检查，可显示小关节感染的早期迹象。可见骨质水肿和强化，并伴有关节囊强化和关节间隙因充满积液而增宽（图 8.20）。后期会出现关节和软骨下侵蚀、周围软组织水肿和强化（Torres 和 Zakhari，2017；Talbott 等，2018）。与非医源性小关节感染类似，这些表现通常是单侧的（Babic 和 Simpfendorfer，2017）。脓肿形成可能发生在后硬膜外间隙或椎旁肌肉（Moritani

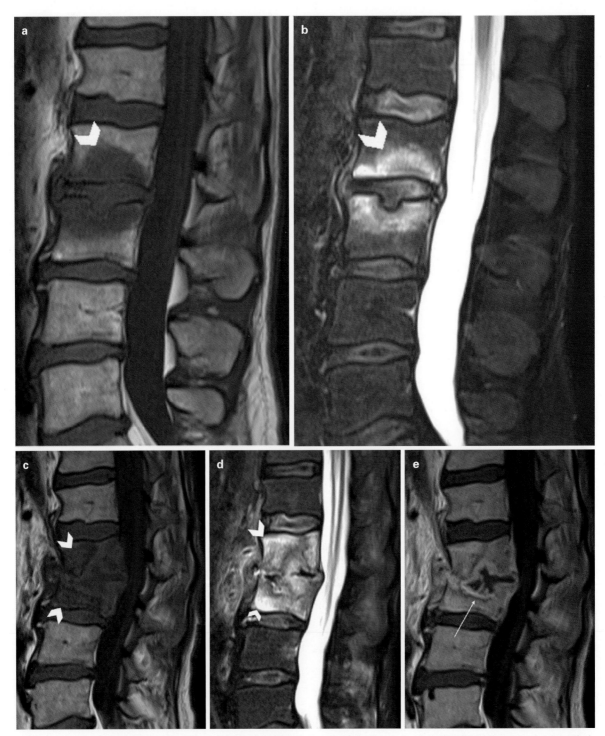

图 8.17 一名 62 岁接受免疫抑制治疗的医源性脊柱炎患者。矢状位 T1-W（a）和脂肪抑制的 T2-W（b）图像在 L2~L3 椎体终板显示明显的 T1 低信号和 T2 高信号的水平条带，对应于椎体终板水肿（白色箭头尖）。L3 椎体上终板中心可见少量侵蚀（白色箭头尖）。这些改变与早期医源性脊柱炎是一致的。该患者随后发展为医源性脊柱炎的晚期改变，在 T1-W 矢状位（c）、脂肪抑制的 T2-W（d）和对比度增强的 T1-W（e）图像，CT（f）和 [18F] FDG PET/CT（g）图像，以及侧位 X 线片（h）上可见。T1-W（c）和 T2-W（d）图像上可见 L2~L3 节段广泛的骨髓水肿（白色箭头尖）。L2 和 L3 椎体终板的中央和后部有广泛的破坏侵蚀，是导致椎体塌陷的早期迹象。L2~L3 椎间盘明显强化，[18F] FDG 摄取增加（白色箭头尖）。7 年后随访的 T1-W（i）和 T2-W（j）图像显示塌陷的 L2 和 L3 椎体（白色箭头尖）完全融合，提示愈合

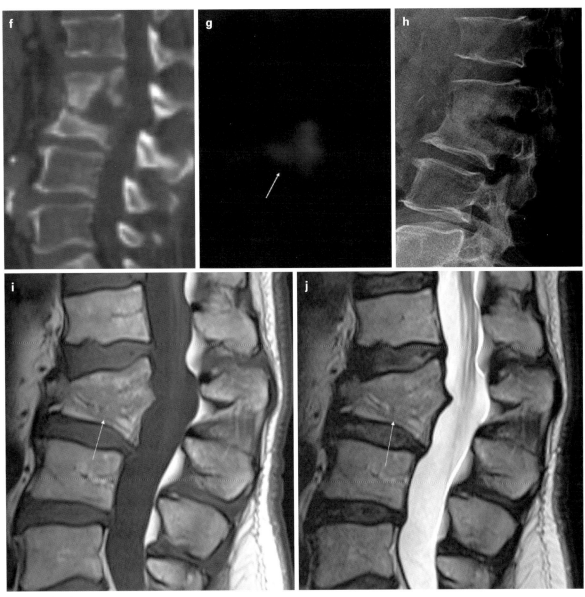

图 8.17（续）

等，2014；Yeom 等，2016）。DWI 有助于检测继发性椎管旁或硬膜外脓肿（Moritani 等，2014）。[18F] FDG PET/CT 对小关节感染有很高的敏感性和阴性预测值（NPV）（Gemmel 等，2010）。在术后早期，它在区分正常术后变化和感染方面比 MRI 有更高的价值。由于其较高的阴性预测值（NPV），[18F] FDG PET/CT 阴性时可排除小关节感染（Follenfant 等，2019；Rutenberg 等，2019）。

脊柱感染的 MRI 表现应与术后正常改变相鉴别。Van de Kelft 等（1996）证实腰椎间盘切除术后 6 个月 53% 的患者小关节强化是正常的。然而，在正常的术后脊柱中，小关节侵蚀、椎旁和硬膜外脓肿是不存在的（Van Goehim 等，2000；Ortiz 等，2018）。MRI 可鉴别小关节退变与感染。在轻症病例中，小关节退变的患者表现为关节间隙变窄和（或）骨赘形成，而中度到重度病例也表现出小关节侵蚀（Berg 等，2019）。关节间隙变窄和骨赘通常在小关节感染中看不到。

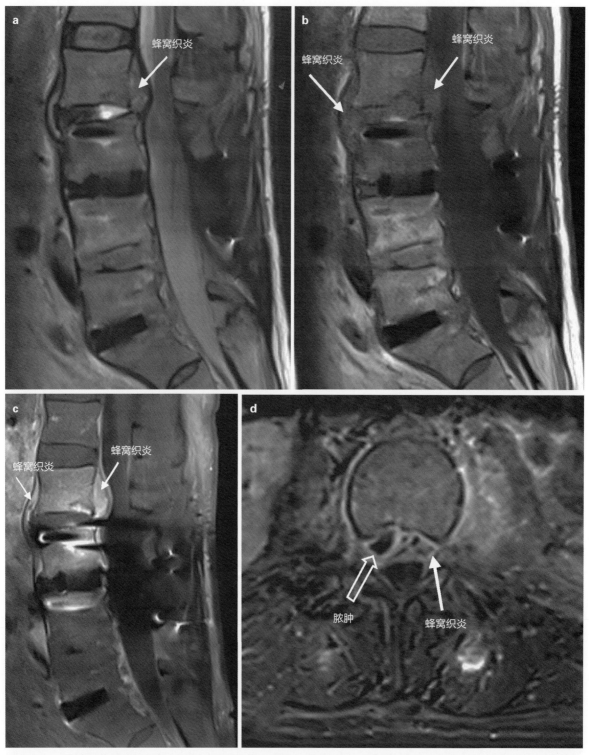

图 8.18 一例有腰椎后路融合病史的 60 岁女性患者，硬膜外脓肿、椎旁和硬膜外蜂窝织炎的 MRI。矢状位 T2-W（a）、T1-W（b）和对比增强 T1-W（c）图像显示椎体终板增强，椎间盘 T2 高信号。注意椎旁和硬膜外静脉，在矢状位 T1-W（c）图像和在 L3 水平获得的轴位减影对比增强 T1-W（d）图像上有对比增强（白色箭头）。硬膜外间隙右侧的外周对比增强聚集（白色空心箭头），表示硬膜外脓肿

8.6.2.4 脊髓脊膜炎

医源性脊髓炎和脑膜炎的影像学特征与非医源性病例相似。在急性期早期，脑膜呈

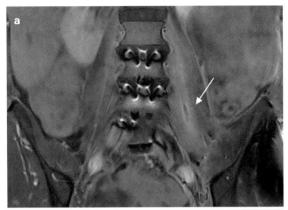

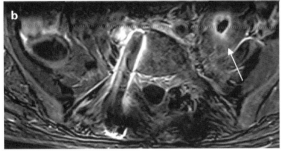

图 8.19 例术后腰大肌脓肿患者的 MRI。冠状位脂肪抑制对比增强 T1-W（a）和轴位减影对比增强 T1-W（b）图像显示左侧腰大肌的周边对比增强集合（白色箭头）

线状、局灶性结节状或斑片状增强，未增强序列上无任何特征（Tali 等，2015）。在晚期病例中，可以看到脑膜增厚、神经根增粗和脑脊液（CSF）间隙闭塞，并可能扩散到脊髓（Tali 等，2015）。脊髓炎表现为 T1 低信号和 T2 高信号，脊髓弥漫性肿大，体征与水肿区域相一致（图 8.21）。T2 加权像上高信号稍弱的中心区域可能对应于感染区域。病变可表现为均匀或不均匀增强（Tali 等，2015）。

8.6.2.5 鉴别诊断

8.6.2.5.1 血肿

各种术后椎旁积液可能与脓肿相似（表8.6）。在典型病例中，手术干预后数小时至数天出现术后血肿（Salgado 等，2006）。其影像学特征取决于血肿所处时期（表 8.7）。急性期血肿在 CT 上表现为肌肉高密度至等密度影，在 T1 和 T2 加权 MRI 图像上表现为不均匀信号，在 GRE 序列上表现为低密度信号（Jain 等，2014）。在亚急性期，血肿呈 T1 和 T2 高信号（图 8.22）。在慢性期，血肿逐渐表现为液体信号强度，呈 T1 低信号和 T2 高信号，CT 表现为低密度（Hancock 和 Quencer，

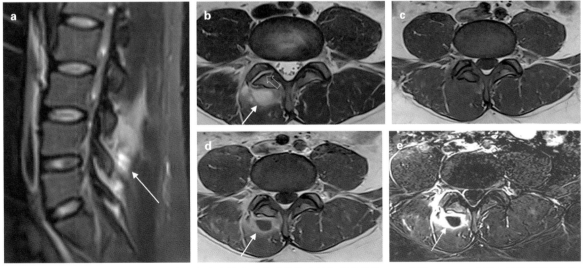

图 8.20 一例 33 岁男性，接受甲泼尼龙治疗的小关节感染伴广泛椎旁脓肿的 MRI 表现。L4~L5 水平矢状位脂肪抑制图像（a）和 L4~L5 轴位 T2-W（b）图像显示右侧小关节间隙增宽（白色空心箭头），椎体旁肌肉组织中广泛的水肿和脓肿从 L3 水平延伸到 S1 水平。轴位 T1-W（c、d）和减影增强 T1-W（e）图像显示关节囊强化和邻近脓肿

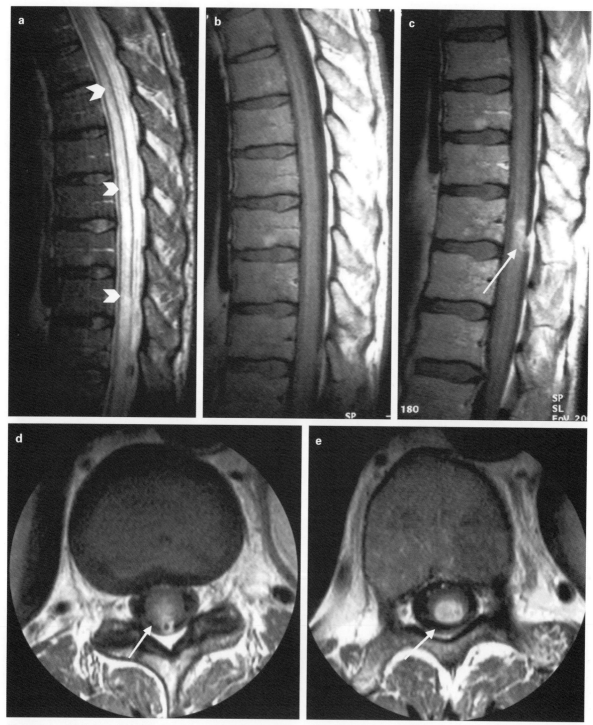

图 8.21 一例使用吗啡导管的脊髓脊膜炎患者的 MRI 表现。矢状位 T2-W（a）图像显示脊髓内广泛的多节段高信号，与水肿区域相对应（白色箭头）。矢状位 T1-W（b）、对比增强 T1-W（c）和轴位对比增强 T1-W（d、e）图像显示局部脊膜病灶强化并在同一个椎体水平扩散到脊髓（白色箭头）

2008；Moritani 等，2014）。血肿可能显示轻微的周边强化（Jain 等，2014）。血肿可在慢性期 DWI 上显示扩散限制，阻碍与脓肿的鉴别（Moritani 等，2014）。

8.6.2.5.2 血清肿

血清肿含有淋巴液，可能被纤维组织包

表 8.6 鉴别脓肿与其他术后积液的影像学特征

	脓肿	血肿	血清肿	假性脊膜膨出
弥散限制	是	可能出现在慢性期	否	否
对比度增强	厚边缘增强	轻度周边增强	轻度周边增强	轻度周边增强
T1-WI 特征	低信号	取决于所处血肿期	低信号	低信号
T2-WI 特征	高信号	取决于所处血肿期	高信号	高信号

表 8.7 鉴别不同血肿期的影像学特征

	急性期（24h）	亚急性期（2周）	慢性期（＞2周）
T1-WI	混杂	高信号	低信号
T2-WI	混杂	高信号	高信号
弥散限制	否	否	可能
CT	高密度至等密度	等密度至低密度	低密度

裹。在所有影像学检查中，它都表现为液体聚集，超声检查为无回声或低回声，CT 检查为低密度。在 MRI 上，血清肿表现为 T1 低信号和 T2 高信号，在 DWI 上没有弥散限制（Hancock 和 Quencer，2008；Jain 等，2014）（图 8.23 和图 8.24）。可能存在小的出血灶，超声上回声增强，CT 上高密度，轴位 T2 加权 MRI 图像上有小的液 – 液平面（Jain 等，2014）。

8.6.2.5.3 假性脊膜膨出

假性脊膜膨出代表脑脊液聚集，从硬脑膜囊延伸到椎旁软组织，由反应性增生的纤维组织包围。它发生在手术中硬脊膜撕裂后（Salgado 等，2006）。它通常表现为不规则或分叶状的聚集，具有液体成像特征，毗邻硬膜囊和外科骨缺损（Jain 等，2014）。与脓肿中较厚的增强边缘相比，可以看到轻微的周边强化（Hancock 和 Quencer，2008；Jain 等，2014）。硬脑膜渗漏有时在 MRI 上可见 T2 低信号区域，表明脑脊液流出（Hancock 和 Quencer，2008）。在其他情况下，即时和延迟的骨髓造影后 CT 图像可能显示硬脑膜渗漏（Jain 等，2014）。

8.7 治疗

CT 引导下的脊柱活检对于脊柱炎和小关节感染都是必要的，这有利于分离病原体并进行适当的抗生素治疗。应获取用于微生物分析、培养和组织病理学检查的标本。此外，椎旁软组织、椎间盘和软骨下骨的多个活检样本对于优化诊断效率是必要的。然而，脊柱活检的诊断率相当低，约为 48%（Mazzie 等，2014；Talbott 等，2018）。最好在开始抗生素治疗前进行活检。

最初，脊柱感染需要使用抗生素和制动进行保守治疗（Babic 和 Simpfendorfer，2017；Di Martino 等，2019）。抗生素治疗应根据培养结果进行调整（如有）。或者，可以开始经验性治疗。对于保守治疗失败、椎体畸形和硬膜外脓肿引起的神经症状患者，需要通过清创坏死组织、减压和脓肿引流进行手术治疗（Mazzie 等，2014）。在脊柱融合的患者中，感染早期和感染晚期的治疗是不同的。在早期感染中，如果脊柱融合尚未完成，尽可能不要取出脊柱植入物。在感染晚期，脊柱融合已建立，应取出内固定（Di Martino 等，2019）。硬膜外脓肿的治疗与腰大肌脓肿不同。由于硬膜受压，硬膜外脓肿需要紧急手术减压，腰大肌脓肿通常用抗生素保守治疗（Babic 和 Simpfendorfer，2017）。然而，较大的腰大肌脓肿通常需要经皮引流（Mazzie 等，2014）。

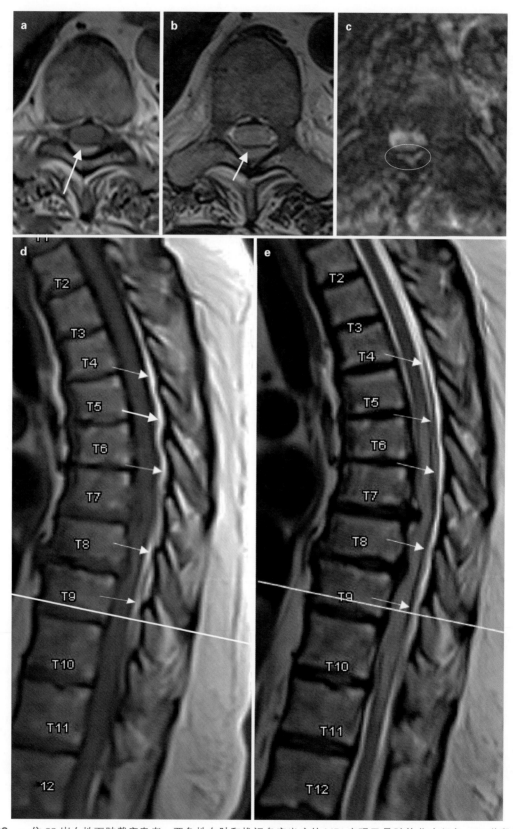

图 8.22 一位 69 岁女性下肢截瘫患者，亚急性血肿和椎间盘突出症的 MRI 表现及骨髓软化症征象。T9 节段的轴位 T1-W（a）、T2-W（b）和 SWI（c）（矢状位图像上的白线），以及矢状位的 T1-W（d）和 T2-W（e）图像显示 T3~T9 节段的 T1-W 和 T2-W 高信号硬膜后外聚集（白色箭头），轴位 SWI 显示周边低信号（白色圆圈）。脊髓呈 T2 高信号，与水肿区相对应。T7~T8 和 T8~T9 节段可见椎间盘突出，压迫脊髓

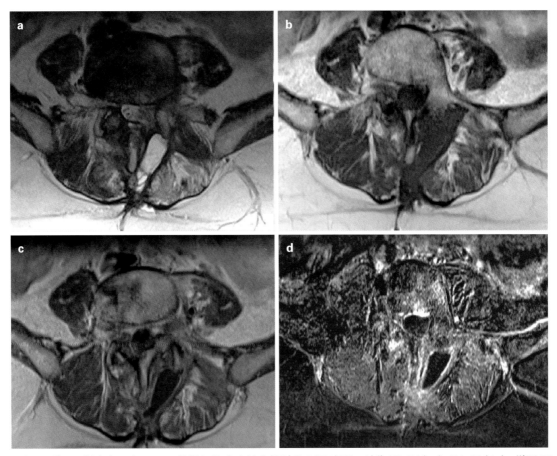

图 8.23　一位 65 岁患者，有 L4~L5 椎板切除病史的血清肿的 MRI 表现。轴位 T2-W（a）、T1-W（b）、增强 T1-W（c）和减影增强 T1-W（d）图像显示显微椎板切除部位硬膜囊附近有分叶状液体聚集，延伸至椎旁软组织。这个聚集液体为 T2 高信号和 T1 低信号，与脑脊液信号相似。积液具有轻微的周边对比增强

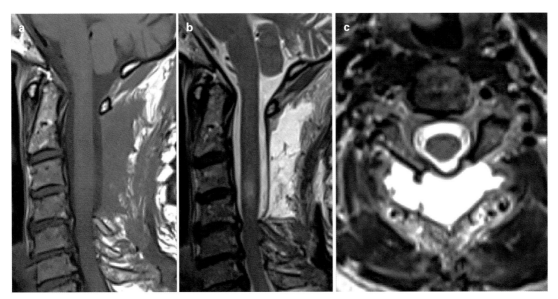

图 8.24　一位 70 岁女性，行 C2~C4 椎板切除的血清肿 MRI。矢状位 T1-W（a）和 T2-W（b）以及 C2~C3 水平的轴位 T2-W（c）图像显示硬膜外后间隙有液体聚集，T2 高信号和 T1 低信号，与脑脊液类似。积液与硬膜囊没有联系。脊髓在 C3~C4 水平有一个 T2 高信号区，与脊髓软化相一致。C4~C5 和 C5~C6 水平存在椎间盘突出

可以采取几种预防措施来避免医源性脊柱感染。预防性使用抗生素是脊柱手术中的一项重要措施，应在手术前至术后 24~48h 使用（Che 等，2011）。用清洗液或稀释的聚维酮碘溶液冲洗脊柱伤口被认为是有效的预防方法（Gerometta 等，2012a、b）。在导管相关的脊柱感染中，例如在血液透析患者中，最大限度地减少使用久置导管和治疗其他导管相关的感染是必要的预防措施（García-García 等，2010）。对于免疫功能低下的患者，可以采取预防性措施，如预防性使用抗生素。骨髓移植后，抗真菌预防可显著减少真菌感染（Morrison 等，1993）。

8.8 结论

对于临床怀疑医源性脊柱感染的患者，MRI 是首选的影像学检查方法。如果脊柱存在金属植入物，应调整影像学检查方案。常规 X 线检查和 CT 在早期医源性脊柱感染的检测中作用有限。在术后早期，MRI 很难鉴别脊柱感染与正常的术后变化，无论是脊柱炎还是小关节感染都是如此。脓肿可以与其他术后脊柱感染相鉴别，在没有金属植入物的情况下，可以通过 DWI 和 ADC 进行检测评估。当 MRI 对医源性脊柱感染的诊断不确定时，应采用 [^{18}F] FDG PET/CT 检查。

参考文献

[1] Allouni AK, Davis W, Mankad K et al (2013) Modern spinal instrumentation. Part 2: multimodality imaging approach for assessment of complications. Clin Radiol 68:75–81.

[2] Ariyanayagam T, Malcolm PN, Toms AP (2015) Advances in metal artifact reduction techniques for periprosthetic soft tissue imaging. Semin Musculoskelet Radiol 19:328–334.

[3] Arun R, Al-Nammari SS, Mehdian SMH (2007) Multilevel vertebral osteomyelitis and facet joint infection following epidural catheterisation. Acta Orthop Belg 73:665–669.

[4] Babic M, Simpfendorfer CS (2017) Infections of the spine. Infect Dis Clin North Am 31:279–297.

[5] Berg L, Thoresen H, Neckelmann G et al (2019) Facet arthropathy evaluation: CT or MRI? Eur Radiol 29:4990–4998.

[6] Blam OG, Vaccaro AR, Vanichkachorn JS et al (2003) Risk factors for surgical site infection in the patient with spinal injury. Spine (Phila Pa 1976) 28:1475–1480.

[7] Boden SD, Davis DO, Dina TS et al (1992) Postoperative diskitis: distinguishing early MR imaging findings from normal postoperative disk space changes. Radiology 184:765–771.

[8] Bosnak VK, Karaoglan I, Erkutlu I, Namiduru M (2017) Nosocomial spondylodiscitis after intradiscal electrothermal therapy: case series. J Pak Med Assoc 67:1290–1292.

[9] Cervan AM, Colmenero JDD, Del Arco A et al (2012) Spondylodiscitis in patients under hemodialysis. Int Orthop 36:421–426.

[10] Chahoud J, Kanafani Z, Kanj SS (2014) Surgical site infections following spine surgery: eliminating the controversies in the diagnosis. Front Med 1:1–10.

[11] Che W, Li RY, Dong J (2011) Progress in diagnosis and treatment of cervical postoperative infection. Orthop Surg 3:152–157.

[12] Clifton T, Selby M (2018) Epidural abscess from prolotherapy: a cautionary tale. ANZ J Surg 88:E216–E217.

[13] Cook NJ, Hanrahan P, Song S (1999) Paraspinal abscess following facet joint injection. Clin Rheumatol 18:52–53.

[14] Corso FA, Wolfe BM, Shaul DB (1995) Spinal osteomyelitis after TPN catheter-induced septicemia. J Parenter Enter Nutr 19:291–295.

[15] Di Martino A, Papalia R, Albo E et al (2019) Infection after spinal surgery and procedures. Eur Rev Med Pharmacol Sci 23:173–178.

[16] Diehn FE (2012) Imaging of spine infection. Radiol Clin North Am 50:777–798.

[17] Douglas-Akinwande AC, Buckwalter KA, Rydberg J et al (2006) Multichannel CT: evaluating the spine in postoperative patients with orthopedic hardware. Radiographics 26:S97–S111.

[18] Dufour V, Feydy A, Rillardon L et al (2005) Comparative study of postoperative and spontaneous pyogenic spondylodiscitis. Semin Arthritis Rheum 34:766–771.

[19] Eguchi Y, Ohtori S, Yamashita M et al (2011) Diffusion magnetic resonance imaging to differentiate degenerative from infectious endplate abnormalities in the lumbar spine. Spine (Phila Pa 1976) 36:198–202.

[20] Ethier J, Mendelssohn DC, Elder SJ et al (2008) Vascular access use and outcomes: an international perspective from the dialysis outcomes and practice patterns study. Nephrol Dial Transplant 23:3219–3226.

[21] Falagas ME, Bliziotis IA, Mavrogenis AF, Papagelopoulos PJ (2006) Spondylodiscitis after facet joint steroid injection: a case report and review of the literature. Scand J Infect Dis 38:295–299.

[22] Farshad-Amacker NA, Farshad M, Winklehner A, Andreisek G (2015) MR imaging of degenerative disc disease. Eur J Radiol 84:1768–1776.

[23] Follenfant E, Balamoutoff N, Lawson-Ayayi S et al (2019) Added value of [18F]fluorodeoxyglucose positron emission tomography/computed tomography for the diagnosis of post-operative instrumented spine infection. Joint Bone Spine 86:503–508.

[24] García-García P, Rivero A, Del Castillo N et al (2010) Infectious spondylodiscitis in hemodialysis. Semin Dial 23:619–626.

[25] Gemmel F, Rijk PC, Collins JMP et al (2010) Expanding role of 18F-fluoro-d-deoxyglucose PET and PET/CT in spinal infections. Eur Spine J 19:540–551.

[26] Gerometta A, Bittan F, Rodriguez Olaverri JC (2012a) Postoperative spondilodiscitis. Int Orthop 36:433–438.

[27] Gerometta A, Olaverri JCR, Bitan F (2012b) Infections in spinal instrumentation. Int Orthop 36:457–464.

[28] Gezici AR, Ergün R (2010) Cervical epidural abscess in haemodialysis patients by catheter related infection: report of two cases. J Korean Med Sci 25:176–179.

[29] Giri U, Thavalathil BC, Varghese R, Regional A (2014) Vertebral osteomyelitis in an immunosuppressed patient with rheumatoid arthritis. BMJ Case Rep 2014:9–11.

[30] Go JL, Rothman S, Prosper A et al (2012) Spine infections. Neuroimaging Clin North Am 22:755–772.

[31] Goerres GW, Ziegler SI, Burger C et al (2003) Artifacts at PET and PET/CT caused by metallic hip prosthetic material. Radiology 226:577–584.

[32] Grand CM, Bank WO, Balériaux D et al (1993) Gadolinium enhancement of vertebral endplates following lumbar disc surgery. Neuroradiology 35:503–505.

[33] Grane P, Josephsson A, Seferlis A, Tullberg T (1998) Septic and aseptic post-operative discitis in the lumbar spine—evaluation by MR imaging. Acta Radiol 39:108–115.

[34] Haidar R, Najjar M, Der Boghossian A, Tabbarah Z (2010) Propionibacterium acnes causing delayed postoperative spine infection: review. Scand J Infect Dis 42:405–411.

[35] Hancock C, Quencer R (2008) Challenges and pitfalls in postoperative spine imaging. Appl Radiol 37:23–34.

[36] Hooten WM, Mizerak A, Carns PE, Huntoon MA (2006) Discitis after lumbar epidural corticosteroid injection: a case report and analysis of the case report literature. Pain Med 7:46–51.

[37] Jain NK, Dao K, Ortiz AO (2014) Radiologic evaluation and management of postoperative spine paraspinal fluid collections. Neuroimaging Clin N Am 24:375–389.

[38] Jiménez-Mejías ME, de Dios Colmenero J, Sánchez-Lora FJ et al (1999) Postoperative spondylodiskitis: etiology, clinical findings, prognosis, and comparison with nonoperative pyogenic spondylodiskitis. Clin Infect Dis 29:339–345.

[39] Jungmann PM, Agten CA, Pfirrmann CW, Sutter R (2017) Advances in MRI around metal. J Magn Reson Imaging 46:972–991.

[40] Kalenderov R, Soukratos N, Kirat Rai P, Warsi A (2018) Early presentation of vertebral osteomyelitis following a transrectal ultrasound-guided prostate biopsy with delayed radiological findings. BMJ Case Rep 11:10–12.

[41] Kim SJ, Lee SH, Chung HW et al (2017) Magnetic resonance imaging patterns of post-operative spinal infection: relationship between the clinical onset of infection and the infection site. J Korean Neurosurg Soc 60:448–455.

[42] Koch KM, Bhave S, Gaddipati A et al (2018) Multispectral diffusion-weighted imaging near metal implants. Magn Reson Med 79:987–993.

[43] Kowalski TJ, Layton KF, Berbari E et al (2007) Follow-up MR imaging in patients with pyogenic spine infections: lack of correlation with clinical features. AJNR Am J Neuroradiol 28:693–699.

[44] Lotfinia I, Vahedi P (2010) Late-onset post-diskectomy tuberculosis at the same operated lumbar level: case report and review of literature. Eur Spine J 19:226–232.

[45] Lou XF, Wu RH, Xu SZ, Lin XJ (2010) Spinal tuberculosis in post-liver transplantation patients: case reports. Transpl Infect Dis 12:132–137.

[46] Maragakis LL, Cosgrove SE, Martinez EA et al (2009) Intraoperative fraction of inspired oxygen is a modifiable risk factor for surgical site infection after spinal surgery. Anesthesiology 110:556–562.

[47] Mazzie JP, Brooks MK, Gnerre J (2014) Imaging and management of postoperative spine infection. Neuroimaging Clin N Am 24:365–374.

[48] McDermott H, Bolger C, Humphreys H (2012) Postprocedural discitis of the vertebral spine: challenges in diagnosis, treatment and prevention. J Hosp Infect 82:152–157.

[49] McLellan AM, Daniel S, Corcuera-Solano I et al (2014) Optimized imaging of the postoperative spine. Neuroimaging Clin N Am 24:349–364.

[50] Miller TT (2004) Imaging of disk disease and degenerative spondylosis of the lumbar spine. Semin Ultrasound CT MRI 25:506–522.

[51] Moritani T, Kim J, Capizzano AA et al (2014) Pyogenic and non-pyogenic spinal infections: emphasis on diffusion-weighted imaging for the detection of abscesses and pus collections. Br J Radiol 87:20140011.

[52] Morrison W, Schweitzer M, Bock G et al (1993) Diagnosis of osteomyelitis: utility of fat-suppressed contrast-enhanced MR imaging. Radiology 189:251–257.

[53] Nouh MR (2012) Spinal fusion-hardware construct: basic concepts and imaging review. World J Radiol 4:193–207.

[54] Numaguchi Y, Rigamonti D, Rothman MI et al (1993) Spinal epidural abscess: evaluation with gadolinium-enhanced MR imaging. Radiographics 13:545–559.

[55] Ortiz AO, de Moura A, Johnson BA (2018) Postsurgical spine: techniques, expected imaging findings, and complications. Semin Ultrasound CT MRI 39:630–650.

[56] Pull ter Gunne A, Cohen D (2009) Incidence of surgical site infection following adult spinal surgery and analysis of prevalence of risk factors. Spine J 34:1422–1428.

[57] Rassner U (2019) Pearls and pitfalls of spine imaging. Radiol Clin North Am 57:233–255.

[58] Ross JS, Zepp R, Modic MT (1996) The postoperative lumbar spine: enhanced MR evaluation of the intervertebral disk. AJNR Am J Neuroradiol 17:323–331.

[59] Russo A, Graziano E, Carnelutti A et al (2019) Management of vertebral osteomyelitis in an 8-year period: the UDIPROVE (UDIne PROtocol on VErtebral osteomyelitis). Int J Infect Dis 89:116–121.

[60] Rutenberg TF, Baruch Y, Ohana N et al (2019) The role of F-Fluorodeoxyglucose positron-emission tomography/computed tomography in the diagnosis of postoperative hardware-related spinal infections. Isr Med Assoc J 21:532–537.

[61] Salgado R, Van Goethem JWM, van den Hauwe L, Parizel PM (2006) Imaging of the postoperative spine. Semin Roentgenol 41:312–326.

[62] Skaf GS, Domloj NT, Fehlings MG et al (2010) Pyogenic spondylodiscitis: an overview. J Infect Public Health 3:5–16.

[63] Smids C, Kouijzer IJE, Vos FJ et al (2017) A comparison of the diagnostic value of MRI and 18F-FDGPET/CT in suspected spondylodiscitis. Infection 45:41–49.

[64] Smith JS, Shaffrey CI, Sansur CA et al (2011) Rates of infection after spine surgery based on 108,419 procedures: a report from the Scoliosis Research Society morbidity and mortality committee. Spine (Phila Pa 1976) 36:556–563.

[65] Stradiotti P, Curti A, Castellazzi G, Zerbi A (2009) Metal-related artifacts in instrumented spine. Techniques for reducing artifacts in CT and MRI: state of the art. Eur Spine J 18:102–108.

[66] Subach BR, Copay AG, Martin MM et al (2012) Epidural abscess and cauda equina syndrome after percutaneous intradiscal therapy in degenerative lumbar disc disease. Spine J 12:e1–e4.

[67] Talbott JF, Shah VN, Uzelac A et al (2018) Imaging-based approach to extradural infections of the spine. Semin Ultrasound CT MRI 39:570–586.

[68] Tali ET, Oner AY, Koc AM (2015) Pyogenic spinal infections. Neuroimaging Clin N Am 25:193–208.

[69] Taşdemiroglu E, Sengöz A, Bagatur E (2004) Iatrogenic spondylodiscitis. Case report and review of literature. Neurosurg Focus 16:1–5.

[70] Torres C, Zakhari N (2017) Imaging of spine infection. Semin Roentgenol 52:17–26.

[71] Van De Kelft EJZ, Van Goethem JWM, De La Porte C, Verlooy JSA (1996) Early postoperative gadolinium-DTPA-enhanced MR imaging after successful lumbar discectomy. Br J Neurosurg 10:41–49.

[72] Van Goethem JWM, Parizel PM, Verlooy J, De Schepper AMA (2000) The value of MRI in the diagnosis of postoperative spondylodiscitis. Neuroradiology 42:580–585.

[73] Van Goethem JWM, Parizel PM, Jinkins JR (2002) Review article: MRI of the postoperative lumbar spine. Neuroradiology 44:723–739.

[74] Veeravagu A, Patil CG, Lad SP, Boakye M (2009) Risk factors for postoperative spinal wound infections after spinal decompression and fusion surgeries. Spine (Phila Pa 1976) 34:1869–1872.

[75] Venugopal Menon K, Sorour TMM (2016) Epidemiologic and demographic attributes of primary spondylodiscitis in a Middle Eastern population sample. World Neurosurg 95:31–39.

[76] Visuri T, Pihlajamäki H, Eskelin M (2005) Long-term vertebral changes attributable to postoperative lumbar discitis: a

retrospective study of six cases. Clin Orthop Relat Res 97–105.

[77] Weingarten TN, Hooten WM, Huntoon MA (2006) Septic facet joint arthritis after a corticosteroid facet injection. Pain Med 7:52–56.

[78] Weinstein MA, McCabe JP, Cammisa J (2000) Postoperative spinal wound infection: a review of 2,391 consecutive index procedures. J Spinal Disord 13:422–426.

[79] Yeom JA, Lee IS, Suh HB et al (2016) Magnetic resonance imaging findings of early spondylodiscitis: interpretive challenges and atypical findings. Korean J Radiol 17:565–580.

[80] Zou YF, Chu B, Wang CB, Hu ZY (2015) Evaluation of MR issues for the latest standard brands of orthopedic metal implants: plates and screws. Eur J Radiol 84:450–457.

第九章 化脓性硬膜外脓肿的影像学

Hong Chou, Teck Yew Chin, Wilfred C. G. Peh

仪洋洋 / 译
任莉荣 / 校

目录

摘要

硬膜外脓肿是一种罕见但严重的感染，影响椎管，如果治疗延迟，有可能导致严重并发症，如脊髓压迫和脊髓梗死，最终导致瘫痪。尽管医学知识和影像学技术在不断进步，但由于其起病隐匿及非特异性的临床症状，在发病最初往往会被误诊。脊柱疼痛、发热和神经功能障碍的经典三联征在最初表现时通常不存在，因此仅根据临床表现进行诊断具有挑战性。影像学对这种情况的评估和早期发现起着至关重要的作用，可以及时治疗以改善预后和临床结果。本章描述了脊柱感染中化脓性脓肿的各种影像学技术的使用，特别是磁共振成像（MRI），这是诊断该类疾病的首选方式。

缩写

CRP	C-Reactive Protein C- 反应蛋白
CSF	Cerebrospinal Fluid 脑脊液

CT	Computed Tomography	
	计算机断层扫描	
ESR	Erythrocyte Sedimentation Rate	
	红细胞沉降率	
MRI	Magnetic Resonance Imaging	
	磁共振成像	
SEA	Spinal Epidural Abscess	
	脊髓硬膜外脓肿	
STIR	Short Tau Inversion Recovery	
	短时反转恢复序列	
T1-W	T1-Weighted	
	T1 加权像	
T2-W	T2-Weighted	
	T2 加权像	
WBC	White Blood Cell Count	
	白细胞计数	

9.1 引言

脊髓硬膜外脓肿（Spinal Epidural Abscess, SEA）定义为硬脊膜外间隙感染并有脓肿形成，也被称为硬脊膜外积脓。它通常由邻近的脊柱炎通过血源性播散和直接蔓延引起。如果不及时治疗，由于脊髓受压和缺血性损伤可导致严重的神经系统并发症，也可能发展为危及生命的脓毒症。SEA 的诊断常常由于其发病的隐匿性和非特异性的临床表现而被延误。脊髓受压、进行性神经功能缺损或持续剧烈疼痛被认为是感染性紧急情况，需要紧急干预。及时诊断和治疗对于预防不良后果和改善预后至关重要。

据报道，在 20 世纪 70 年代，SEA 的相对发病率在住院患者中为 0.2/10 000~1.2/10 000（Baker 等，1975）。在过去的数十年里，在住院患者中的发病率已经上升至 2.5/10 000~3/10 000。这一增长归因于易感因素的增多，例如人口老龄化、糖尿病、慢性肾衰竭、免疫缺陷、局部类固醇注射、越来越多地使用

脊柱器械和血管通路建立以及静脉药物的滥用（Darouiche，2006；Sendi 等，2008；Go 等，2012）。这也可以部分解释为先进影像学技术的广泛应用和使用，提高了以前未被诊断的 SEA 的检出率（Sendi 等，2008）。尽管 SEA 在所有年龄均可发病，但据报道，该疾病的发病率最高的年龄段是在 50~70 岁之间，且多数为男性（Hlavin 等，1990；Rigamonti 等，1999）。

9.2 解剖学与发病机制

了解脊柱的血管解剖学知识对于理解脊柱感染的发病机制很重要。动脉供应的基本排布方式是在每个椎体水平上由成对横向节段血管组成的节段性网格，通过各种纵向交通支连接。节段动脉的起源在不同水平上有所不同。在颈椎和上胸椎，它们分别来自椎动脉和锁骨下动脉分支。胸腰椎的大部分血供由降主动脉和髂动脉背侧的节段动脉供应。节段动脉沿椎体赤道面走行于每个椎体周围，向椎体终板和中央发出干骺端和营养分支（Ratcliffe，1980）。

感染性脊柱炎往往发生在血管最丰富的椎体终板上，并随后扩散至邻近的椎间盘、椎体和硬膜外腔。来自节段动脉的其他几条骨外吻合分支可形成弓形的血管通路，其通常跨越多个相邻椎体节段，有时为不相邻的椎体节段（Wiley 和 Trueta，1959；Ratcliffe，1980）。细菌通过这些通路纵向传播到脊柱的其他部位。椎体的静脉回流是由无瓣的静脉组成的，这些静脉通过背侧营养孔进入硬膜外静脉丛，回流至 Batson 椎旁静脉丛（Batson，1957）。据推测，感染可能通过静脉途径从腹部和盆腔器官（如肠道和泌尿系统）传播（Sundaram 和 Doshi，2016）。然而，动脉途径仍然被广泛认为是血源性传播的主要途径。

硬膜外腔是一个连续套管状间隙，在椎

管内向颅尾方向延伸。它将硬膜囊与椎管的骨性结构分开。硬膜囊是鞘膜，与颅内硬脑膜相连，内含脑脊液（CSF），并包绕脊髓和马尾。从颅骨开始，硬膜囊的硬脑膜附着在枕骨大孔处的骨上，并向尾部延伸到 S2，逐渐变细以覆盖终丝。硬膜囊的突出部分，与脊神经一起经椎间孔出椎管，成为神经根鞘。

硬膜外腔紧位于硬膜囊的外侧，其范围与硬膜囊的范围相一致，但尾部与骶尾部膜下方相连的情况除外。在侧面，它围绕着神经根的硬膜鞘延伸（Richardson 和 Groen，2005）。在腰椎，硬脊膜附着在椎骨骨膜上，呈分节样外观。由于硬脊膜、后纵韧带和椎体的骨膜在前方连接紧密，因此硬膜后外间隙大于前间隙。后硬膜外腔在中段胸椎（T4~T8）和腰骶段（L3~S2）区域最大，这是 SEA 最常见部位（Browder 和 Meyers，1941；Sendi 等，2008）。硬膜外腔主要包含脂肪、动脉和静脉复合体

（图 9.1）。

细菌可通过血源性扩散、邻近感染的扩散以及医源性或无症状接种进入硬膜外腔。源于身体其他感染部位的血源性播散的病例约占 50%。脓毒性栓子最常见的来源是皮肤和软组织感染，其次是尿路感染。其他比较常见的感染原发部位包括呼吸道和腹部感染。高达 11% 的病例与先前不明原因的败血症有关。较不常见的来源包括心内膜炎、受感染的血管通路、牙周脓肿以及耳鼻咽喉感染（Sendi 等，2008）。约 1/3 的病例是由椎体骨髓炎、椎间盘炎、小关节化脓性关节炎或椎旁脓肿直接蔓延而来的。约 15% 的感染病例是由于医源性因素，如脊柱介入或手术。在某些情况下，无法确定原因，可能是由于硬膜外腔隐匿性的直接接种细菌所致（Darouiche，2006；Sendi 等，2008）。

很多 SEA 的易感因素已有描述；其中大

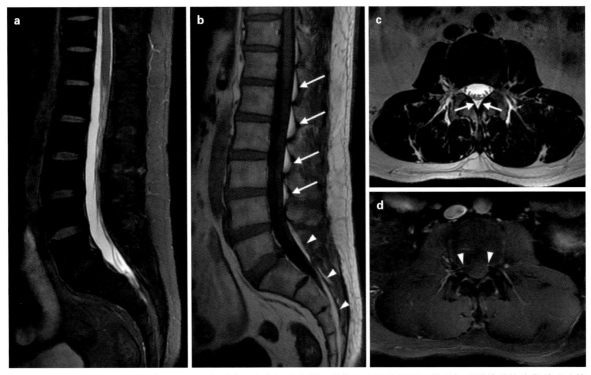

图 9.1　矢状位 FS T2-W（a）和 T1-W（b）（原文中标注有误，予修正）图像显示腰椎后部硬膜外腔的分段外观（箭头）和骶骨区域更大的、不分段的硬膜外脂肪（三角箭头）。硬膜紧密贴合椎体后方骨膜和后纵韧带，导致前硬膜外腔不可见。轴位 T2-W（c）和对比增强的 FS T1-W（d）图像显示后硬膜外脂肪的三角形外观（箭头）和神经孔内的增强血管（三角箭头）

多数原因是某种形式的免疫抑制,而且常见于所有严重感染的形式。糖尿病是最重要的危险因素之一,在多达54%的病例中出现。静脉注射药物滥用是另一个因素,已报告高达40%的病例。远隔部位感染是另一个因素,有高达44%的发生率(Grewal等,2006)。其他危险因素包括酗酒、慢性肾衰竭、既往癌症、免疫抑制治疗、潜在的脊柱畸形和既往创伤。既往脊柱麻醉手术史,如硬膜外注射或导管置入术,也可能是导致医源性SEA的原因(Sendi等,2008)。

绝大多数SEA是由化脓性细菌引起的。金黄色葡萄球菌,包括耐甲氧西林金黄色葡萄球菌(MRSA),占SEA相关致病菌的2/3。其他不太常见的致病菌包括凝固酶阴性葡萄球菌,如表皮葡萄球菌、大肠埃希菌(通常来自尿路感染)和铜绿假单胞菌(尤其是静脉注射吸毒者)。分枝杆菌、真菌和寄生虫感染所致的硬膜外脓肿非常罕见(Kaufman等,1980;Darouiche,2006)。多种致病菌感染在脊柱感染中很罕见(<2.5%),除了在术后感染中(~50%)(Sapico,1996)。

SEA在脊髓的前后方均可形成。位于前方的脓肿经常但不仅仅是从邻近的椎体骨髓炎或椎间盘炎的感染蔓延而来。不断扩大的脓肿会分开硬膜外间隙,通常跨越3~4个相邻的脊椎节段。位于后方的脓肿常发生于胸腰段,其后部的硬膜外腔最大。这些感染通常继发于血源性扩散,往往更具广泛性和多灶性,形成所谓的跳跃性病灶(Darouiche,2006;Arbelaez等,2014)。后方或后外侧脓肿的不常见来源是小关节化脓性关节炎的直接延伸(Muffoletto等,2001;Tins和CassarPullicino,2004)。

硬膜外脓肿患者的神经功能障碍可归因于脓肿对脊髓的肿块效应导致的直接机械压迫。脊髓的间接损伤也可继发于血管闭塞和缺血性损伤,而这些损伤被认为是由脊髓血管的血栓性静脉炎所致(Darouiche,2006)。动物研究表明,脊髓机械压迫对神经功能恶化起主要作用,脊髓缺血对神经功能损害起次要作用(Feldenzer等,1988)。减压性椎板切除术后患者神经功能迅速改善是机械病理生理学的进一步证据(Khanna等,1996)。尸检也发现了血栓形成的血管,指出了缺血的原因(Browder和Meyers,1941)。在疾病的不同阶段,机械压迫和血管闭塞都可能导致神经功能的损害。

9.3 临床表现

SEA的临床表现常常是多变的、非特异性的,尤其是在疾病的早期。背痛、高热和神经功能缺损是典型的三联征。然而,以三联征为首发症状的病例仅为10%~15%(Davis等,2004;Curry Jr等,2005)。背痛是最常见的症状,约75%的病例有报告,通常疼痛剧烈,被描述为"刺痛"。多达1/2的患者存在发热,约1/3的患者出现不同程度的神经功能缺损(Darouiche,2006;Sendi等,2008)。

临床进展被描述为4个阶段。在第一阶段,以受累部位的背痛、脊柱压痛和发热为主要临床症状;第二阶段的早期神经症状表现为受影响神经分布的根性疼痛、颈部僵硬和反射的改变;随着疾病进展到第三阶段,更严重的神经系统症状变得明显,表现为感觉障碍、运动无力以及膀胱和直肠功能障碍;最后一个阶段表现为麻痹,这是硬膜外脓肿最可怕的并发症,如果不及时治疗,很快就会变得不可逆转(Heusner,1948;Peterson等,1987)。在出现临床表现之前症状的持续时间有很大的差异,从几天到一个多月不等。神经系统症状恶化的时间也是无法预测的,一些患者在诊断后数小时内迅速发展为瘫痪,而另一些患者则在数天内经历了更为缓慢的过程(Darouiche,2006;Sendi等,2008)。

由于在疾病的早期阶段,临床症状的非特异性和多样性,SEA在早期表现时往往超过一半的病例被误诊（Tang 等，2002；Davis 等，2004）。感染性疾病，如骨髓炎、椎间盘炎、脑膜炎、尿路感染、败血症和心内膜炎，在没有神经症状的发热和背痛患者中很常见。更常见的非感染性疾病，如椎间盘突出症、退行性关节疾病、脊柱肿瘤、脱髓鞘疾病、横贯性脊髓炎和脊柱血肿，是在初始评估时经常被诊断的一些疾病（Hlavin 等，1990；Darouiche 等，1992；Reihsaus 等，2000）。这就需要基于高危因素和仔细的神经系统查体来指导后续的实验室和影像学检查。

9.4 实验室检查

可疑 SEA 的常规实验室检查包括作为全血计数组中的一部分的白细胞计数（WBC）、红细胞沉降率（ESR）和 C- 反应蛋白（CRP）等炎症标记物。这些指标在大多数情况下升高，但对 SEA 的诊断常无特异性。60%~80% 的病例可见白细胞增多，95% 的患者 ESR 升高到＞20mm/h（Tang 等，2002；Sendi 等，2008）。在一项对 25 例硬膜外脓肿患者的研究中发现，平均 CRP 水平为 150mg/L，相比正常值＜5mg/L 显著升高（Soehle 和 Wallenfang，2002）。

微生物学检查对于分离致病微生物和指导抗生素治疗意义重大。约 60% 的患者可出现菌血症；然而，剩余的 40% 患者血液培养为阴性（Davis 等，2004；Curry Jr 等，2005）。通过手术减压，或者通过在 CT 引导下的针吸获得标本。此外，还应从潜在的原发感染灶（如泌尿道或呼吸系统）采集额外样本。

脑脊液（CSF）分析在 SEA 评价中的价值有限。只有不到 25% 的病例获得阳性培养。脑脊液细胞增多、蛋白及乳酸水平的升高是 SEA 的典型表现，但又不是特异性的（Maslen 等，1993；Darouiche，2006；Sendi 等，2008）。因此，对于可疑的 SEA，不建议常规进行腰椎穿刺。如果要对这些患者进行腰椎穿刺，强烈建议进行磁共振成像（MRI）来评估 SEA 的位置和范围，以免穿过感染组织，将感染扩散到蛛网膜下腔导致脑膜炎（Darouiche，2006；Sendi 等，2008；Arbelaez 等，2014）。

9.5 影像学检查

基于临床表现和实验检查结果，初步怀疑 SEA 的可能性。最终明确的诊断是通过影像学检查确定的。可用的影像学检查方式有很多，MRI 是诊断的金标准。超声和核医学检查在 SEA 的诊断和评估中价值有限，在本章中将不进行讨论。

9.5.1 X 线检查

X 线检查在评估脊柱感染方面的作用有限，并且在疾病的早期阶段通常是正常的。只有在不到 20% 的情况下会发现病灶。在没有脊髓造影的情况下，X 线片上不能发现硬膜外脓肿（Grewal 等，2006）。在伴有脊柱炎的病例中，椎体骨质溶解、终板破坏和椎间隙丢失等特征可能很明显。然而，这些是晚期的表现，只有当骨基质丢失 30%~40% 时才可见（Stäbler 和 Reiser，2001；Grewal 等，2006；Arbelaez 等，2014）。

9.5.2 CT

作为脓毒症患者检查的一部分，造影增强 CT 最初可作为确定感染源的筛查工具。如果在 CT 上设置适当的窗位并且仔细观察，可以偶尔发现 SEA（图 9.2a、b）。相关的椎间盘炎、小关节化脓性关节炎、椎旁软组织肿胀和腰大肌周围积液表现可能是明显的。然而，CT 对 SEA 既不敏感也不特异，无法取代 MRI（Angtuaco 等，1987；Wong 和 Raymond，1998）。CT 脊髓造影剂为鞘内注射造影剂，然

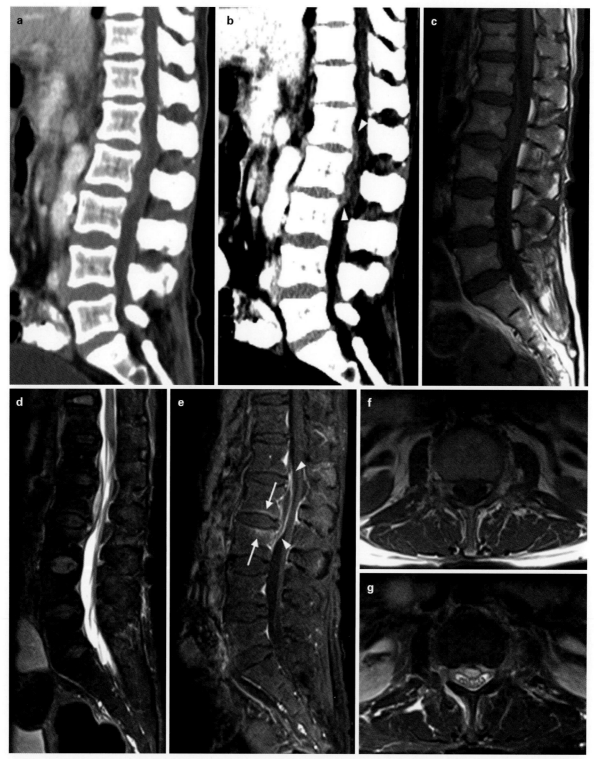

图 9.2　一名 62 岁女性，出现严重背痛、下肢无力和发热。WBC 为 $14.5 \times 10^9/L$，CRP 为 165mg/L。矢状位增强 CT（a）图像显示 L2 椎体后硬膜外呈曲线状肿胀软组织影，在软组织窗（b）肿胀（三角箭头）更明显。矢状位 T1-W（c）、FS T2-W（d）和对比增强 FS T1-W（e），以及轴位 T1-W（f）、FS T2-W（g）和对比增强 FS T1-W（h）图像显示相应的硬膜外脓肿（箭头）边缘增强，引起硬膜囊及其内容物的中度受压。T1 低信号、T2 高信号的斑片状区域以及 L2 椎体后下和 L3 椎体后上终板的强化代表早期脊柱炎（箭头）。血液培养提示为甲氧西林敏感金黄色葡萄球菌（MSSA）感染

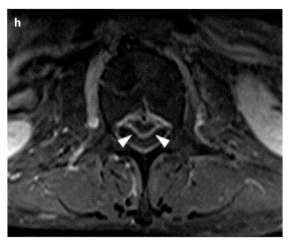

图9.2（续）

后再进行 CT 检查，它可以用于检测 SEA，其灵敏度与 MRI 相当。然而，当造影剂在硬膜囊内流动受阻时，它可能不能够完全显影脓肿的整个范围。造影也是一种侵入性检查，有刺穿脓肿并沿蛛网膜下腔扩散感染的风险，并导致脑膜炎（Hlavin 等，1990；Rigamonti 等，1999；Butler 等，2006；Grewal 等，2006）。由于以上原因，CT 脊髓造影仅适用于不能行 MRI 检查或有相关禁忌的患者（Gerstein，2007）。

9.5.3 MRI

对比增强 MRI 检查具有 90% 以上的特异性、敏感性和准确性，是诊断 SEA 的首选方法（Angtuaco 等，1987；Wong 和 Raymond，1998；Rigamonti 等，1999）。它能够快速准确地检测脓肿，确定其解剖范围，并有助于术前规划。SEA 被认为是硬膜外腔内脓肿的聚集，在T1-W 序列上为低信号，在短时反转恢复序列（STIR）和 T2-W 序列上为高信号。或者可能显示为混合的 T1-W 和 T2-W 信号强度，这取决于脓肿的性质，但通常在 T1-W 序列上脑脊液为低信号，在 T2-W 序列上为高信号（Tins和 Cassar-Pullicino，2004）（图9.2c~h）。

在 SEA 中通常有两种主要的对比度增强模式。第一种是弥漫性均匀或不均匀强化，代表蜂窝织炎或肉芽组织（图 9.3a~c）。第二种模式是围绕积液周围厚或薄的边缘强化，其中非强化的中心成分代表脓液（Tins 和 Cassar-Pullicino，2004；Arbelaez 等，2014）（图 9.2，图 9.4~ 图 9.6）。与其他部位的脓肿相似，其内可见分隔。矢状位图像上能够更好地评估颅尾侧受累范围（图 9.4a~f 和图 9.5c、d）。轴位图像有助于显示脊髓受压的程度，评估神经孔的侧向延伸以及椎旁软组织的受累情况（Numaguchi 等，1993；Rothman，1996；Küker 等，1997；Dagirmanjian 等，1999；Sundaram 和 Doshi，2016）（图 9.4g、h，图 9.5f、g 和图 9.6c~e）。因为一些脓肿（积液）具有螺旋外观，所以应对矢状位和轴位图像同时进行解释，两个平面上共同显示的为一个脓肿，而不是单独的两个脓肿（Sundaram 和 Doshi，2016）。

MRI 还可以评估 SEA 的继发效应。这包括评估脊髓缺血或压迫的信号变化，通常表现为异常增强和因脊髓水肿引起的 T2 高信号（Sundaram 和 Doshi，2016）。也有硬膜外和椎基底静脉的充血被描述，常常被视为位于 SEA 的上方和下方扩张的静脉结构（Numaguchi 等，1993）。还可以看到其他伴随脊柱感染的特征，如椎间盘炎、小关节化脓性关节炎、椎体骨髓炎和椎旁脓肿（图 9.3，图 9.5~ 图 9.7）。为了避免遗漏跳跃性病变或其他脊柱感染部位，应该有一个较低的阈值对整个脊柱进行影像学检查。非相邻椎体节段的受累在症状超过 7 天、存在脊柱外感染或出现时 ESR 水平高于 95mm/h 的患者中更为常见（Ju 等，2015）。

最近，弥散加权成像（DWI）序列（b 值为 1000）以及相应的表观弥散系数（ADC）图已用于脊柱和脊髓成像。脓肿和脓液聚集物中含有细胞碎片和坏死物质，这些物质限制了水分子的运动。脓肿和积脓（脓液收集物）含有细胞碎片和坏死物质，限制水分子的运动。这些导致在 DWI 上出现高信号。在常规序列检

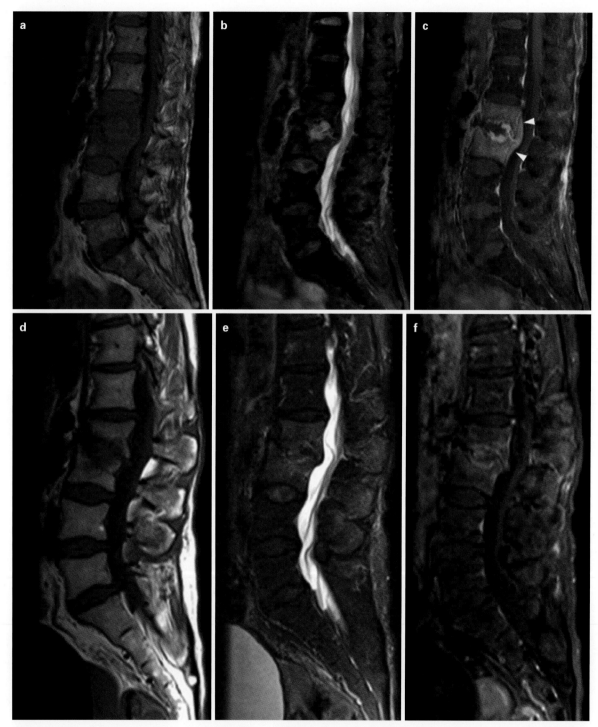

图 9.3 MSSA 脊柱感染。与图 9.2 中所示患者相同。静脉抗生素治疗 6 周后随访 MRI。矢状位 T1-W（a）、FS T2-W（b）和对比增强 FS T1-W（c）图像显示 L2 和 L3 椎体的骨髓浸润和增强，其椎间盘内有液体信号和邻近终板破坏。先前看到的硬膜外脓肿现在显示肉芽组织的实性强化（三角箭头所示）。尽管椎间盘炎的影像学表现现在更为明显，但患者的临床症状有所改善，神经症状没有进一步恶化，并且已经出院。出院后 3 个月随访 MRI（d~f）。矢状位 T1-W（d）、FS T2-W（e）和对比增强的 FS T1-W（f）图像显示脊柱炎和硬膜外脓肿的明显改善。患者的临床表现情况良好

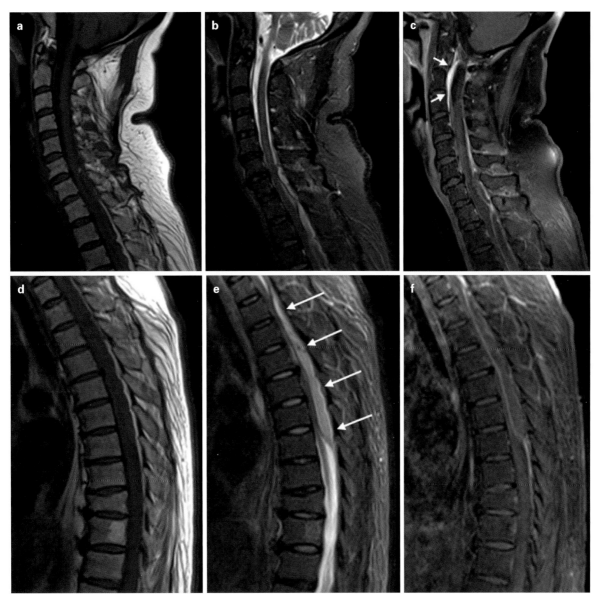

图 9.4 一名 62 岁女性，既往有糖尿病和乳腺癌病史，表现为左下肢肿胀、红斑以及颈部疼痛。她曾患有严重的左下肢蜂窝织炎，并有感染积脓，为此她接受了手术切开和引流。颈椎矢状位 T1-W（a）、FS T2-W（b）和颈椎的对比增强 FS T1-W（c）图像以及胸椎矢状位 T1-W（d）、FS T2-W（e）和对比增强 FS T1-W（f）图像显示从 C7 延伸至 T7 的广泛边缘强化的硬膜外后部脓肿（长箭头所示），在 C2 水平头侧有一个较小的包裹性成分（短箭头所示）。T5 椎体水平的轴位 FS T2-W（g）和增强 FS T1-W（h）图像显示硬膜外脓肿（箭头）压迫脊髓（三角箭头）。由于没有神经功能缺损和脓肿位于硬膜后部，CT 引导下的针吸活检是首选的检查方法。患者俯卧位的轴位 CT 图像显示 CT 引导下左后椎板间入路引流硬膜外脓肿（i、j）。获得脓液约 5mL，培养出 B 组链球菌。在应用抗生素治疗后，患者恢复良好

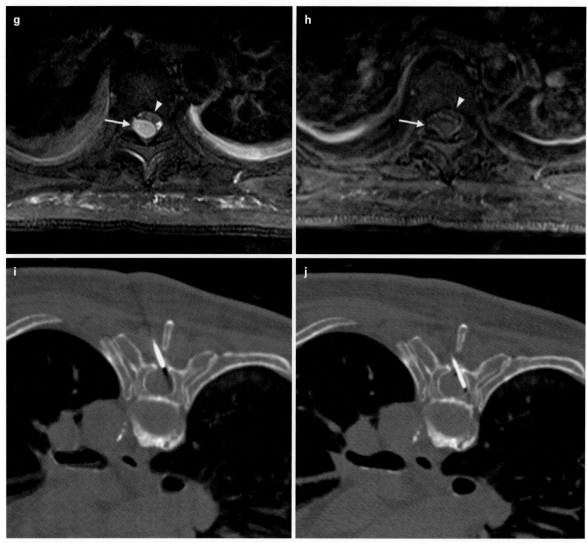

图 9.4（续）

查结果模棱两可的情况下，以及在某些有钆螯合物禁忌证的情况下，这是一个有用的检查工具。它还可用于区分 SEA 与类似物，如硬膜外出血、脑脊液漏、椎间盘突出、滑膜囊肿、肉芽组织、脊柱肿瘤和手术后积液（Tsuchiya等，2003；Moritani 等，2014）。

MRI 对硬膜外脓肿的鉴别诊断包括硬膜外血肿、突出或游离椎间盘、硬膜外肿瘤、椎体转移瘤伴硬膜外延伸、脑脊液漏和脊柱术后血清肿。硬膜外血肿是 SEA 最重要的鉴别诊断。血液在 MRI 上的表现因其演变阶段而异，在超急性期的表现与 SEA 相似，表现为 T1 等至

低信号和 T2 高信号。在此急性期，与 SEA 相比，硬膜外血肿往往表现出更不均匀的 T1 低信号和不太明显的 T2 高信号。在亚急性晚期，血肿会表现出 T1 高信号，这也是它与 SEA 的区别。在硬膜外血肿中可以看到不同类型的对比增强，包括血肿边缘和血肿内增强，类似于 SEA。硬膜外血肿没有继发感染的影像学特征，如椎旁积液、椎间盘和骨受累。临床上发热和炎症标志物升高有助于区分这两种情况（Pierce 等，2018）（图 9.8）。

游离椎间盘与 SEA 影像学表现相似，尤其是当它已经从纤维环中脱出时。与脓肿的特

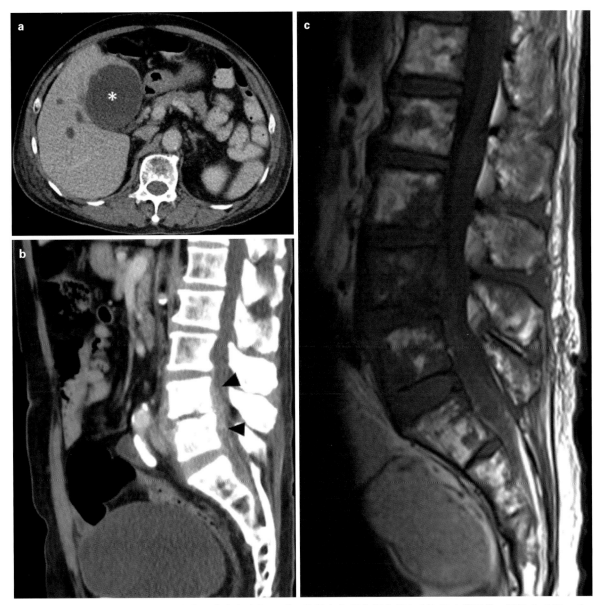

图 9.5　一名 64 岁男性，表现为发热、背痛和腹部不适。发现有克雷白杆菌菌血症和肝功能异常。CRP 为 347mg/L，轴位增强 CT 图像显示薄壁、边缘强化的右叶肝脓肿（＊）（a）。矢状位 CT 图像显示 L4~L5 水平的椎间隙变窄，邻近的前硬膜外脓肿向尾部延伸至骶骨区域（黑色箭头）（b）。矢状位 T1-W（c）和 FS T2-W（d）图像显示 L4~L5 椎间盘炎、L4 椎体骨髓炎和位于 L3~S2 水平的前硬膜外脓肿。矢状位对比增强 FS T1-W 图像显示硬膜外脓肿头侧部分 L3~L5 水平呈实性增强（箭头），而尾侧部分 L5~S2 水平呈边缘增强（三角箭头）（e）。在 L5 椎体水平的轴位 T1-W（f）、FS T2-W（g）和对比增强的 FS T1-W（h）图像显示脓肿在硬膜囊上包绕马尾的肿块效应（三角箭头）。由于没有神经系统症状，硬膜外脓肿采用内科治疗。经皮肝脓肿引流术和长时间静脉注射抗生素后，患者恢复良好

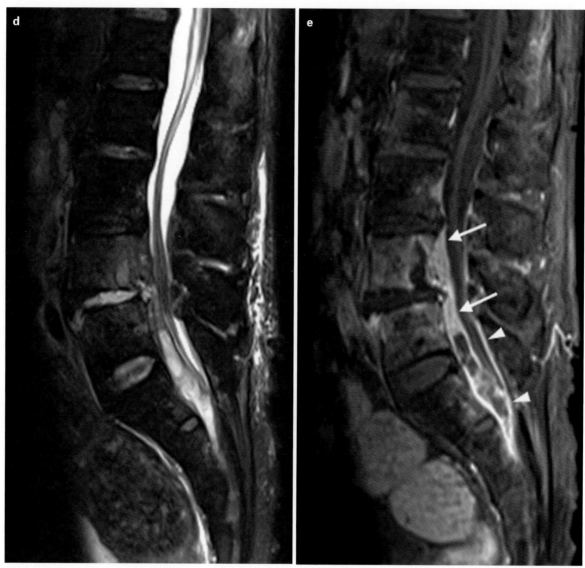

图 9.5（续）

征相似，表现为液体信号强度和边缘强化。可以通过辨别椎间盘的退行性改变、硬膜外腔较短长度的受累以及没有其他影像学和临床感染迹象来区分（Chee 和 Peh，2009）（图 9.9）。脑脊液漏和脊柱术后血清肿可沿硬膜外腔剥离，与 SEA 的表现类似。DWI 显示在 SEA 中的弥散受限，但在游离椎间盘、脑脊液漏或血清肿中不显示受限（Moritani 等，2014）。硬膜外肿瘤会出现更多的局灶性增强，并显示实性均匀对比强化。硬膜外延伸的转移性椎体病变通常是多发性的，并且可能显示相关的骨髓改变（图 9.10）。

9.6 治疗

SEA 的治疗原则是减轻脊髓压迫并根除致病微生物。这需要综合急诊科医生、脊柱外科医生、放射科医生和传染病科医生的多学科方法（Sendi 等，2008）。在 24h 内进行早期手术引流并使用全身抗生素是出现神经功能损害患者的首选治疗方法。这有助于减少脊髓压迫引起的神经功能损害，以及控制败血症。这需

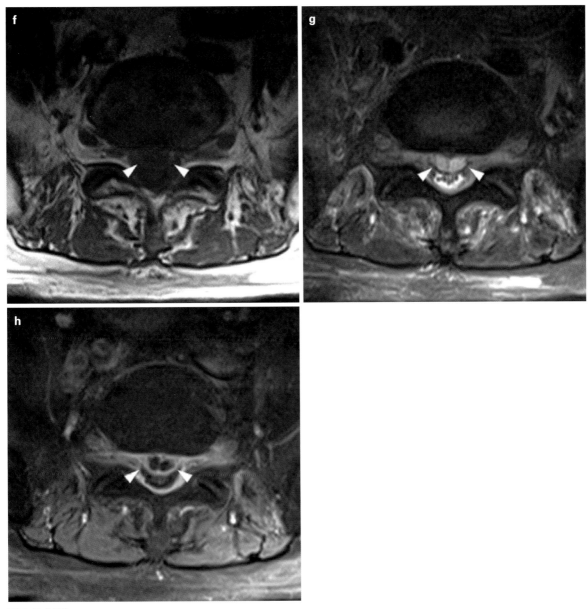

图 9.5（续）

要依靠椎板切除术和受累水平脊柱减压以及脓肿清创术来实现（Sendi 等，2008）（图 9.6）。建议外科治疗的适应证包括神经功能损害恶化、持续严重背痛、发热和白细胞计数升高（Baker 等，1992）。

　　在等待培养和药敏结果的同时，根据情况，可适当开始经验性应用抗生素以覆盖最常见的病原体。后续治疗应针对从血液培养或脓肿引流标本中获得的特定病原体进行调整（Darouiche，2006；Sendi 等，2008）。大多数

接受恰当抗生素治疗的患者在开始治疗后 48h 内临床症状得以改善（Hlavin 等，1990）。抗生素治疗的持续时间，很大程度上取决于是否存在伴随感染和对治疗的反应。在伴有椎体骨髓炎的病例中，这些症状通常持续 4~8 周，最长可达 12 周（Darouiche，2006；Sendi 等，2008）。

　　对于无急性神经功能损害的患者，SEA 干预的一线治疗已经从传统的外科治疗转变成药物治疗（Rigamonti 等，1999；Siddiq 等，

2004；Curry Jr 等，2005）。应根据临床表现、神经功能损害程度、实验室指标和影像学表现对患者进行分层，以确定最佳的治疗策略。CRP 升高超过 115mg/L、白细胞计数升高超过 12.5×10^9/L、菌血症和糖尿病的患者有 76.9% 的概率出现治疗失败。在这些患者中，需要密切随访和多次进行神经系统评估，以监测神经系统恶化程度并评估对治疗的反应（Patel 等，2014）。考虑手术治疗应该有最低标准。对于有轻微神经功能损害或手术风险高，且对单独使用抗生素治疗效果不理想的后部脓肿患者，可考虑 CT 引导下针吸活检。如果由有经验的肌肉骨骼介入放射科医生在 CT 引导下仔细进行，这是一种硬膜穿刺风险很低的微创手术（Cwikiel，1991；Lyu 等，2002）（图 9.4）。

建议在治疗开始后 4~8 周进行影像学随访，以评估治疗效果（Kowalski 等，2006，2007）。如果对治疗反应不佳或用于评估术后并发症，则可能需要早期进行影像学随访（图 9.6）。尚未发现特殊的成像功能与患者的临床状态相关。与椎体感染相比，软组织检查包括椎旁脓肿和硬膜外脓肿，此时往往表现出改善，而对于椎体药物治疗取得成功和临床症状得到改善，椎体感染的影像学表现则更可能持续甚

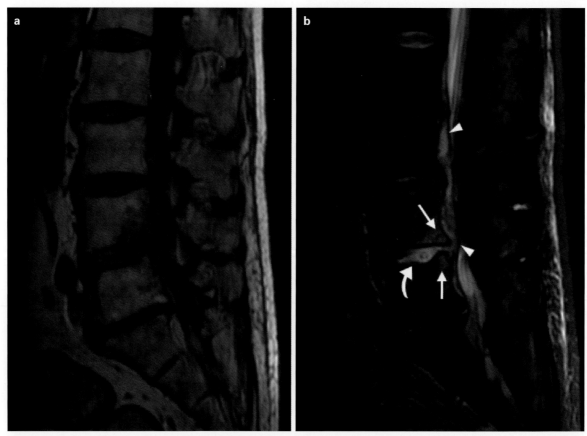

图 9.6 一名 76 岁男性，有糖尿病和结肠癌病史，表现为发热、咳嗽和背部疼痛。实验室检查显示白细胞计数为 13.3×10^9/L，CRP 为 277mg/L。影像学检查显示右侧胸锁关节有感染性关节炎（未展示）。矢状位 T1-W（a）和 FS T2-W（b）以及轴位 T1-W（c）、FS T2-W（d）和对比增强 FS T1-W（e）图像显示 L4~L5 椎间盘 T2 高信号（弯曲箭头）和相邻终板骨髓水肿（直箭头），代表脊柱炎的早期特征。L3 和 L4 椎体后方有前硬膜外脓肿，显示边缘强化和 L4 椎体水平的严重硬膜囊压迫（三角箭头）。由于马尾神经严重受压并伴有相应的神经症状，患者随后接受了脊髓减压手术并清除了硬膜外脓肿。术后 6 周的随访 MRI，包括矢状 T1-W（f）、FS T2-W（g）和对比增强 FS T1-W（h）以及轴位 T1-W（i）、FS T2-W（j）和对比增强 FS T1-W（k）图像显示硬膜外脓肿改善，L4 椎体后方残留肉芽组织（箭头）。然而，在椎板切除部位，L3~L4 椎体（三角箭头）出现深脓肿，需要进一步清创和伤口闭合

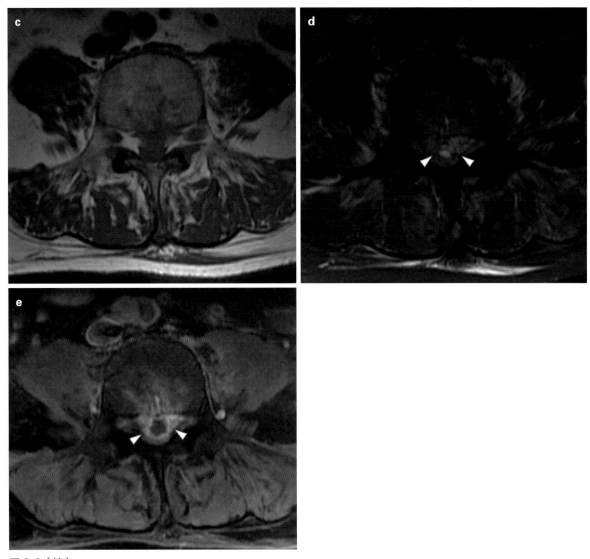

图 9.6（续）

至 恶 化（Gillams 等，1996；Visuri 等，2005；Kowalski 等，2007）（图 9.2 和图 9.3）。4~8 周临床症状和炎症标志物的随访可能有助于确定哪些患者可以从额外的 MRI 中获益（Kowalski 等，2006）。如果临床症状和实验室检查结果不显著，后期的进一步影像学检查不会有太大的益处（Veillard 等，2000）。

9.7 结果及预后

　　SEA 的疗效判定指标是死亡率和神经功能缺损的恢复（Sendi 等，2008）。尽管自 20 世纪初以来死亡率不断下降，但各种研究报告的死亡率仍保持在 2%~20% 的范围内，20 世纪 90 年代末平均为 15%（Khanna 等，1996；Reihsaus 等，2000）。死亡原因主要是多发性并发症患者的严重脓毒症。其他与 SEA 间接相关的死亡原因包括肺栓塞、脑膜炎和肺炎（Maslen 等，1993；Rigamonti 等，1999；Soehle 和 Wallenfang，2002；Butler 等，2006）。患者的最终结果与手术或最终治疗前神经功能损害的持续时间和严重程度密切相关。出现第三阶段（感觉障碍、运动无力、膀胱和直肠功能障碍）和第四阶段（瘫痪或轻瘫）症状

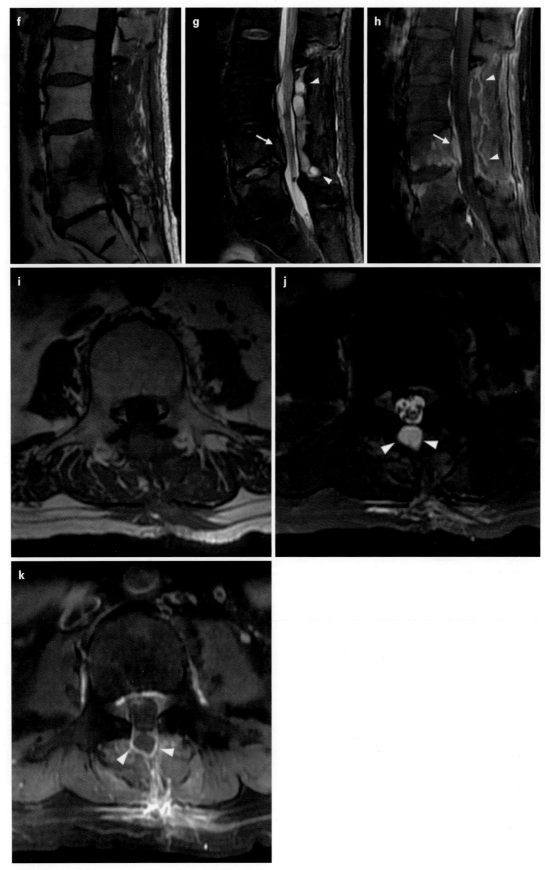

图 9.6（续）

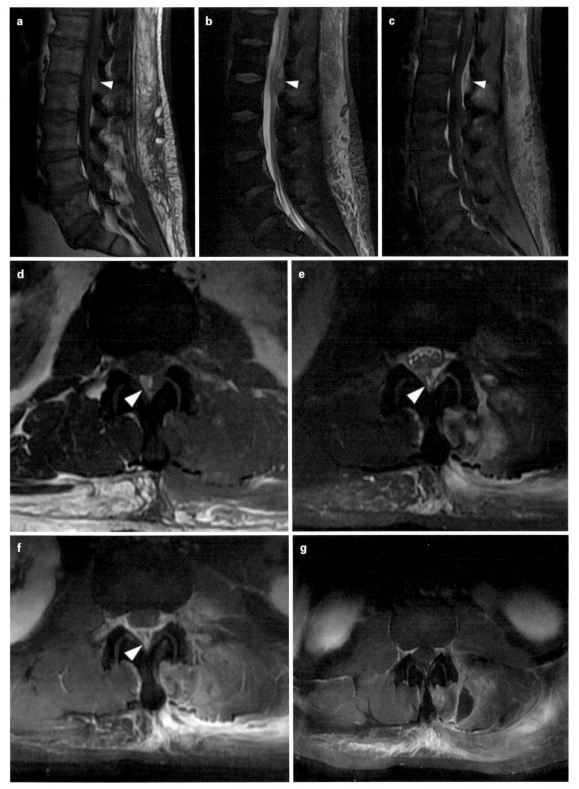

图 9.7　患者，男性，49 岁，初诊糖尿病，表现为左侧腰痛，白细胞计数为 22.9×10⁹/L，CRP 为 340mg/L。矢状位 T1-W（a）、FS T2-W（b）和对比增强 FS T1-W（c）图像显示 L1~L2 水平的后部硬膜外脓肿增强（三角箭头），伴有下背部广泛相关皮下水肿。L1~L2 水平的轴位 T1-W（d）、FS T2-W（e）和对比增强 FS T1-W（f）图像显示位于 L1~L2 左侧小关节附近的硬膜外脓肿（三角箭头），伴有左侧椎旁肌周围炎性改变。额外的轴位（g）、矢状位（h）和冠状位对比增强 FS T1-W（i）图像显示在 L2 和 L3 水平的左侧椎旁肌（主要是竖脊肌和多裂肌）中有几个边缘强化脓肿。血培养提示为甲氧西林敏感金黄色葡萄球菌（MSSA）感染

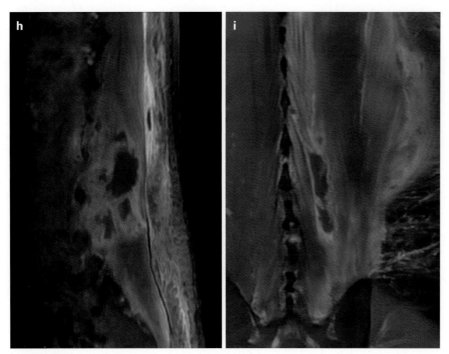

图 9.7（续）

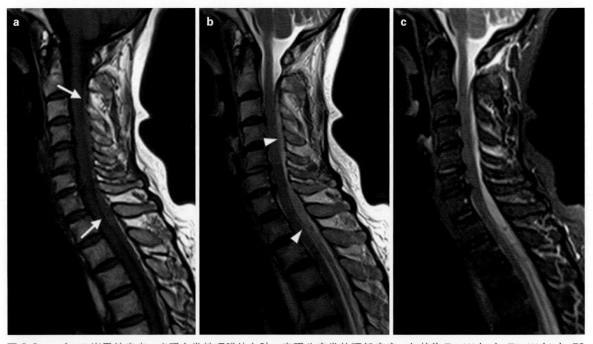

图 9.8　一名 47 岁男性患者，出现自发性硬膜外血肿，表现为突发的颈部疼痛。矢状位 T1-W（a）、T2-W（b）、FS T2-W（c）以及对比增强 FS T1-W（d）图像显示从 C2 至上胸椎的急性自发性后硬膜外血肿。在 T1-W 序列上，脊髓出现轻微高信号（箭头）。在 T2 信号上相对于脊髓呈高信号，但相对于脑脊液（箭头）呈低信号。T1~T3 水平（弯曲箭头）后方可见薄的边缘强化。在 C6 椎体水平的轴向 T1-W（e）、FS T2-W（f）和 GRE T2*-W（g）图像显示血肿的右后外侧相邻脊髓轻微受压（三角箭头）。在此阶段 GRE 图像上没有明显的磁敏感伪影

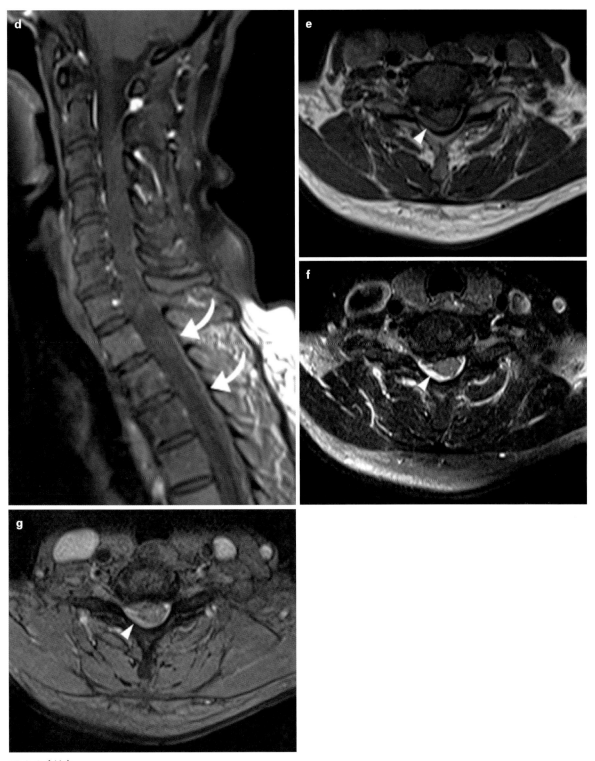

图 9.8（续）

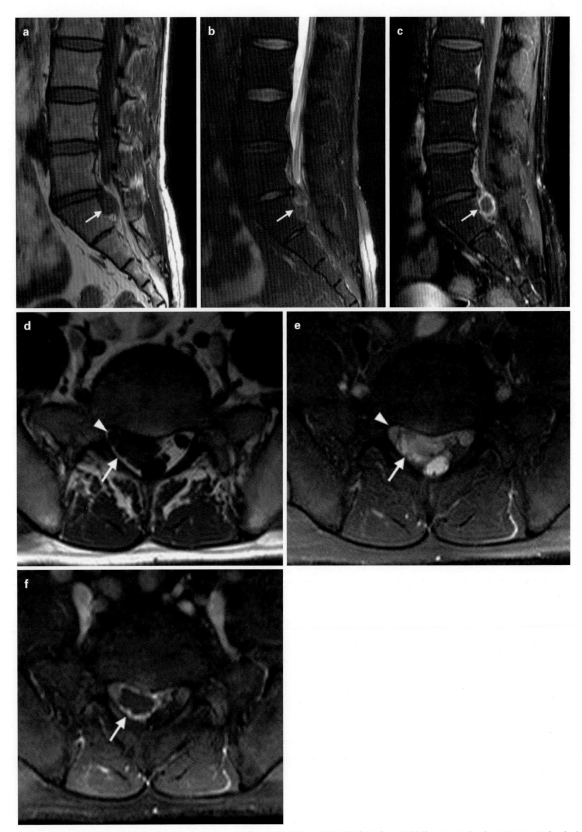

图 9.9 一名 31 岁男性椎间盘突出游离患者，表现为下腰痛和右侧坐骨神经痛。矢状位 T1-W（a）、FS T2-W（b）和对比增强 FS T1-W（c）及轴位 T1-W（d）、FS T2-W（e）和对比增强 FS T1-W（f）图像显示 L5~S1 椎间盘迁移到 S1 水平 T1 等信号、T2 不均匀高信号和周边强化的游离椎间盘（箭头）。右侧 S1 神经根受累（三角箭头）。没有其他临床或影像学特征提示脊柱感染

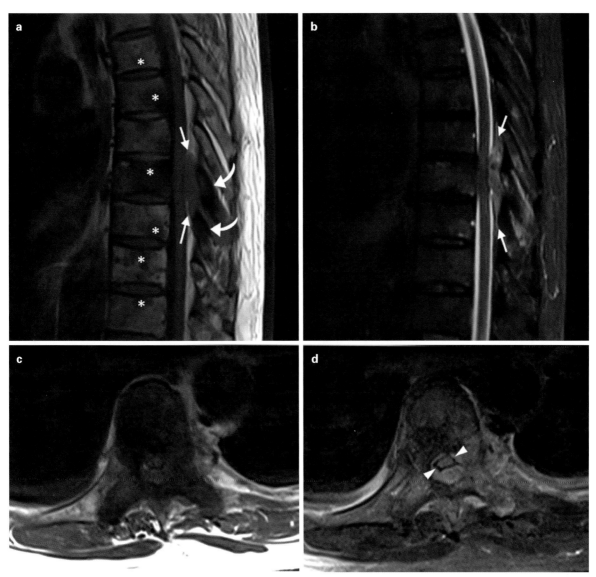

图 9.10　一名 71 岁男性转移性前列腺癌患者，椎体转移出现硬膜外肿瘤生长，表现为双侧下肢无力和复发性跌倒。矢状位 T1-W（a）和 FS T2-W（b）图像显示 T8 水平的后部硬膜外转移病灶（箭头）。有多个椎体病变（＊）以及邻近的后部结构（弯曲箭头）受累。轴位 T1-W（c）和 FS T2-W（d）图像显示压迫脊髓上的肿块效应为 T2 高信号（三角箭头）。广泛的骨质受累

且症状持续时间超过 24~36h 的患者预后最差（Baker 等，1975；Rigamonti 等，1999；Davis 等，2004；Curry Jr 等，2005）。24h 内尽早手术干预已被证明与神经功能恢复的改善相关（Rigamonti 等，1999；Curry Jr 等，2005）。MRI 也可能与结果相关。Tung 等（1999）报道了椎管狭窄超过 50%、周围强化和脓肿长度超过 3cm 与更糟的临床结果显著相关。不幸的是，有高达 1/3 的 SEA 患者预后不佳（Rigamonti 等，

1999；Soehle 和 Wallenfang，2002；Tang 等，2002；Davis 等，2004）。在 Davis 等（2004）的研究中，85% 的患者存在诊断延误，这在不令人满意的结果中起着重要作用。

9.8 总结

　　在目前的医疗实践活动中，SEA 的诊断仍然具有挑战性。非特异性临床症状和实验室检

查导致诊断延误和不理想的治疗，可能引起神经功能损害、不可逆瘫痪和危及生命的脓毒血症。提高对这种情况的认识，识别高危人群，以及彻底的神经学评估和实验室结果评估，应引起对 SEA 的临床怀疑，并直接进行后续的影像学检查。影像学检查方法，尤其是 MRI 以及替代治疗方案，如 CT 引导下的针吸活检，有助于为 SEA 的早期诊断、及时治疗和改善预后奠定基础。

参考文献

[1] Angtuaco EJ, McConnell JR, Chadduck WM et al (1987) MR imaging of spinal epidural sepsis. AJR Am J Roentgenol 149:1249–1253.

[2] Arbelaez A, Restrepo F, Castillo M (2014) Spinal infections: clinical and imaging features. Top Magn Reson Imaging 23:303–314.

[3] Baker AS, Ojemann RG, Swartz MN et al (1975) Spinal epidural abscess. N Engl J Med 293:463–468.

[4] Baker AS, OJemann RG, Baker RA (1992) To decompress or not to decompress—spinal epidural abscess. Clin Infect Dis 15:28–29.

[5] Batson O (1957) The vertebral vein system. Caldwell lecture 1956. Am J Roentgenol Radium Ther Nucl Med 78:195–212.

[6] Browder J, Meyers R (1941) Pyogenic infections of the spinal epidural space: a consideration of the anatomic and physiologic pathology. Surgery 10:296–308.

[7] Butler JS, Shelly MJ, Timlin M et al (2006) Nontuberculous pyogenic spinal infection in adults: a 12-year experience from a tertiary referral center. Spine 31:2695–2700.

[8] Chee DWY, Peh WCG (2009) Clinics in diagnostic imaging (127). Singapore Med J 50:834–839.

[9] Curry WT Jr, Hoh BL, Amin-Hanjani S et al (2005) Spinal epidural abscess: clinical presentation, management, and outcome. Surg Neurol 63:364–371.

[10] Cwikiel W (1991) Percutaneous drainage of abscess in psoas compartment and epidural space. Case report and review of the literature. Acta Radiol 32:159–161.

[11] Dagirmanjian A, Schils J, McHenry MC (1999) MR imaging of spinal infections. Magn Reson Imaging Clin N Am 7:525–538.

[12] Darouiche RO (2006) Spinal epidural abscess. N Engl J Med 355:2012–2020.

[13] Darouiche RO, Hamill RJ, Greenberg SB et al (1992) Bacterial spinal epidural abscess: review of 43 cases and literature survey. Medicine (Baltimore) 71:369–385.

[14] Davis DP, Wold RM, Patel RJ et al (2004) The clinical presentation and impact of diagnostic delays on emergency department patients with spinal epidural abscess. J Emerg Med 26:285–291.

[15] Feldenzer JA, McKeever PE, Schaberg DR et al (1988) The pathogenesis of spinal epidural abscess: microangiopathic studies in an experimental model. J Neurosurg 69:110–114.

[16] Gerstein N (2007) Spinal epidural abscess. N Engl J Med 356:639.

[17] Gillams AR, Chaddha B, Carter AP (1996) MR appearances of the temporal evolution and resolution of infectious spondylitis. AJR Am J Roentgenol 166:903–907.

[18] Go JL, Rothman S, Prosper A et al (2012) Spine infections. Neuroimaging Clin N Am 22:755–772.

[19] Grewal S, Hocking G, Wildsmith JAW (2006) Epidural abscesses. Br J Anaesth 96:292–302.

[20] Heusner AP (1948) Nontuberculous spinal epidural infections. N Engl J Med 239:845–854.

[21] Hlavin ML, Kaminski HJ, Ross JS et al (1990) Spinal epidural abscess: a ten-year perspective. Neurosurgery 27:177–184.

[22] Ju KL, Kim SD, Melikian R et al (2015) Predicting patients with concurrent noncontiguous spinal epidural abscess lesions. Spine J 15:95–101.

[23] Kaufman DM, Kaplan JG, Litman N (1980) Infectious agents in spinal epidural abscesses. Neurology 30:844–850.

[24] Khanna RK, Malik GM, Rock JP et al (1996) Spinal epidural abscess: evaluation of factors influencing outcome. Neurosurgery 39:958–964.

[25] Kowalski TJ, Berbari EF, Huddleston PM et al (2006) Do follow-up imaging examinations provide useful prognostic information in patients with spine infection? Clin Infect Dis 43:172–179.

[26] Kowalski TJ, Layton KF, Berbari EF et al (2007) Follow-up MR imaging in patients with pyogenic spine infections: lack of correlation with clinical features. AJNR Am J Neuroradiol 28:693–699.

[27] Küker W, Mull M, Mayfrank L et al (1997) Epidural spinal infection; variability of clinical and magnetic resonance imaging findings. Spine 22:544–551.

[28] Lyu RK, Chen CJ, Tang LM et al (2002) Spinal epidural abscess successfully treated with percutaneous, computed tomography-guided, needle aspiration and parenteral antibiotic therapy: case report and review of the literature. Neurosurgery 51:509–512.

[29] Maslen DR, Jones SR, Crislip MA et al (1993) Spinal epidural abscess. Optimizing patient care. Arch Intern Med 153:1713–1721.

[30] Moritani T, Kim J, Capizzano AA et al (2014) Pyogenic and non-pyogenic spinal infections: emphasis on diffusion-weighted imaging for the detection of abscesses and pus collections. Br J Radiol 87:20140011.

[31] Muffoletto AJ, Ketonen LM, Mader JT et al (2001) Hematogenous pyogenic facet joint infection. Spine 26:1570–1576.

[32] Numaguchi Y, Rigamonti D, Rothman MI et al (1993) Spinal epidural abscess: evaluation with gadolinium-enhanced MR imaging. Radiographics 13:545–559.

[33] Patel AR, Alton T, Bransford R et al (2014) Spinal epidural abscesses: risk factors, medical versus surgical management, a retrospective review of 128 cases. Spine J 14:326–330.

[34] Peterson JA, Paris P, Williams AC (1987) Acute epidural abscess. Am J Emerg Med 5:287–290.

[35] Pierce JL, Donahue JH, Nacey NC et al (2018) Spinal hematomas: what a radiologist needs to know. Radiographics 38:1516–1535.

[36] Ratcliffe JF (1980) The arterial anatomy of the adult human lumbar vertebral body: a microarteriographic study. J Anat 131:57–79.

[37] Reihsaus E, Waldbaur H, Seeling W (2000) Spinal epidural abscess: a meta-analysis of 915 patients. Neurosurg Rev 23:175–204.

[38] Richardson J, Groen GJ (2005) Applied epidural anatomy. Contin Educ Anaesth Crit Care Pain 5:98–100.

[39] Rigamonti D, Liem L, Sampath P et al (1999) Spinal epidural abscess: contemporary trends in etiology, evaluation, and management. Surg Neurol 52:189–196.

[40] Rothman SL (1996) The diagnosis of infections of the spine by modern imaging techniques. Orthop Clin North Am 27:15–31.

[41] Sapico FL (1996) Microbiology and antimicrobial therapy of spinal infections. Orthop Clin North Am 27:9–13.

[42] Sendi P, Bregenzer T, Zimmerli W (2008) Spinal epidural abscess in clinical practice. QJM 101:1–12.

[43] Siddiq F, Chowfin A, Tight R et al (2004) Medical vs surgical management of spinal epidural abscess. Arch Intern Med 164:2409–2412.

[44] Soehle M, Wallenfang T (2002) Spinal epidural abscesses: clinical manifestations, prognostic factors, and outcomes.

Neurosurgery 51:79–85.

[45] Stäbler A, Reiser MF (2001) Imaging of spinal infection. Radiol Clin North Am 39:115–135.

[46] Sundaram VK, Doshi A (2016) Infections of the spine: a review of clinical and imaging findings. Appl Radiol 45:10–20.

[47] Tang HJ, Lin HJ, Liu YC et al (2002) Spinal epidural abscess—experience with 46 patients and evaluation of prognostic factors. J Infect 45:76–81.

[48] Tins BJ, Cassar-Pullicino VN (2004) MR imaging of spinal infection. Semin Musculoskelet Radiol 8:215–229.

[49] Tsuchiya K, Osawa A, Katase S et al (2003) Diffusion-weighted MRI of subdural and epidural empyemas. Neuroradiology 45:220–223.

[50] Tung GA, Yim JW, Mermel LA et al (1999) Spinal epidural abscess: correlation between MRI findings and outcome.

Neuroradiology 41:904–909.

[51] Veillard E, Guggenbuhl P, Morcet N et al (2000) Prompt regression of paravertebral and epidural abscesses in patients with pyogenic discitis. Sixteen cases evaluated using magnetic resonance imaging. Joint Bone Spine 67:219–227.

[52] Visuri T, Pihlajamaki H, Eskelin M (2005) Long-term vertebral changes attributable to postoperative lumbar discitis: a retrospective study of six cases. Clin Orthop Relat Res 433:97–105.

[53] Wiley A, Trueta J (1959) The vascular anatomy of the spine and its relationship to pyogenic vertebral osteomyelitis. J Bone Joint Surg Br 41:796–809.

[54] Wong D, Raymond NJ (1998) Spinal epidural abscess. N Z Med J 111:345–347.

第十章　脊柱布鲁菌病的影像学

Mouna Chelli Bouaziz, Mohamed Fethi Ladeb, Hend Riahi, Wafa Achour, Aida Berriche, Lamia Ammari, Soumaya Rammeh

刘飞飞 / 译
杨开舜　李绍波 / 校

目录

摘要

布鲁菌病是由布鲁菌属的兼性细胞内细菌引起的全身性感染，可能涉及多个器官和组织。这种疾病是一种全球分布的人畜共患病，发生在各大洲，但在中东、地中海地区和拉丁美洲的许多国家更为常见。脊柱是最常见的肌肉骨骼受累部位，其次是骶髂关节。本章旨在评估脊柱布鲁菌病的临床、生物学和影像学特征。

缩写

CT	Computed Tomography 计算机断层扫描
MRI	Magnetic Resonance Imaging 磁共振成像

10.1 引言

布鲁菌病是世界上最常见的人畜共患病之

一（Kursun 等，2013；Kazak 等，2016）。它仍然是一个主要的公共卫生问题，主要分布在地中海地区、中东以及中美洲和南美洲的部分地区（Harman 等，2001）。这种疾病主要影响年轻人和中年人，婴幼儿和老年患者则不太容易感染（Sharif 等，1989）。脊柱布鲁菌病是一种非常古老的疾病，最早发表的病例可以追溯至青铜时代中期。其他研究表明，脊柱布鲁菌病在 230 万—250 万年前偶尔会影响我们的祖先。几乎可以肯定，这种疾病在罗马社会和中世纪也是地方病（D'Anastasio 等，2011）。

布鲁菌病通过直接接触受感染的动物传播给人类；通过受损的皮肤、鼻腔或结膜黏膜（Kursun 等，2013；Kazak 等，2016），或食用未经高温消毒的牛奶和从受感染动物身上获得的奶制品以及通过实验室和肉类加工厂的污染气溶胶进行空气传播（Sharif 等，1989）。在流行国家，它更经常通过职业接触传播。布鲁菌病的病原体是一种来自布鲁菌属的小型革兰阴性球杆菌。其中有 4 种已知会在人体内引发疾病，即流产布鲁菌、羊布鲁菌、猪布鲁菌和犬布鲁菌（Güzey 等，2007）。

布鲁菌病是一种多系统疾病，患者可能会出现广泛的临床表现并发生各种并发症。几乎每个器官都会受到影响。

肌肉骨骼并发症是布鲁菌病的主要并发症。在布鲁菌病中，肌肉骨骼系统的任何区域都可能受到影响（Hamza 等，1990；Zorompala 等，2000；Pourbagher 等，2006）。骨关节受累最重要的临床形式是关节炎、椎间盘炎、滑囊炎、腱鞘炎和骨髓炎。关节炎通常见于大关节，尤其是骶髂关节（Turan 等，2011）。

10.2 病理生理学

布鲁菌感染主要影响富含单核吞噬细胞的器官，如肝脏、脾脏、淋巴结和骨髓（Resnick，1995）。骨骼受累的类型取决于患者

的年龄（Turgut Tali，2004）。脊柱是老年人的好发部位，而骶髂关节和膝关节炎主要发生在儿童和年轻人中。肌肉骨骼并发症可能有遗传易感性，因为最近的数据表明与人类白细胞抗原 B39 有关（Pappas 等，2005）。

脊柱布鲁菌病占肌肉骨骼感染部位的 6%~58%（Sharif 等，1990）。它通常发生在 40 岁以上的男性身上，受影响最严重的部位是腰椎（60%），尤其是 L4~L5 节段，其次是胸椎（19%）和颈椎（12%）。在 6%~14% 的病例中，有 1 个以上脊柱节段受到影响。脊柱的受累可以是局灶性的，也可以是弥漫性的（Hamza 等，1990；Sharif 等，1990；Al-Shahed 等，1994；Resnick，1995；Ben Taarit 等，2002；Pourbagher 等，2006；Turan 等，2011）。

病灶位于椎体前部。通常发生在椎间盘交界处的腰椎前上角，因为其血液供应丰富（Hamza 等，1990；Sharif 等，1990）。弥漫型可累及整个椎体，并延伸至邻近的椎间盘、椎旁间隙和硬膜外间隙。感染通过韧带和血管通路扩散。关节突关节炎并不常见（Hamza 等，1990；Sharif 等，1990；Resnick，1995；Ben Taarit 等，2002；Yin 等，2015）。软组织受累通常导致形成较小、壁光滑及界限分明的脓肿。

10.3 临床表现

Kulowski 和 Vinke 在 1932 年首次描述了脊柱与布鲁菌病的关系（Arkun 和 Mete，2011）。脊柱布鲁菌病的临床症状可能包括慢性感染的表现，如发热、盗汗、不适、厌食和不同强度的脊柱疼痛。体格检查可发现肝肿大和脾肿大。通常有局限性体征，如背痛或肋间痛，触诊有压痛，节段性脊柱僵硬和椎旁肌肉挛缩。以脊髓或神经根压迫为表现的布氏杆菌性脊柱炎并不常见。然而，可以检测到神经损害，如感觉、运动和反射改变（Arkun 和 Mete，2011）。症状出现和影像学改变出现之间的长潜伏期

（2~8 周）可能会影响早期诊断（Al-Shahed 等，1994）。

10.4 影像学特点

　　脊柱和骨盆的初始 X 线片可能是正常的。影像学表现通常出现在临床症状出现后 3~5 周。上下椎体前角的局灶性侵蚀（布鲁菌性脊柱炎）是布鲁菌病的特征（图 10.1）。椎间盘高度的局灶性前部降低或弥漫性降低较常见。可以观察到真空现象，特别是在椎间盘的前部，可能继发于椎间盘的缺血改变，随后出现坏死（Sharif 等，1990；Chelli Bouaziz 等，2008）（图 10.1）。

　　骨破坏不如结核性脊柱炎严重。典型的是病灶周围骨形成，椎体前角有骨赘（鹦鹉嘴样外观）（图 10.2）。产生骨改变早于结核性脊柱炎，因为骨重塑进展缓慢，所以影像学改变可能不容易与退行性疾病区分。感染性脊柱炎的最佳证据是骨扫描，计算机断层扫描（CT），或磁共振成像（MRI）（Al-Shahed 等，1994；

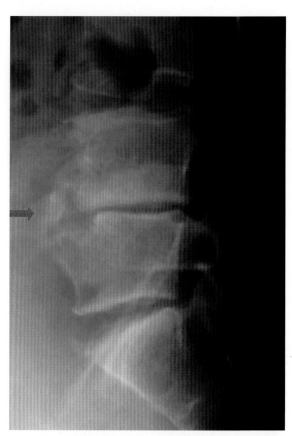

图 10.2　布鲁菌性脊柱炎，腰椎侧位片显示 L5 椎体前上角被侵蚀伴椎间盘塌陷和鹦鹉嘴样外观（箭头）

Turgut 等，2006）。

　　骨扫描能够对肌肉骨骼受累的程度和分布进行早期全身评估，灵敏度为 69%~91%（El-Desouki，1991；Yin 等，2015）。可以观察到几种扫描模式，仅限于椎体前角的摄取增加高度提示布鲁菌病（Lifeso 等，1985；Madkour 等，1988；Sharif 等，1990）。不常规进行氟 -18- 2′- 脱氧 -2- 氟 -D- 葡萄糖正电子发射断层扫描（[¹⁸F] FDG PET/CT），它可能以非典型的形式用来评估疾病的程度，并在相同的区域显示高摄取率（Alduraibi 等，2019）。

　　CT 在病程早期即可得出阳性结果。它显示椎间盘高度丢失和椎体破坏，这在最初的 X 线片上可能看不到（图 10.3）。在 25%~30% 的病例中可以观察到少量的椎间盘内积气（Zorompala 等，2000）（图 10.4）。CT 也可判断炎症的程度（图 10.4 和图 10.5）。静脉注射造影剂后很容易

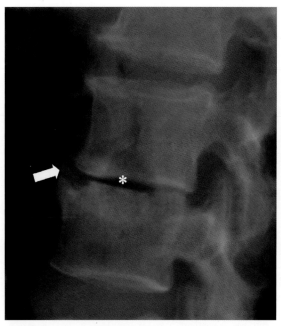

图 10.1　L2~L3 布鲁菌性脊柱炎：腰椎侧位 X 线图像显示 L3 椎骨前上角侵蚀，伴有鹦鹉嘴样外观（箭头）、椎间隙变窄和真空现象（*）

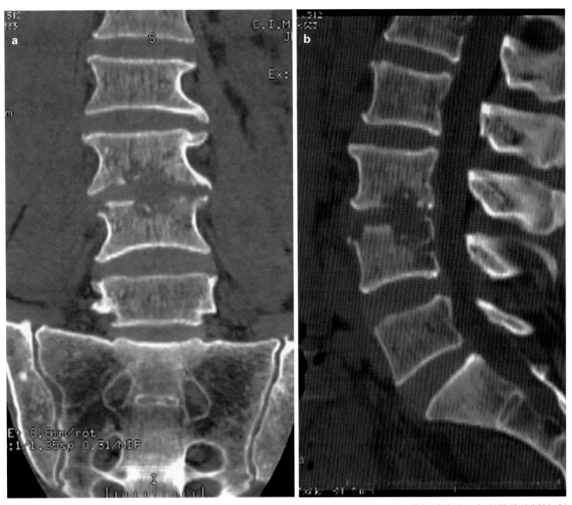

图 10.3　63 岁男性布鲁菌性脊柱炎。冠状位（a）和矢状位（b）CT 图像显示 L2~L3 椎间隙变窄，相邻椎体终板被破坏

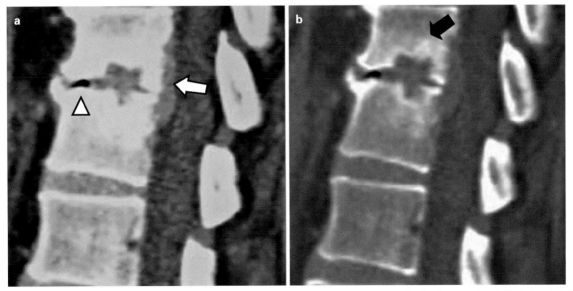

图 10.4　L1~L2 布鲁菌性脊柱炎。矢状位 CT 软组织窗（a）和骨窗（b）图像显示椎体终板破坏（黑色箭头）、鹦鹉嘴样外观伴前部真空现象（箭头）和硬膜外扩张（白色箭头）

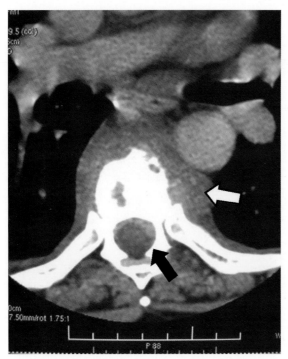

图 10.5　T5~T6 布鲁菌性脊柱炎。轴向 CT 图像显示椎旁（白色箭头）和硬膜外（黑色箭头）软组织受累

诊断椎旁脓肿（图 10.6）。导致硬膜囊受压的硬膜外脓肿的椎管内范围可在增强 CT 上显示，但这些变化在 MRI 上更清晰（Hamza 等，1990；Sharif 等，1990；Ben Taarit 等，2002）。

CT 和 MRI 可以早期发现骨质破坏灶、炎症程度和硬膜外脓肿的位置。在椎弓板型布鲁菌病患者中，骨质破坏灶多位于棘突或横突，炎症区主要累及局部椎旁肌肉，硬膜外脓肿位于硬膜囊后。布鲁菌性脊柱炎患者的骨质破坏灶和炎症区位于椎体，而布鲁菌性椎间盘炎患者的骨质破坏灶和炎症区位于椎体终板和椎间盘。在布鲁菌性脊柱炎和椎间盘炎中，硬膜外脓肿都位于硬膜囊的前部（Yin 等，2015）。

磁共振成像是脊柱布鲁菌病诊断和随访的首选方法。MRI 对早期疾病的检测具有很高的敏感性，并能很好地识别椎旁和硬膜外脓肿（Sharif 等，1990；Ben Taarit 等，2002；

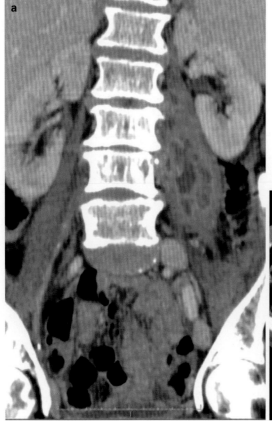

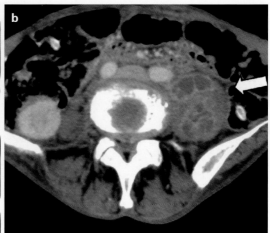

图 10.6　腰椎布鲁菌病。冠状位（a）和轴位增强 CT（b）图像显示左侧腰大肌内有一个大脓肿（箭头）

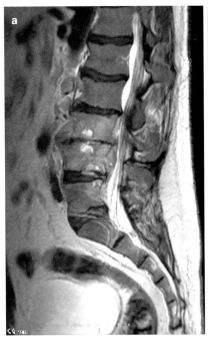
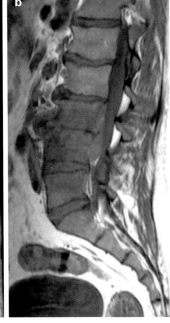
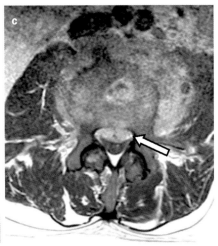

图 10.7　一名 40 岁男性患有布鲁菌性脊柱炎。矢状位 T2-W（a）和 T1-W（b）图像显示 L3~L4 椎间隙变窄，呈中等信号强度，相邻的 L3 和 L4 椎体呈 T1 低信号，T2 高信号。轴位对比增强 T1-W 图像可以更好地评估软组织受累和硬膜外范围（箭头）（c）

Pourbagher 等，2006）（图 10.7）。它可以检测其他未被怀疑的额外非连续性脊柱病灶（图 10.8）和骶髂关节炎（Zorompala 等，2000）。在急性布鲁菌性脊柱炎中，T1 像显示椎间盘呈中等信号和相邻椎体呈低信号。这些区域的信号在 T2 加权像序列上呈均匀或不均匀的高信号模式。静脉注射造影剂可以更好地识别脊柱炎性病变（Hamza 等，1990；Sharif 等，1990），更全面地评估软组织受累和硬膜外侵犯程度（图 10.9）。当脂肪抑制技术应用于对比度增强图像时，这些特征表现得最好。在大约 30% 的病例中观察到椎旁脓肿，其典型特征是体积小，边缘清晰（Harman 等，2001）。

脊柱布鲁菌病可能由于其位置或影像学特征而呈现许多不寻常和非典型的形式。一种不典型的形式是假性 Pott 布鲁菌性脊柱炎，它是指广泛的骨质破坏和大的或钙化的椎旁软组织聚集（图 10.10 和图 10.11）。不常见的部位是颈椎、胸椎和多灶性脊柱受累（图 10.12）（Hamza 等，1990；Chelli Bouaziz 等，

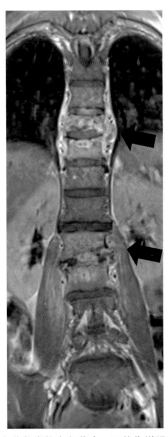

图 10.8　多节段脊柱布鲁菌病。冠状位增强 T1-W MRI 图像显示非相邻的胸椎和腰椎受累

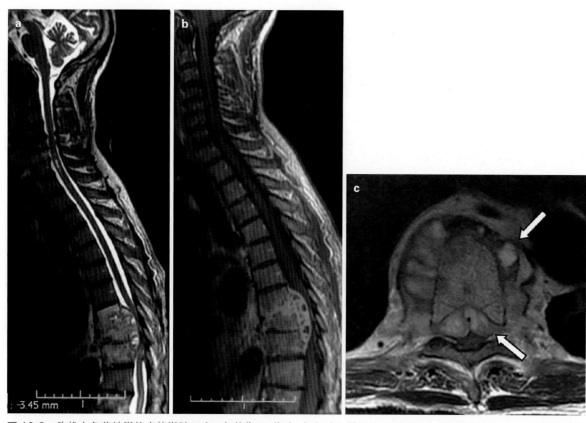

图10.9 胸椎布鲁菌性脊柱炎伴脊髓压迫。矢状位 T2 像（a）和对比增强 T1-W MRI（b）图像显示 T8~T10 椎体和椎间盘呈高信号，并伴有导致脊髓受压的巨大硬膜外脓肿。轴位 T2-W MRI 图像显示椎体旁和硬膜外脓肿清晰可见（箭头）（c）

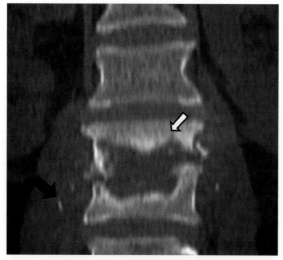

图10.10 假性 Pott 布鲁菌性脊柱炎。冠状位 CT 图像显示椎体终板广泛破坏，周围有硬化骨（白色箭头）和小的椎旁软组织钙化（黑色箭头）

2010；Yang 等，2014）。其他非典型影像学特征包括椎体孤立性骨炎（图10.13）和椎弓根（图10.14）以及椎间盘呈 T2 低信号（图

10.15）（Sharif 等，1990；Al-Shahed 等，1994；Resnick，1995；Zorompala 等，2000）。孤立性椎体受累是脊柱布鲁菌病的罕见表现，可导致椎体塌陷（Ekici 等，2014）。

10.5 鉴别诊断

椎间盘退行性疾病是脊柱布鲁菌病的主要鉴别诊断，尤其是当椎间盘内气体与椎体骨硬化和骨赘同时出现时。鉴别诊断中还应考虑结核性脊柱炎和化脓性脊柱炎（Resnick，1995；Arkun 和 Mete，2011）。显著破坏、椎体塌陷、驼背畸形、大的软组织脓肿和椎旁钙化是结核性脊柱炎的主要鉴别表现。

结核分枝杆菌和羊布鲁氏杆菌的合并感染是罕见的，这种合并感染的确切机制尚不清楚。肺结核患者的巨噬细胞功能障碍可能与这

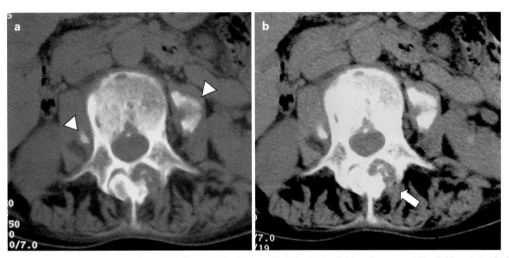

图 10.11 假性 Pott 布鲁菌性脊柱炎。在轴位 CT 骨窗（a）和软组织窗（b）的图像显示双侧钙化性腰大肌脓肿（三角箭头）伴左侧小关节破坏（白色箭头）

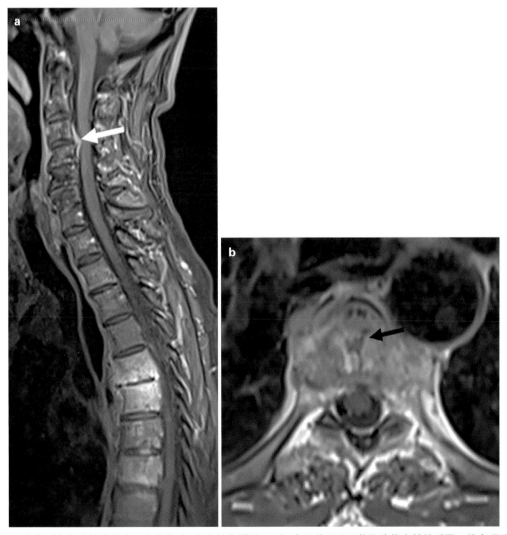

图 10.12 非典型布鲁菌性脊柱炎。矢状位（a）和轴位增强 T1（b）图像显示颈椎和胸椎多灶性受累，伴有硬膜外蜂窝织炎（白色箭头）和骨内脓肿（黑色箭头）

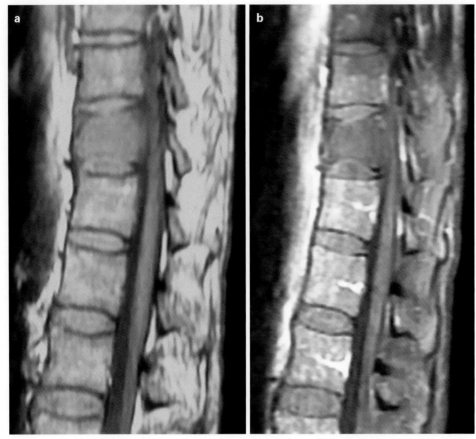

图10.13 孤立性椎体受累的布鲁菌性脊柱炎。矢状位 T1-W（a）和对比增强脂肪抑制 T1-W（b）MRI 图像显示 T10 椎体的低信号，在静脉注射增强剂后未获得增强。鉴别诊断包括结核性脊柱炎和原始或转移性脊椎肿瘤

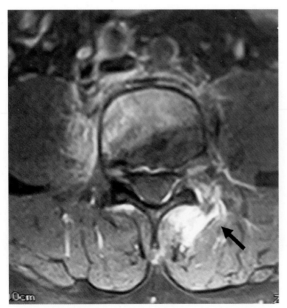

图10.14 布鲁菌性脊柱炎伴有额外的椎弓板受累。轴位对比增强脂肪抑制 T1-W MRI 图像显示椎体椎间盘交界处右前角和左侧关节突关节处高信号，并伴有邻近软组织增强（黑色箭头）

一机制有关（Ekici 等，2014）。据报道，布鲁菌病比肺结核更具有特征性的表现是椎间盘间隙损失少，受累椎体间骨融合更常见。位于周围的椎间盘内气体聚集也可能是布鲁菌病的特征。化脓性脊柱炎通常比布鲁菌性脊柱炎更急（Pappas 等，2005）。表10.1 总结了布鲁菌病、化脓性脊柱炎和退行性椎间盘疾病之间的主要区别。

10.6 生物学诊断

血液学和生物化学检测没有明确的结果提示局灶性布鲁菌病的诊断。全血细胞计数最常显示白细胞计数减少；并且在多达20%的患者中可以观察到全血细胞减少（Güzey 等，2007）。C- 反应蛋白水平可能升高（Resnick，

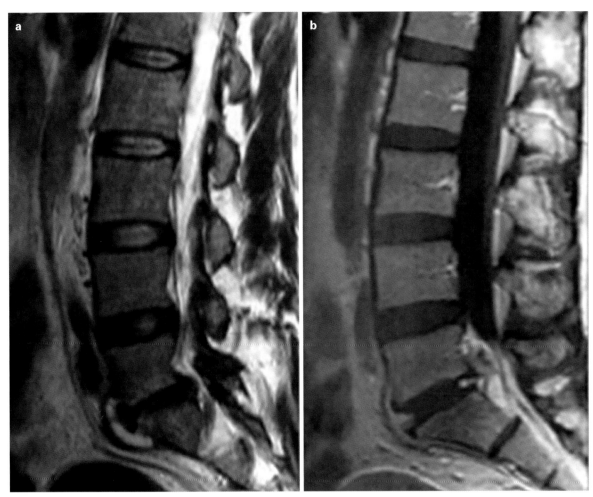

图 10.15 L5~S1 布鲁菌性椎间盘炎。矢状位 T2-W（a）和对比增强 T1-W（b）MRI 图像显示 L5~S1 椎间盘 T2 低信号和轻微的周围增强。注意小的硬膜外脓肿

表 10.1 区分布鲁菌性脊柱炎、结核性脊柱炎、化脓性脊柱炎和退行性椎间盘疾病的特征列表

	布鲁菌性脊柱炎	结核性脊柱炎	化脓性脊柱炎	退行性椎间盘疾病
椎间隙变窄	晚期，中度	晚期，显著	早期，中度	多变
椎体破坏	轻微的	显著的	显著的	不存在
椎体硬化	早期，显著	晚期，中度	早期，显著	多变
真空现象	可能：外围和小型	不存在	不存在	多变
软组织脓肿	多变，小而清晰	常见，大而清晰	大小不一且不清晰	不存在
好发部位	下腰椎	胸椎和胸腰椎	腰椎	腰椎

1995）。

　　布鲁菌病的确诊是基于布鲁菌的培养和鉴定，或急性期和恢复期血清标本之间布鲁菌抗体滴度升高 4 倍或以上的证据（相隔大于或等于 2 周）。布鲁菌病的推定诊断基于症状出现后获得的一个或多个血清样本中的标

准试管凝集试验（STAT）或布鲁菌微凝集试验（BMAT）的布鲁菌总抗体滴度大于或等于1:160，或通过聚合酶链反应检测临床样本中的布鲁菌 DNA（PCR）检测。

　　培养是金标准，但它耗时、危险且不敏感。事实上，从原始标本培养可能需要长达 21

天。此外，自动化血液培养系统的使用缩短了布鲁菌的检测时间（Andriopoulos 等，2007）。慢性感染患者也不太可能是培养阳性。如果临床上怀疑诊断布鲁菌病，应小心通知实验室人员布鲁菌病的问题，以便进行适当的标本处理。布鲁菌是最常见的从血液培养中分离出来的。它也可以从骨髓、脑脊液、伤口、脓性分泌物、关节液或影像引导（如 CT 引导下经皮活检）中分离出来。神经功能缺损的患者需要手术治疗（Solera 等，1999）。由于微生物学技术不完善，以前可能使用过抗菌药物，以及菌血症的间歇性特征，细菌血液培养结果不总是呈阳性（35%~92%）。此外，敏感性取决于疾病的阶段，随着疾病持续时间的进展，这种敏感性会随之降低（Araj，2010）。脓液培养在 10%~20% 的病例中显示阳性结果（Sarigüzel 等，2011）。

关于布鲁菌病局部并发症的分子诊断技术的公开信息很少。最重要的研究是通过 PCR 和常规微生物技术，对 34 份具有不同布氏杆菌病病灶形式的非血液样本（包括 4 份骨组织样本）进行调查。PCR 的灵敏度为 97.1%，平行培养的灵敏度为 29.4%（Morata 等，2001）。Li 等（2018）最近报道了对来自布鲁菌性脊柱炎患者的 31 份福尔马林固定石蜡包埋样本进行实时 PCR 检测的灵敏度为 93.5%。

许多血清学方法被用于诊断人类布鲁菌病。这些方法的组合可能有助于通过减少由于抗原质量低或技术标准差导致的假阴性结果来保证质量性能（Sascha 等，2011）。根据它们在临床环境中的总体准确性可以对最受欢迎的方法进行排名，例如 ELISA >孟加拉玫瑰红试验（RBT）>血清凝集试验（SAT）> Coombs 试验（Al Dahouk 和 Nöckler，2011）。标准试管凝集试验（STAT）（Wright 试验）是参考方法（Sarigüzel 等，2011）。它几乎在所有的患者身上都有阳性发现。

在极少数情况下，报告了阳性血培养结果和阴性血清学结果（Güzey 等，2007）。由于患者的明确治愈与较低的 SAT 滴度密切相关，因此应对患者进行临床和血清学随访（Sascha 等，2011）。在流行国家，RBT 传统上被用作快速筛查试验。对既往未接触过布鲁菌或有布鲁菌病史的患者，该试验的诊断效果非常好（Sascha 等，2011）。在慢性和既往布鲁菌病中，ELISA 比 SAT 试验更敏感。然而，在急性病例中，凝集试验显示出相同的结果，并且成本较低（Al Dahouk 和 Nöckler，2011）。

凝集试验检测 IgM、IgG 和 IgA 类抗体。IgM 抗体在急性感染中占优势，但在数周内下降。复发病例伴有短暂的 IgG 和 IgA 抗体升高，但无 IgM 升高。对大肠杆菌 O157、土拉弗朗西斯菌、苯丙酮酸莫拉菌、小肠结肠炎耶尔森菌和某些血清型沙门氏菌的抗体的交叉反应和接种霍乱弧菌疫苗的人的抗体可导致假阳性布鲁菌试验结果。这是由于布鲁菌属物种的光滑脂多糖（S-LPS）和其他革兰阴性杆菌的脂多糖之间的抗原相似性导致的（Al Dahouk 和 Nöckler，2011）。

10.7 组织病理学诊断

组织病理学检查不是诊断布鲁菌性椎间盘炎的常规方法，因为临床和生物学检查通常就足够了。它是在两种情况下进行的：在微生物学检测阴性和临床高度怀疑布氏杆菌病的情况下，以及在对治疗反应不良的情况下。在这种情况下，建议通过活检获得组织样本进行微生物学和组织病理学检查，以确认布鲁菌性脊柱炎（Rammeh 等，2021）。椎间盘标本通常通过影像引导下的针穿刺活检获得。布鲁菌性脊柱炎的组织病理学诊断具有挑战性，因为它显示了非特异性和肉芽肿形式的组织病理学病变，每种病变在大约一半的病例中观察到（Turunc 等，2007；Li 等，2018；Rammeh 等，2021）。

布鲁菌肉芽肿高度提示布鲁菌性脊柱炎，

周围是由淋巴细胞、浆细胞和中性粒细胞组成的慢性炎症反应（Rammeh 等，2021）。它通常较小，形态不良，无干酪化，由组织细胞聚集体组成，细胞核圆形，无上皮样外观。具有上皮样外观甚至干酪样坏死的肉芽肿虽然罕见，但在布氏杆菌性脊柱炎中也是可能的（Rammeh 等，2021）。布鲁菌性脊柱炎中很少观察到由具有细长细胞核的嗜酸性细胞形成的上皮样肉芽肿。它们通常与组织细胞型肉芽肿有关，不像在典型结核性脊柱炎中观察到的那样形态良好。在真菌性和结核性脊柱炎中也有组织细胞性和上皮样肉芽肿的相关报道（Madkour，2001）。

以非肉芽肿性浸润为特征的非特异性布鲁菌性脊柱炎表现为典型的多形性浸润，以淋巴细胞和浆细胞浸润为主。这种形式类似化脓性脊柱炎。它们的区别在组织学上具有挑战性。化脓性脊柱炎的特征主要是中性粒细胞浸润（Li 等，2016）。如以单核细胞浸润为主时应提醒病理学家建议诊断为布鲁菌性脊柱炎。

10.8 治疗

布鲁菌性脊柱炎患者通常需要抗生素治疗和制动（Ariza 等，1992）。布鲁菌病的治疗必须以有效控制疾病和预防并发症，包括复发为目标。抗菌治疗的方案选择和持续时间应基于局部疾病的存在和某些特定抗生素禁忌的潜在情况。目前，治疗布鲁菌病最常用的抗生素是四环素、利福平、氨基糖苷类、甲氧苄啶-磺胺甲噁唑和喹诺酮类。建议采用延长疗程的联合药物治疗（Pourbagher 等，2006）。

脊柱布鲁菌病的治疗基于双重或试验性抗生素治疗。布鲁菌病的推荐治疗方法是多西环素（200mg/d）和利福平［15mg/（kg·d）］的联合治疗。多西环素和链霉素的联合用药（前21天每天肌肉注射1g）比多西环素、利福平更有效。据报道，链霉素联合多西环素具有更好

的疗效和更低的复发率（Ulu-Kilic 等，2013）。然而，链霉素的副作用限制了它的使用，尤其是在老年患者中。另一种可用于治疗脊柱布鲁菌病的替代疗法是环丙沙星（1000mg/d）和利福平的组合（Alp 和 Doganay，2008）。还有些学者提出了包括环丙沙星 1g/d 和（或）甲氧苄啶/磺胺甲噁唑的方案（Perez-Calvo 等，1994）。

许多研究表明，利福平和环丙沙星的组合可以用于脊柱布鲁菌病的治疗，因为这些药物能够渗透并在骨和软组织中达到高浓度，尤其是在伴有并发症的脊柱布鲁菌病中。因此，包含氟喹诺酮类药物的方案可能是多西环素和链霉素的更好治疗选择（Alp 等，2006；Liang 等，2019）。最佳治疗持续时间未知，但至少3~6个月的治疗对骨关节布鲁菌病有益。链霉素或庆大霉素使用3周。只有当出现较大的椎旁脓肿时，才需要CT引导下经皮穿刺引流。手术仅适用于椎管内脓肿以及脊髓和神经根压迫的进展性征象时的特殊病例。

布鲁菌病通常预后良好。通过药物治疗，患者通常在1~3个月内康复。X线片显示进行性骨硬化。大约1/3的患者可见部分或完全的脊柱强直。布鲁菌病治疗后通常不需要随访MRI，但它可能有助于记录进展性改善。根据 Harman 等（2001）的说法，在有效的医疗管理后，骨髓信号强度的变化往往会在6周到数月中的某个时间消退。骨髓中的信号变化反映了炎症过程和纤维组织和骨形成的逐渐消退（Harman 等，2001）。

10.9 总结

布鲁菌病发生在所有国家，在地中海国家、中东和拉丁美洲是一种严重的危害。这种由布鲁菌属的兼性细胞内细菌引起的全身性感染可涉及许多器官和组织。骨关节受累是一种常见的并发症，腰椎是最常见的受累部位。一些影

像学特征，虽然不是特异性的，但可能会导致放射科医生提示脊柱布鲁菌病，阳性诊断是基于血清学检测。

参考文献

[1] Al Dahouk S, Nöckler K (2011) Implications of laboratory diagnosis on brucellosis therapy. Expert Rev Anti-Infect Ther 9:833–845.

[2] Alduraibi AK, Naddaf S, Alzayed MF (2019) FDG PET/CT of spinal brucellosis. Clin Nucl Med 44:465–466.

[3] Alp E, Doganay M (2008) Current therapeutic strategy in spinal brucellosis. Int J Infect Dis 12:573–577.

[4] Alp E, Koc RK, Durak A et al (2006) Doxycycline plus streptomycin versus ciprofloxacin plus rifampicin in spinal brucellosis. BMC Infect Dis 6:72.

[5] Al-Shahed MS, Sharif HS, Haddad MC et al (1994) Imaging features of musculoskeletal brucellosis. Radiographics 14:333–348.

[6] Andriopoulos P, Tsironi M, Deftereos S, Aessopos A, Assimako-poulos G (2007) Acute brucellosis: presentation, diagnosis and treatment of 144 cases. Int J Infect Dis 11:62–67.

[7] Araj GF (2010) Update on laboratory diagnosis of human brucellosis. Int J Antimicrob Agents 36(1 Suppl):S12–S17.

[8] Ariza J, Gudiol F, Pallares R et al (1992) Treatment of human brucellosis with doxycycline plus rifampicin or doxycycline plus streptomycin. Ann Intern Med 117:25–30.

[9] Arkun R, Mete BD (2011) Musculoskeletal brucellosis. Semin Musculoskelet Radiol 15:470–479.

[10] Ben Taarit CH, Turki S, Ben Maiz H (2002) Spondylodiscites infectieuses: étude d'une série de 151 cas. Acta Orthop Belg 68:381–387.

[11] Chelli Bouaziz M, Ladeb MF, Chakroun M, Chaabane S (2008) Spinal brucellosis: a review. Skeletal Radiol 37:785–790.

[12] Chelli Bouaziz M, Bougamra I, Kaffel D et al (2010) Noncontiguous multifocal spondylitis: an exceptional presentation of spinal brucellosis. Tunis Med 88:280–284.

[13] D'Anastasio R, Staniscia T, Milia ML, Manzoli L, Capasso L (2011) Origin, evolution and paleoepidemiology of brucellosis. Epidemiol Infect 139:149–156.

[14] Ekici MA, Ozbek Z, Kazancı B, Güçlü B (2014) Collapsed L4 vertebral body caused by brucellosis. J Korean Neurosurg Soc 55:48–50.

[15] El-Desouki M (1991) Skeletal brucellosis: assessment with bone scintigraphy. Radiology 181:415–418.

[16] Güzey FK, Emel E, Sel B et al (2007) Cervical spinal brucellosis causing epidural and prevertebral abscesses and spinal cord compression: a case report. Spine J 7:240–244.

[17] Hamza M, Elleuch M, Amara A et al (1990) Brucellose pelvirachidi-enne a propos de quinze patients tunisiens. Sem Hop Paris 66:1939–1943.

[18] Harman M, Unal O, Onbasi KT (2001) Brucellar spondylodiscitis MRI diagnosis. J Clin Imaging 25:421–427.

[19] Kazak E, Akalın H, Yılmaz E et al (2016) Brucellosis: a retrospective evaluation of 164 cases. Singapore Med J 57:624–629.

[20] Kursun E, Turunc T, Demiroglu Y, Arslan H (2013) Evaluation of four hundred and forty seven brucellosis cases. Intern Med 52:745–750.

[21] Li T, Liu T, Jiang Z, Cui X, Sun J (2016) Diagnosing pyogenic, brucella and tuberculous spondylitis using histopathology and MRI: a retrospective study. Exp Ther Med 12:2069–2077.

[22] Li M, Zhou X, Li J, Sun L, Chen X, Wang P (2018) Realtime PCR assays for diagnosing brucellar spondylitis using formalin-fixed paraffin-embedded tissues. Medicine (Baltimore) 97:e0062.

[23] Liang C, Wei W, Liang X, De E, Zheng B (2019) Spinal brucellosis in Hulunbuir, China, 2011-2016. Infect Drug Resist 12:1565–1571.

[24] Lifeso RM, Harder E, Mc Corkell SJ (1985) Spinal brucellosis. J Bone Joint Surg Br 67:345–351.

[25] Madkour MM (2001) Madkour's brucellosis, 2nd edn. Springer, Berlin.

[26] Madkour MM, Sharif HS, Aabed MY, Al Fayez MA (1988) Osteoarticular brucellosis: results of bone scintigraphy in 140 patients. AJR Am J Roentgenol 150:1101–1105.

[27] Morata P, Queipo-Ortuño MI, Reguera JM, Miralles F, Lopez-Gonzalez JJ, Colmenero JD (2001) Diagnostic yield of a PCR assay in focal complications of brucellosis. J Clin Microbiol 39:3743–3746.

[28] Pappas G, Akriditis N, Bosilkovski M, Tsianos E (2005) Brucellosis. N Engl J Med 352:2325–2336.

[29] Perez-Calvo J, Matamala C, Sanjoaquin I et al (1994) Epidural abscess due to acute Brucella melitensis infection. Arch Intern Med 154:1410–1411.

[30] Pourbagher A, Pourbagher MA, Savas L et al (2006) Epidemiologic, clinical and imaging findings in brucellosis patients with osteoarticular involvement. AJR Am J Roentgenol 187:873–880.

[31] Rammeh S, Romdhane E, Riahi H et al. (2021) Granulomatous spondylodiscitis: a case series with focus on histopathological features. J Spinal Cord Med 44:282–287.

[32] Resnick D (1995) Diagnosis of bone and joint disorders, vol 4, 3rd edn. Saunders, Philadelphia, pp 2448–2558.

[33] Sarigüzel FM, Kayman T, Çelik I, Koç N (2011) Comparison of standard tube agglutination, Coombs' and Brucellacapt tests in the diagnosis of Brucellosis. N Engl J Med 28:113–115.

[34] Sharif HS, Aiden OA, Clark DC (1989) Brucellar and tuberculous spondylitis: comparative imaging features. Radiology 171:419–425.

[35] Sharif HS, Clark DC, Aabed MY (1990) Granulomatous spinal infections: MR imaging. Radiology 177:101–107.

[36] Solera J, Lozano E, Martínez-Alfaro E et al (1999) Brucellar spondylitis: review of 35 cases and literature survey. Clin Infect Dis 29:1440–1449.

[37] Turan H, Serefhanoglu K, Karadeli E, Togan T, Arslan H (2011) Osteoarticular involvement among 202 brucellosis cases identified in Central Anatolia region of Turkey. Intern Med 50:421–428.

[38] Turgut Tali E (2004) Spinal infections. Eur J Radiol 50:120–133.

[39] Turgut M, Turgut AT, Koşar U (2006) Spinal brucellosis: Turkish experience based on 452 cases published during the last century. Acta Neurochir (Wien) 148:1033–1044.

[40] Turunc T, Demiroglu YZ, Uncu H, Colakoglu S, Arslan H (2007) A comparative analysis of tuberculous, brucellar and pyogenic spontaneous spondylodiscitis patients. J Infect 55:158–163.

[41] Ulu-Kilic A, Sayar MS, Tütüncü E, Sezen F, Sencan I (2013) Complicated brucellar spondylodiscitis: experience from an endemic area. Rheumatol Int 33:2909–2912.

[42] Yang X, Zhang Q, Guo X (2014) Value of magnetic resonance imaging in brucellar spondylodiscitis. Radiol Med 119:928–933.

[43] Yin Z, He E, Ding H, Chen J (2015) Brucella infection of the thoracic vertebral arch presenting with an epidural abscess: a case report. J Med Case Rep 9:237.

[44] Zorompala A, Skopelitis E, Thanos L (2000) An unusual case of brucellar spondylitis involving both the cervical and lumbar spine. J Clin Imaging 24:273–275.

第十一章　沙门氏菌性脊柱炎的影像学

Emna Labbène, Wafa Achour, Mohamed Fethi Ladeb, Nadia Hammami

张　明 / 译
杨开舜　何健荣 / 校

目录

摘要

　　沙门氏菌性骨髓炎在临床中不常见，通常与镰状细胞病有关。沙门氏菌性脊柱炎则非常罕见，只在个案病例报告中报道过。磁共振成像（MRI）是评估椎间盘和软组织异常的首选方法。沙门氏菌性脊柱炎的影像学特征与其他脊柱炎影像学表现相类似。细菌分离实验是疾病诊断及药敏实验的必要条件，在此期间可以行适当的药物治疗。

缩写

CT　　Computed Tomography
　　　计算机断层扫描
MRI　Magnetic Resonance Imaging
　　　磁共振成像

11.1 引言

　　沙门氏菌性骨髓炎是一种罕见的疾病，通

171

常发生在免疫功能低下患者中，主要发生在镰状细胞病患者（Mavrogenis 等，2017）中。沙门氏菌性脊柱炎则非常罕见，主要见于个案病例报告（Santos 和 Sapico，1998）。在镰状细胞病患者中，如何区分血管闭塞性危象和早期骨髓炎是一项诊断挑战。磁共振成像（MRI）是评估脊柱炎早期椎间盘信号异常的首选方式（Sans 等，2012）。而明确诊断要基于病原体分离实验（Santos 和 Sapico，1998）。

11.2 流行病学

沙门氏菌对于人类广泛致病，涉及的致病菌株主要属于肠沙门氏菌肠亚种。这些菌株可分为伤寒（血清型伤寒和副伤寒）菌和非伤寒菌株。伤寒菌株在水不安全和卫生条件差的地区可引发伤寒疾病。非伤寒菌株通常在卫生条件差的环境中，主要通过食用受污染的动物源性食品导致血源性感染引发胃肠炎，是资源匮乏环境中血液感染的主要原因（Stephanie 和 Schmalzle，2019）。不同国家伤寒菌和副伤寒菌的发病率存在显著差异。在中南亚和东南亚发病率最高（每年 10 万人中超过 100 例）；非洲、拉丁美洲、加勒比、亚洲的其他地区和大洋洲发病率中等（每年 10 万人中有 10~100 例）；欧洲、澳大利亚、新西兰和北美洲发病率最低（每年 10 万人中不到 10 例）（Sánchez-Vargas 等，2011）。

伤寒性骨髓炎是一种罕见的沙门氏菌肠外感染，主要是由于鼠伤寒沙门氏菌和肠炎沙门氏菌感染，很少见于伤寒杆菌感染。它占所有骨感染病例的 1%~4%（Kumar 等，2008），并占沙门氏菌感染病例总数的 1% 以内（Weston 和 Moran，2015）。在 7779 例沙门氏菌感染的回顾中，只有 59 例（0.76%）患者患有骨髓炎（Sapra 和 Winter，1957）。感染主要见于血红蛋白病患者，如镰状细胞病或地中海贫血，感染是该人群发病和死亡的重要原因，主要位于

长骨感染（Chambers 等，2000；McAnearney，2015）。事实上，沙门氏菌是镰状细胞病患者骨髓炎的主要病因（Burnett 等，1998），不同地区的发病率不同（Stephanie 和 Schmalzle，2019）。然而，它是无镰状细胞病患者骨髓炎的罕见病因，约占所有病例的 0.5%（Khoo 等，2016）。其他危险因素包括糖尿病、静脉药物滥用史、肺部疾病、血液透析、人类免疫缺陷病毒、慢性免疫功能不全状态，如系统性红斑狼疮、胶原蛋白疾病、肝硬化、淋巴瘤、类固醇治疗、动脉粥样硬化、胃酸缺乏症（Khoo 等，2016），以及胆道和泌尿道异常且合并感染者（Stephanie 和 Schmalzle，2019）。

沙门氏菌引起脊柱炎极其罕见，约占沙门氏菌骨髓炎病例的 1/4（Santos 和 Sapico，1998）。近年来，感染发生率似乎越来越多，这可能是由于人口老龄化和免疫功能低下的个体数量的增加。腰椎是最常受累的部位（Cheng 等，2018）。由 Santos 和 Sapico（1998）发表的英国文献中报道的最大规模的沙门氏菌椎间盘炎综述包括 46 例报告病例（Santos 和 Sapico，1998）。其他发表的文献都是案例报告。回顾了其中 46 篇文章，其中包括 104 例患者（Miller，1954；Greenspan 和 Feinberg，1957；Weiss 和 Katz，1970；Bussiere 等，1979；Carvell 和 Maclarnon，1981；Gardner，1985；O Keeffe，1991；Tsui，1997；Santos 和 Sapico，1998；Skoutelis，2001；Akiba 等，2001；Chen，2001；Gupta 等，2004；Rajesh 等，2004；Barkai 等，2005；Devrim 等，2005；Laloum 等，2005；Altay 等，2006；Liu 等，2006；Ozturk 等，2006；Khan 和 El-Hiday，2007；Abdullah 等，2008；Chen 等，2008；Kumar 等，2008；Osebold，2008；Zheng 等，2009；Rostom 等，2009；Learch 等，2009；Suwanpimolkul 等，2010；Amritanand 等，2010；Choi 等，2010；Berngard 和 Miller，2013；Feng 等，2014；Shrestha 等，2015；

McAnearney，2015；Effendi 等，2016；Fukuda 等，2016；Khoo 等，2016；Oki 等，2016；Fareed 等，2017；Banerjee 等，2018；Cheng 等，2018；Dahlberg 等，2018；Myojin 等，2018；Popa 等，2019）。表 11.1 总结了它们的主要特征。这 104 例患者中，64% 为男性，平均年龄 42 岁（1~79 岁）。9% 的病例报告镰状细胞病，42% 的病例报告有其他诱因。排除 Santos 和 Sapico（1998）发现 54% 有诱发因素的病例，这个百分比下降到 33%。这种差异可以解释为，在 Santos 和 Sapico 的研究中，动脉粥样硬化是主要的诱发因素，但在其他报道的病例中则没有具体说明。

11.3 病理生理学

沙门氏菌可通过血源途径引起骨髓炎。而从邻近感染组织蔓延传播较为罕见。侵入性诊断或治疗操作后的污染也是可能的（Cheng 等，2018）。通常临床影像学上显示病变先累及相邻的两个椎体，随后累及相邻的椎间盘，动脉途径可能是感染的来源，因为供应椎体的节段动脉交叉供应两个相邻的椎体。在一些患者中，椎间盘的感染发生在椎体感染之前（Berngard 和 Miller，2013）。在儿童中，由于椎间盘内有迁延的血管通路，在感染性菌血症后可能发生感染性椎间盘炎（Cheng 等，2018）。

虽然从理论上讲肠道微梗死可能是导致沙门氏菌血源性扩散的原因，但其确切的发病机制尚不明确。由邻近感染的主动脉瘤直接扩散感染的病例也有报道（Effendi 等，2016）。事实上，沙门氏菌是引起细菌性主动脉瘤的主要原因之一（Chen 等，2008）。在镰状细胞病中，沙门氏菌骨髓炎是多种因素综合作用的结果。镰状细胞病可能导致肠道和骨骼梗死，为细菌从肠道进入血液并通过血液传播到骨骼创造一个合适的环境。

11.4 感染部位

腰椎是沙门氏菌性脊柱炎最常累及的部位，约占 56%，其次是胸椎占 24%。颈椎、颈胸椎和胸腰椎水平的发生率较低。一些学者报道了多灶性骨髓炎（Rostom 等，2009；Zheng 等，2009）。在免疫功能低下的患者中，感染常累及多个部位（Shrestha 等，2015）。表 11.1 总结了 104 例沙门氏菌性脊柱炎患者的不同感染部位（Miller，1954；Greenspan 和 Feinberg，1957；Weiss 和 Katz，1970；Bussiere 等，1979；Carvell 和 Maclarnon，1981；Gardner，1985；O Keeffe，1991；Tsui，1997；Santos 和 Sapico，1998；Skoutelis，2001；Akiba 等，2001；Chen，2001；Gupta 等，2004；Rajesh 等，2004；Barkai 等，2005；Devrim 等，2005；Laloum 等，2005；Altay 等，2006；Liu 等，2006；Ozturk 等，2006；Khan 和 El-Hiday，2007；Abdullah 等，2008；Chen 等，2008；Kumar 等，2008；Osebold，2008；Zheng 等，2009；Rostom 等，2009；Learch 等，2009；Suwanpimolkul 等，2010；Amritanand

表 11.1 104 例沙门氏菌性脊柱炎患者特点

特征	值或百分比
年龄	
范围	1~79 岁
均值	42 岁
性别	
男性	64%
女性	46%
发病诱因	
镰状细胞病	9%
其他	42%
感染部位	
腰椎	56%
胸椎	24%
颈椎	2%

等，2010；Choi 等，2010；Berngard 和 Miller，2013；Feng 等，2014；Shrestha 等，2015；McAnearney，2015；Effendi 等，2016；Fukuda 等，2016；Khoo 等，2016；Oki 等，2016；Fareed 等，2017；Banerjee 等，2018；Cheng 等，2018；Dahlberg 等，2018；Myojin 等，2018；Popa 等，2019）。

11.5 临床表现

临床表现可分为急性、亚急性或慢性。诊断前症状的持续时间可以从几天到几年不等（Santos 和 Sapico，1998）。背痛是最常见的症状，超过 90% 的病例报告背痛。根据感染部位的不同，可能是腰痛、胸痛和（或）颈椎痛。这种症状是可以区分出来的（Banerjee 等，2018）。发热是最常见的第二大症状，出现在 65% 的病例中。它可以先于背痛出现，或与其同时发生，也可以在疾病进展过程中出现（Feng 等，2014；Cheng 等，2018；Myojin 等，2018）。存在神经系统表现的病例占 27%，主要由硬膜外感染扩散造成的紧急和严重的脊髓或神经根压迫引起。临床表现包括麻木、四肢无力或瘫痪、马尾综合征和反射亢进（Berngard 和 Miller，2013；Fareed 等，2017；Popa 等，2019）。

25% 的病例在发病时出现胃肠道症状，主要包括腹痛和腹泻（Kumar 等，2008；Fareed 等，2017）。患者有时会报告在脊柱炎发生前数周或数月曾出现过伴有腹痛、腹泻和发热的伤寒病史，这应引起对沙门氏菌性脊柱炎的怀疑，特别是患者在流行地区居住或曾前往流行地区时（Rajesh 等，2004；Altay 等，2006；Shrestha 等，2015；Popa 等，2019）。据报道，在未经治疗的伤寒患者中，有 1%~4% 的患者转变成慢性携带者（在粪便或尿液中检测存在沙门氏菌持续超过 1 年）（Stephanie 和 Schmalzle，2019）。

其他临床表现如盗汗、体重减轻或疲劳也有报道（Gupta 等，2004；Abdullah 等，2008）。

表 11.2 总结了 55 例沙门氏菌性椎间盘炎患者的临床表现（Miller，1954；Greenspan 和 Feinberg，1957；Weiss 和 Katz，1970；Bussiere 等，1979；Carvell 和 Maclarnon，1981；Gardner，1985；O Keeffe，1991；Tsui，1997；Santos 和 Sapico，1998；Skoutelis，2001；Akiba 等，2001；Chen，2001；Gupta 等，2004；Rajesh 等，2004；Barkai 等，2005；Devrim 等，2005；Laloum 等，2005；Altay 等，2006；Liu 等，2006；Ozturk 等，2006；Khan 和 El-Hiday，2007；Abdullah 等，2008；Chen 等，2008；Kumar 等，2008；Osebold，2008；Zheng 等，2009；Rostom 等，2009；Learch 等，2009；Suwanpimolkul 等，2010；Amritanand 等，2010；Choi 等，2010；Berngard 和 Miller，2013；Feng 等，2014；Shrestha 等，2015；McAnearney，2015；Effendi 等，2016；Fukuda 等，2016；Khoo 等，2016；Oki 等，2016；Fareed 等，2017；Banerjee 等，2018；Cheng 等，2018；Dahlberg 等，2018；Myojin 等，2018；Popa 等，2019）。

11.6 影像学

脊柱炎的诊断主要是基于影像学检查，

表 11.2　回顾 55 例沙门氏菌性脊柱炎患者的临床特点

特征	值或百分比
症状	
背痛和颈痛	94%
发热	65%
神经症状	27%
胃肠道症状	25%
其他症状	31%
诊断前症状持续时间	
值域	1 天至 7 年
中位数	4 周

MRI 是首选检查方式。然而，目前还没有特殊的征象来明确诊断致病病原体。事实上，所有脊柱感染的临床表现是类似的，包括椎间盘、邻近椎体和周围软组织的异常（Sans 等，2012）。脊柱炎的诊断主要是基于脊柱 X 线片和 MRI 两种主要方式（Sans 等，2012）。CT 主要用于引导经皮手术，如穿刺组织活检或椎旁脓肿引流（Tsui 等，1997；Khan 和 El-Hiday，2007；Zheng 等，2009；Effendi 等，2016）。放射性核素骨扫描可用于多灶性感染，感染部位可显示摄取量增加。

表 11.3 总结了 50 例沙门氏菌性脊柱炎患者的影像学特征（Miller，1954；Greenspan 和 Feinberg，1957；Weiss 和 Katz，1970；Bussiere 等，1979；Carvell 和 Maclarnon，1981；Gardner，1985；O Keeffe，1991；Tsui，1997；Santos 和 Sapico，1998；Skoutelis，2001；Akiba 等，2001；Chen，2001；Gupta 等，2004；Rajesh 等，2004；Barkai 等，2005；Devrim 等，2005；Laloum 等，

2005；Altay 等，2006；Liu 等，2006；Ozturk 等，2006；Khan 和 El-Hiday，2007；Abdullah 等，2008；Chen 等，2008；Kumar 等，2008；Osebold，2008；Zheng 等，2009；Rostom 等，2009；Learch 等，2009；Suwanpimolkul 等，2010；Amritanand 等，2010；Choi 等，2010；Berngard 和 Miller，2013；Feng 等，2014；Shrestha 等，2015；McAnearney，2015；Effendi 等，2016；Fukuda 等，2016；Khoo 等，2016；Oki 等，2016；Fareed 等，2017；Banerjee 等，2018；Cheng 等，2018；Dahlberg 等，2018；Myojin 等，2018；Popa 等，2019）。

其中 36 例报告了椎间盘间隙异常。椎间隙狭窄是表现最常见的征象（图 11.1），83% 的病例都有报告。其他异常表现包括椎间盘脓肿（17%）、椎间盘强化（14%）和 T2 高信号（28%）。2 例患者的椎间盘高度正常（Gardner，1985；Zheng 等，2009）。报告骨异常 38 例。39% 的病例发现椎体终板侵蚀或模糊（图 11.1 和图 11.2），31% 的病例报告骨破坏，31% 为椎体塌陷。55% 的病例出现骨髓信号异常（T2 高信号、骨强化）（图 11.1）。在两个病例中，骨硬化和骨重构与破坏性病变相关（Tsui 等，1997；Kumar 等，2008）。尚未见累及椎体后弓病例报道。

椎旁脓肿报告 23 例。它们轮廓分明，壁薄而光滑（Feng 等，2014；Cheng 等，2018）。有 17 例硬膜外感染的病例（图 11.1）。82% 的病例发现硬膜外脓肿。47% 的病例报告脊髓或马尾受压。

在镰状细胞病中，如果没有局部组织学和细菌学的结果，很难区分骨感染和骨梗死。MRI 被认为是诊断镰状细胞病患者骨髓炎的有效工具。然而，在梗死和感染时，可见骨髓水肿、周围软组织积液、肌肉和脂肪异常钆增强。放射性核素骨扫描对鉴别骨梗死和骨髓炎没有帮助，因为在两者中都可以看到正常和增加的摄取。^{99m}Tc- 硫胶体与 ^{99m}Tc 二膦酸盐

表 11.3 50 例沙门氏菌性脊柱炎患者的影像学特征回顾

特征（有临床表现的病例数）	百分比
椎间盘异常（n=36）	
椎间盘高度缩小	83%
T2 高信号（MRI）	28%
增强 MRI 异常	14%
椎间盘脓肿（MRI）	17%
椎体异常（n=38）	
终板侵蚀 / 模糊	39%
骨破坏	31%
椎体塌陷	31%
骨髓信号异常（T2 高信号，增强 MRI 异常）	55%
骨质硬化和骨重构	5%
椎旁组织感染（n=32）	
脊椎旁蜂窝织炎	28%
脊椎旁脓肿	72%
硬膜外感染（n=17）	
硬膜外脓肿（MRI）	82%
硬膜外蜂窝织炎（MRI）	18%
脊髓 / 马尾受压（MRI）	47%

或 ^{99m}Tc 与镓联合使用似乎可以提高检测的准确性。标记白细胞扫描在脊柱感染中是不可靠的。其他报告的相关异常包括脾脓肿或感染性腹主动脉瘤（Santos 和 Sapico，1998）。后者主要见于老年患者（Santos 和 Sapico，1998；Chen 等，2008；Learch 等，2009），这是一种紧急情况，通常需要手术治疗。CT 和 MRI 显示毗邻脊柱感染部位的主动脉瘤伴有软组织肿胀和主动脉周围积气。

11.7 诊断

诊断沙门氏菌性脊柱炎的关键是通过针穿刺活检或开放活检获得的骨标本（金标准），或抽取邻近的积液或血液检查（Effendi 等，2016；Cheng 等，2018）。诊断也可以基于其他临床标本（粪便、尿液、脑脊液培养、联

合液培养）（Santos 和 Sapico，1998；Rostom 等，2009；Oki 等，2016）。Santos 和 Sapico（1998）在对 46 例病例的回顾中发现，血液培养（n=46）、经皮或手术获取标本、粪便（n=31）和尿液（n=31）分别在 22（48%）、24（52%）、11（36%）和 7（23%）例病例中呈阳性。本文对 46 篇文献包括 66 例沙门氏菌性脊柱炎患者进行综述。经皮手术或手术获得的标本培养、血液培养、粪便培养和尿培养的阳性率分别为 93%、54%、7/15 和 3/10。

表 11.4 回顾了 46 篇文章所使用的不同诊断方法（Miller，1954；Greenspan 和 Feinberg，1957；Weiss 和 Katz，1970；Bussiere 等，1979；Carvell 和 Maclarnon，1981；Gardner，1985；O Keeffe，1991；Tsui，1997；Santos 和 Sapico，1998；Skoutelis，2001；Akiba 等，2001；Chen，2001；Gupta 等，2004；Rajesh

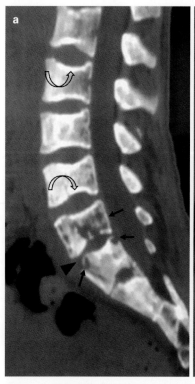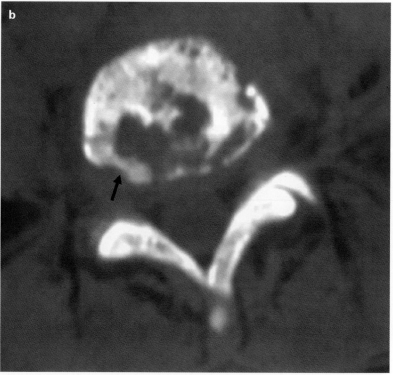

图 11.1　镰状细胞病患者的沙门氏菌性脊柱炎。矢状位（a）和轴位（b）CT 图像显示 L5~S1 水平间隙变窄（黑色三角箭头），相邻终板侵蚀和椎体破坏（黑色箭头）。在 S1~S2 水平上也有类似的发现。椎体的 H 形改变与镰状细胞病的终板骨坏死特征一致（弯曲箭头）。矢状位 T2-W（c）、T1-W（d）和对比增强 T1-W（e）和轴位对比增强 T1-W（f）MRI 图像显示 L5~S1 和 S1~S2 水平的 T2 高信号（白色三角箭头）无增强，椎体 T2 高强信号增强（星形）。在 L5~S1 水平也有信号改变，前部（白色小箭头）和椎旁（弯曲箭头）和硬膜外（黑色箭头）

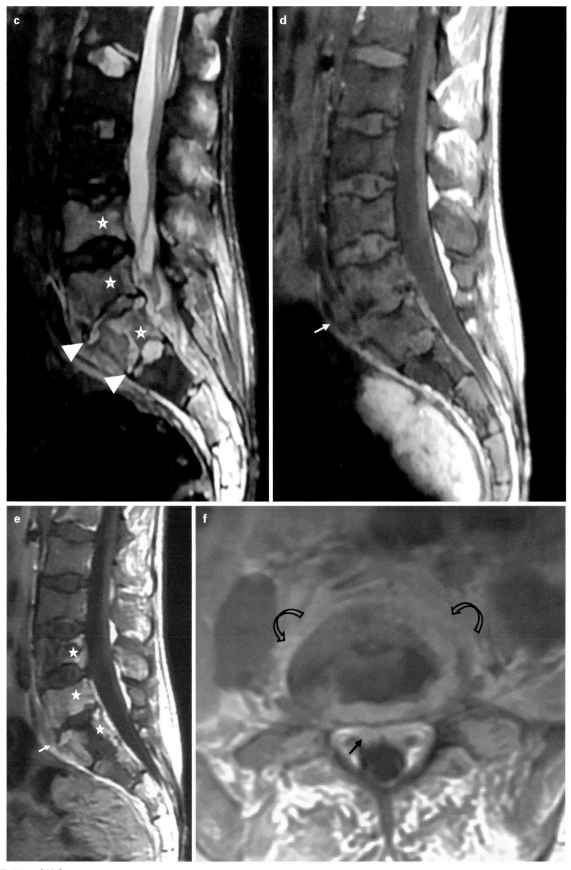

图 11.1（续）

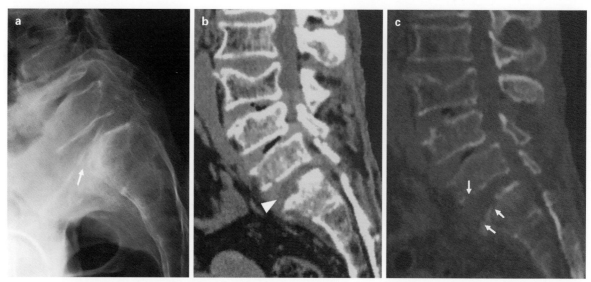

图 11.2　a. 腰椎侧位 X 线片显示 S1 节段前上角受侵蚀（白色箭头）。b、c. 同一患者的矢状面 CT 图像显示 L5~S1 水平椎间盘低密度（三角箭头），相邻椎体终板有侵蚀（白色箭头）

表 11.4　66 例沙门氏菌性脊椎炎患者的微生物学诊断方法

细菌培养阳性（病例数）	值或百分比
血液培养（n=41）	54%
标本培养（经皮手术或开放手术）（n=44）	93%
尿液培养（n=10）	3/10
粪便培养（n=15）	7/15

等，2004；Barkai 等，2005；Devrim 等，2005；Laloum 等，2005；Altay 等，2006；Liu 等，2006；Ozturk 等，2006；Khan 和 El-Hiday，2007；Abdullah 等，2008；Chen 等，2008；Kumar 等，2008；Osebold，2008；Zheng 等，2009；Rostom 等，2009；Learch 等，2009；Suwanpimolkul 等，2010；Amritanand 等，2010；Choi 等，2010；Berngard 和 Miller，2013；Feng 等，2014；Shrestha 等，2015；McAnearney，2015；Effendi 等，2016；Fukuda 等，2016；Khoo 等，2016；Oki 等，2016；Fareed 等，2017；Banerjee 等，2018；Cheng 等，2018；Dahlberg 等，2018；Myojin 等，2018；Popa 等，2019）。

　　沙门氏菌性脊柱炎血液培养阳性率（48%）高于其他原因导致的化脓性脊柱炎血液培养阳

性率（25%）（Santos 和 Sapico，1998）。如果怀疑伤寒感染，血清凝集试验检查可能是有帮助的。它在骨髓炎中的敏感性高于胃肠炎，可能是因为有足够的时间产生抗体反应（Santos 和 Sapico，1998）。在一项包括 11 例沙门氏菌性脊柱炎的研究中，所有患者的肥达试验均呈阳性。在 2 例患者中，未分离出病原体，其诊断依据是肥达试验、组织学特征和特异性病史（Amritanand 等，2010）。然而，在疾病的早期阶段，在使用抗生素的情况下，或在体液免疫反应减弱时，肥达试验可能是阴性的。此外，病原菌鉴定是药敏试验的必要条件。白细胞计数、红细胞沉降率、C- 反应蛋白等实验室检查在一定程度上是脊柱感染的敏感指标。然而，它们都不足以揭示病原体（Cheng 等，2018）。

11.8　治疗及疗效

　　治疗的成功取决于病原体的识别和药敏试验（Santos 和 Sapico，1998）。抗生素治疗和最终手术治疗结果对大多数病例是有效的，86%（66/57）恢复良好。然而，一些患者仍有后遗症（Chen 等，2008；Berngard，2013；Popa 等，2019）。药物治疗的时间为 4 周至 6 个月。合并感染性腹主动脉瘤时预后较差，死亡率较高。在这种情况下，通常需要进行手术治疗。在对 46 例沙门氏菌性脊柱炎的回顾中，有 12 例死亡，死亡均与感染性腹主动脉瘤有关（Santos 和 Sapico，1998）。随访中 MRI 的有效性尚未得到证实。在一项 33 例脊柱感染患者的研究中，没有发现影像学表现与临床特征之间的相关性（Kowalski 等，2007）。在另一项 253 例脊柱感染患者的研究中，随访 MRI 对结果没有显著影响（McHenry，2002）。

表 11.5 通过回顾 46 篇文章，总结了 66 例患者的治疗和结果（Miller，1954；Greenspan 和 Feinberg，1957；Weiss 和 Katz，1970；Bussiere 等，1979；Carvell 和 Maclarnon，1981；Gardner，1985；O Keeffe，1991；Tsui，1997；Santos 和 Sapico，1998；Skoutelis，2001；Akiba 等，2001；Chen，2001；Gupta 等，2004；Rajesh 等，2004；Barkai 等，2005；Devrim 等，2005；Laloum 等，2005；Altay 等，2006；Liu 等，2006；Ozturk 等，2006；Khan 和 El–Hiday，2007；Abdullah 等，2008；Chen 等，2008；Kumar 等，2008；Osebold，2008；Zheng 等，2009；Rostom 等，2009；Learch 等，2009；Suwanpimolkul 等，2010；Amritanand 等，2010；Choi 等，2010；Berngard 和 Miller，2013；Feng 等，2014；Shrestha 等，2015；McAnearney，2015；Effendi 等，2016；Fukuda 等，2016；Khoo 等，2016；Oki 等，2016；

表 11.5　66 例沙门氏菌性脊柱炎患者的治疗及结果

特征	百分比
药物治疗	100%
手术治疗	44%
结果	
恢复良好	86%
死亡	5%
恢复有后遗症	9%

Fareed 等，2017；Banerjee 等，2018；Cheng 等，2018；Dahlberg 等，2018；Myojin 等，2018；Popa 等，2019）。

11.9　总结

沙门氏菌性骨髓炎较为罕见，通常发生在免疫功能低下的患者中，主要发生于镰状细胞病患者。脊柱部位的感染则非常罕见。MRI 是诊断和评估感染程度的首选方式。然而，影像学不能区分沙门氏菌感染和其他病原体引起的感染。确诊的必要条件是细菌分离实验，药敏试验可提供合适的抗生素治疗。血液培养以及抽吸或活检标本培养是分离病原体的两种主要方法。在实验室检查呈阴性或不需要手术时，可用 CT 指导经皮穿刺活检。使用抗生素治疗结果通常是有效的。

参考文献

[1]　Abdullah SH, Ata OA, El-Adwan N (2008) Thoracic spinal epidural abscess caused by Salmonella typhi—case report. Neurol Med Chir (Tokyo) 48:140–142.

[2]　Akiba T, Arai T, Ota T et al (2001) Vertebral osteomyelitis and paravertebral abscess due to Salmonella oranienburg in a child. Pediatr Int 43:81–83.

[3]　Altay M, Kanbay M, Kurultak I et al (2006) A case of bilateral psoas abscesses and lumbar osteomyelitis due to recurrent salmonella infection. J Natl Med Assoc 98:1855–1856.

[4]　Amritanand R, Venkatesh K, Sundararaj GD (2010) Salmonella spondylodiscitis in the immunocompetent: our experience with eleven patients. Spine (Phila Pa 1976) 35:1317–1321.

[5]　Banerjee B, Madiyal M, Madhava PK et al (2018) Typhoid spondylodiscitis mimicking tuberculosis in a teenage girl. J Infect Public Health 11:136–137.

[6]　Barkai G, Leibovitz E, Smolnikov A et al (2005) Salmonella diskitis in a 2-year old immunocompetent child. Scand J Infect Dis 37:232–235.

[7]　Berngard SC, Miller M (2013) Salmonella spinal infection: a rare case in a patient with advanced AIDS. J Int Assoc Provid AIDS Care 12:241–244.

[8]　Burnett MW, Bass JW, Cook BA (1998) Etiology of osteomyelitis complicating sickle cell disease. Pediatrics 101:296–297.

[9]　Bussiere JL, Lopitaux R, Sirot J et al (1979) Spondylodiscites à Salmonella dublin. A propos d'une observation. Med Mal Infect 9:561–567.

[10]　Carvell JE, Maclarnon JC (1981) Chronic osteomyelitis of the thoracic spine due to salmonella typhi: a case report. Spine (Phila Pa 1976) 6:527–530.

[11]　Chambers JB, Forsythe DA, Bertrand SL et al (2000) Retrospective review of osteoarticular infections in a pediatric sickle cell age group. J Pediatr Orthop 20:682–685.

[12] Chen POQ, Yang SH, Yen CC et al (2001) Salmonella spondylitis in non-sickle cell patients. J Musculoskelet Res 5:253–260.

[13] Chen SH, Lin WC, Lee CH, Chou WY (2008) Spontaneous infective spondylitis and mycotic aneurysm: incidence, risk factors, outcome and management experience. Eur Spine J 17:439–444.

[14] Cheng W, Lian K, Luo D et al (2018) Salmonella potsdam causing lumbar vertebral osteomyelitis. Medicine (Baltimore) 97(18):e0682.

[15] Choi YS, Cho WJ, Yun SH et al (2010) A case of back pain caused by Salmonella spondylitis. Korean J Anesthesiol 59:233–237.

[16] Dahlberg RK, Lyvers ME, Dahlberg TK (2018) Diagnostic quandary: Salmonella agbeni vertebral osteomyelitis and epidural abscess. Case Rep Orthop 2018:1–4.

[17] Devrim I, Kara A, Kanra G et al (2005) Atypical presentation of spondylitis in a case with sickle cell disease. Turk J Pediatr 47:369–372.

[18] Effendi FM, Ibrahim MI, Mohd Miswan MF (2016) Salmonella spondylodiscitis of the thoracic vertebrae mimicking spine tuberculosis. BMJ Case Rep 2016:bcr2016215909. https://doi.org/10.1136/bcr-2016-215909.

[19] Fareed S, Nashwan AJ, Jarir SA et al (2017) Spinal abscess caused by salmonella bacteremia in a patient with primary myelofibrosis. Am J Case Rep 18:859–864.

[20] Feng ZY, Guo F, Chen Z (2014) Literature review and clinical presentation of cervical spondylitis due to Salmonella enteritidis in immunocompetent. Asian Spine J 8:206–210.

[21] Fukuda T, Bouchi R, Minami I et al (2016) Retrograde pyelonephritis and lumbar spondylitis as a result of Salmonella typhi in a type 2 diabetes patient with neurogenic bladder. J Diabetes Investig 7:436–439.

[22] Gardner RV (1985) Salmonella vertebral osteomyelitis and epidural abscess in a child with sickle cell anemia. Pediatr Emerg Care 1:87–89.

[23] Greenspan RH, Feinberg SB (1957) Salmonella bacteremia: a case with miliary lung lesions and spondylitis. Radiology 68:860–862.

[24] Gupta SK, Pandit A, White DG, Evans PD (2004) Salmonella osteomyelitis of the thoracic spine: an unusual presentation. Postgrad Med J 80:110–111.

[25] Khan FY, El-Hiday AH (2007) Typhoid osteomyelitis of the spine. Hong Kong Med J 12:391–393.

[26] Khoo HW, Chua YY, Chen JLT (2016) Salmonella typhi vertebral osteomyelitis and epidural abscess. Case Rep Orthop 2016:1–3.

[27] Kowalski TJ, Layton KF, Berbari EF et al (2007) Follow-up MR imaging in patients with pyogenic spine infections: lack of correlation with clinical features. AJNR Am J Neuroradiol 28:693–699.

[28] Kumar P, Mahmoodi SM, Kalaparambil Moosa N et al (2008) Salmonella paratyphi spondylitis: a case report. Eur Spine J 17:754–755.

[29] Laloum E, Zeller V, Graff W et al (2005) Salmonella typhi osteitis can mimic tuberculosis. A report of three cases. Joint Bone Spine 72:171–174.

[30] Learch TJ, Sakamoto B, Ling AC, Donovan SM (2009) Salmonella spondylodiscitis associated with a mycotic abdominal aortic aneurysm and paravertebral abscess. Emerg Radiol 16:147–150.

[31] Liu WH, Hsieh CT, Chan HB et al (2006) Salmonella spondylitis in the thoracic spine. J Med Sci 26:223–225.

[32] Mavrogenis AF, Megaloikonomos PD, Igoumenou VG et al (2017) Spondylodiscitis revisited. EFORT Open Rev 2:447–461.

[33] McAnearney S (2015) Salmonella osteomyelitis. Ulster Med J 84:171–172.

[34] McHenry MC (2002) Vertebral osteomyelitis: long-term outcome for 253 patients from 7 Cleveland-area hospitals. Infect Dis Clin Pract 11:169–170.

[35] Miller AA (1954) Salmonella dublin osteomyelitis of the spine. Br Med J 1:194–195.

[36] Myojin S, Kamiyoshi N, Kugo M (2018) Pyogenic spondylitis and paravertebral abscess caused by Salmonella Saintpaul in an immunocompetent 13-year-old child: a case report. BMC Pediatr 18:1–6.

[37] O'Keeffe M (1991) Brief report. J Nerv Ment Dis 179:108.

[38] Oki M, Ueda A, Tsuda A et al (2016) Salmonella enterica serotype enteritidis vertebral osteomyelitis and epidural abscess complicated with meningitis. Tokai J Exp Clin Med 41:169–171.

[39] Osebold WR (2008) Systemic leptospirosis followed by salmonella vertebral osteomyelitis without sickling or immunosuppression. Spine (Phila Pa 1976) 33:55–61.

[40] Ozturk C, Tezer M, Mirzanli C et al (2006) An uncommon cause of paraplegia: Salmonella spondylodiscitis. J Spinal Cord Med 29:234–236.

[41] Popa C, Mbaye M, Thioub M et al (2019) Acute paraplegia due to salmonella brandenburg spondylodiscitis: case report. Open J Mod Neurosurg 9:327–337.

[42] Rajesh PK, Mythili S, Subramaniam L (2004) Typhoid spine—a case report. Indian J Med Microbiol 22:128–191.

[43] Rostom S, Bahiri R, Srifi N, Hajjaj-Hassouni N (2009) Arthrite septique multifocale et spondylodiscites infectieuses à salmonelle chez un patient drépanocytaire. Press Med 38:1189–1191.

[44] Sánchez-Vargas FM, Abu-El-Haija MA, Gómez-Duarte OG (2011) Salmonella infections: an update on epidemiology, management, and prevention. Travel Med Infect Dis 9:263–277.

[45] Sans N, Faruch M, Lapègue F et al (2012) Infections of the spinal column-spondylodiscitis. Diagn Interv Imaging 93:520–529.

[46] Santos EM, Sapico FL (1998) Vertebral osteomyelitis due to Salmonellae: report of two cases and review. Clin Infect Dis 27:287–295.

[47] Saphra I, Winter JW (1957) Clinical manifestations of Salmonellosis in man. N Engl J Med 256:1128–1134.

[48] Shrestha P, Mohan S, Roy S (2015) Bug on the back: vertebral osteomyelitis secondary to fluoroquinolone resistant Salmonella typhi in an immunocompetent patient. BMJ Case Rep 2015:10–12.

[49] Skoutelis A, Gogos C, Siampi V et al (2001) Salmonella westerstede vertebral osteomyelitis and sepsis in an immunocompetent patient. Int J Infect Dis 5:228–229.

[50] Stephanie S, Schmalzle SA (2019) Salmonella enterica serovar Typhi osteomyelitis in a young adult with sickle cell and thalassemia traits: a possible association. IDCases 15:e00478.

[51] Suwanpimolkul G, Nilgate S, Suankratay C (2010) Typhoid spondylodiscitis: the first reported case in Southeast Asia and review of the literature. J Med Assoc Thail 93:137–141.

[52] Tsui HF, Chiu KH, Leung KS (1997) Osteomyelitis of the spine due to Salmonella infection—conservative treatment with quinolone: a case report. Can J Surg 40:48–50.

[53] Weiss H, Katz S (1970) Salmonella paravertebral abscess and cervical osteomyelitis in sickle-thalassemia disease. South Med J 63:339–341.

[54] Weston N, Moran E (2015) Salmonella newport causing osteomyelitis in a patient with diabetes. BMJ Case Rep 2015:2–4.

[55] Zheng X, Wang J, Wu C, Mehbod AA (2009) Salmonella osteomyelitis of multiple ribs and thoracic vertebra with large psoas muscle abscesses. Spine J 9:e1–e4.

第十二章 脊柱结核病的影像学

Mouna Chelli Bouaziz, Mohamed Fethi Ladeb, Emna Labbène, Hend Riahi, Wafa Achour, Aida Berriche, Soumaya Rammeh

张　磊　周邦宇 / 译
李绍波　任莉荣 / 校

目录

摘要

　　脊柱结核病占所有肌肉骨骼结核的 25%~60%。它在低收入和中等收入国家仍然很常见，最近在发达国家观察到其感染率在增加。本文描述了 3 种主要的解剖 – 影像学类型，即结核性脊柱炎（也称为 Pott 病），孤立性结核性脊柱骨髓炎和原发椎弓结核。磁共振成像（MRI）可以对脊柱结核进行早期诊断。如果缺乏早期和充分的治疗，结核病会进展，并可能导致脊柱畸形和（或）神经并发症。当患者已经存在骨骼外结核时，明确诊断通常很简单。否则，脊柱结核通常通过细菌学和（或）组织病理学检查确诊。

缩写

CT	Computed Tomography 计算机断层扫描
MRI	Magnetic Resonance Imaging 磁共振成像
TB	Tuberculosis 结核病

12.1 引言

结核病仍然是大多数发展中国家的地方病。它仍然频繁发生，其发病率从撒哈拉以南非洲每 10 万居民 191 例到东南亚每 10 万居民 237 例不等（Durieux，1990；Lacut 等，1995；Billo，1996；Huchon，1997）。然而，近几十年有报道称，随着结核病死灰复燃，脊柱结核的发病率也逐步上升。自 1980 年以来，欧洲和美国的工业化国家出现了结核病例，主要是来自高流行国家的移民、一些社会条件差的群体和免疫功能低下的患者，如获得性免疫缺陷综合征（艾滋病）患者（Durieux，1990；Aït Khaled 等，1997；Garg 和 Somvanshi，2011；Moon，2014）。

12.2 流行病学

肌肉骨骼结核占所有结核感染的 1%~5%，占肺外结核的 9%~19%（Eschard 等，1993；Lacut 等，1995；Murray，1996；Aït Khaled 等，1997；Bernard 和 Perronne，1997；Pertuiset 等，1997；Moon，2014）。脊柱结核占肌肉骨骼结核的 25%~60%（Hamza，1993；Resnick，1995；Cotten 等，1996；Engin 等，2000；Tuli，2002；Ben Taarit 等，2003；De Backer 等，2006）。然而，脊柱结核的确切发病率和患病率在世界大多数地区尚不清楚。目前，发达国家大多数脊柱结核患者都是来自结核病流行国家的移民（Garg 和 Somvanshi，2011）。在欧洲，本地患者肌肉骨骼结核的平均年龄为 45~72 岁，而来自发展中国家的患者平均年龄为 27~39 岁（Aït Khaled 等，1997）。在发展中国家儿童发病率更高（Lacut 等，1995；Garg 和 Somvanshi，2011）。在大多数欧美国家，发病没有性别差异，男性和女性患此病的比例相同（Garg 和 Somvanshi，2011；Aït Khaled 等，1997）。

12.3 病理生理学

肌肉骨骼结核通常由结核分枝杆菌引起。根据我们的经验，大约 20% 的病例中观察到牛分枝杆菌（Chebbi 等，2019）。肌肉骨骼结核是由于肺部原发性感染病灶（Murray，1996；Aït Khaled 等，1997）在可变延迟后重新激活而引起的，这种延迟通常在儿童中较短（Eschard 等，1993；Lacut 等，1995；Aït Khaled 等，1997；Pertuiset 等，1997；Garg 和 Somvanshi，2011；Moon，2014）。结核分枝杆菌通过血液传播，并在脊柱、髋部和膝关节处定植（Moon，2014）。结核菌的直接接种感染是罕见的（Lacut 等，1995；Garg 和 Somvanshi，2011；Moon，2014）。脊柱受累通常是由结核分枝杆菌血行播散进入椎体松质骨的致密血管系统所致。原发感染部位通常为肺部或泌尿生殖系统结核，通过动脉或静脉途径传播感染（Garg 和 Somvanshi，2011）。对脊柱疾病的易感性可以解释为，即使在成年期，椎体的血管化也非常丰富（Agrawal 等，2010）。

在 17%~50% 的病例中观察到局部或一般的易感因素，包括贫穷、过度拥挤、文盲、营养不良、酗酒、药物滥用、糖尿病、慢性血液透析、免疫抑制治疗和人体免疫缺陷病毒（艾滋病病毒）感染（Eschard 等，1993；Lacut 等，1995；Aït Khaled 等，1997；Moon，2014）。然而，在艾滋病病毒感染者中，与非典型分枝菌感染相比，肌肉骨骼结核的发病率似乎较低（高达 9%）（Durieux，1990；Lacut 等，1995；Aït Khaled 等，1997；Pertuiset 等，1997；Garg 和 Somvanshi，2011；Moon，2014）。

最近已经证实了脊柱结核的遗传易感性，发现维生素 D 受体基因中的 FokI 多态性与脊柱结核的易感性之间存在关联（Garg 和 Somvanshi，2011）。

12.4 解剖－影像学类型

脊柱结核的 3 种主要解剖－影像学类型已被描述，即结核性脊柱炎，又称 Pott 病；孤立性椎体受累，又称孤立性结节性脊柱骨髓炎；原发椎弓结核。椎间盘炎与椎间盘和椎体的受累相对应，占脊柱结核的 47%~94%（Davies 等，1984；Eschard 等，1993；Cotten 等，1996；Chebbi 等，2019）。脊柱炎或椎体骨髓炎是唯一累及椎体的疾病。这些"跳跃性病变"是由于感染沿 Batson 椎旁静脉丛扩散所致（Agrawal 等，2010），其可能导致椎体塌陷或延伸至椎管内（Stabler 和 Reiser，2001）。在不累及椎间盘的情况下，向相邻或非相邻椎体的韧带下扩散相当常见，导致多节段结核性脊柱炎。在一组 206 例脊柱结核病例中，脊柱炎占 50%，从本地居民的 30% 到移民的 61% 不等（Aït Khaled 等，1997）。在 MRI 研究的脊柱结核病例中，脊柱炎占 28%~54%（Pertuiset 等，1999）。

原发椎弓结核占脊柱结核的 1%~37%，其特征是硬膜外脓肿、脊柱不稳定和脊髓受压（Eschard 等，1993；Cotten 等，199；Naim-Ur-Rahaman 等，1999；Ansari 等，2001；Stabler 和 Reiser，2001；Boussel 等，2002；Chebbi 等，2019）。其他类型的脊柱结核似乎是罕见的，尽管文献中可用的数据有限。韧带下结核是一种罕见的表现，它最初位于前纵韧带下方，导致多个椎体前部侵蚀并伴有邻近脓肿（Morvan 等，1998；Ansari 等，2001；Stabler 和 Reiser，2001；Narlawar 等，2002；Nassar 等，2002）。这种表现在儿童中更为常见（Sharif 等，1995；Mahboubi 和 Morris，2001；Moorthy 和 Prabhu，2002；Chebbi 等，2019）。原发性结核硬膜外脓肿通常发生在男性患者中，多位于胸椎（Stabler 和 Reiser，2001；Ben Taarit 等，2003）。脊髓和神经根受累可能是孤立的或与椎间盘炎有关。可以在任何年龄发生，但在年轻人中更为多见（Ben Taarit 等，2003；Gupta 等，2015；Mishra 等，2015）。

12.4.1 结核性脊柱炎（Pott 病）

1779 年，Percivall Pott 爵士首次描述了结核性脊柱炎。

12.4.1.1 发病机制

TB 最初位于椎体前角的软骨下骨，这是血管最丰富的区域。然后，它通常通过邻近的前纵韧带或后纵韧带下方或通过血管吻合支播散至相邻椎体（Eschard 等，1993；Lacut 等，1995），导致椎间盘和椎体的进行性破坏（Morvan 等，1998；Ben Taarit 等，2003；Chebbi 等，2019）。在脊柱结核中，由于可能通过纵向血管吻合支扩散，通常累及多个椎体。在成人中，椎间盘受累是继发于邻近感染椎体，而在儿童中，由于椎间盘具有血管化的性质，则主要是通过血液播散途径受累（Morvan 等，1998；Engin 等，2000；Rasouli 等，2012）。

该疾病可延伸至椎旁软组织或椎管（Lacut 等，1995）。组织坏死导致椎旁脓肿形成（Narlawar 等，2002）。结核性脓肿通常很大，周围的壁光滑，可能导致窦道形成（Dorcas 和 David，1995；Huchon，1997）。与化脓性感染相比，结核分枝杆菌感染中蛋白水解酶的缺乏被认为可能是韧带下扩散的原因，也可以解释脓肿的界限。脓肿的延伸扩展与脊柱感染的部位、邻近软组织解剖和重力因素有关（Resnick，1995）。在颈椎，脓肿发生向前方及侧方扩展，而胸椎脓肿则在脊柱纵向韧带下方扩展。腰椎脓肿则沿着腰大肌扩展，可到达髂窝和股三角。结核性脓肿的中央或周围钙化是其特征性表现（Resnick，1995；Naim-Ur-Rahaman 等，1999；Stabler 和 Reiser，2001；Moorthy 和 Prabhu，2002；ChelliBouaziz 等，2013）。

12.4.1.2 病变分布

上腰椎和下胸椎是最常受累的部位（80%）（Turgut，2001；Ben Taarit 等，2003；Teo 和 Peh，2004）。只有4%~15%的病例涉及颈椎（Cotten 等，1996；Pertuiset 等，1997）和2%~3%的病例涉及腰骶椎（Pertuiset 等，1999；Harisinghani 等，2000；Moore 和 Rafii，2001）。5%~23%的病例涉及1个以上的椎体，通常发生于儿童、移民和免疫功能低下者（Pertuiset 等，1997；Lamer 等，1998；Papavero 等，1999；Turgut，2001；Colmenero 等，2004；Golden 和 Vikram，2005；Le Roux 等，2005）。椎体比后弓更常受累。

12.4.1.3 临床表现

脊柱结核的临床表现通常是隐匿性的。在最近的研究中，从最初症状到诊断之间的延迟从过去的6~24个月减少到平均3个月（Hamza，1993；Pertuiset 等，1997）。脊柱疼痛通常是明显的，在早期可能是机械性疼痛，后来变成炎症性疼痛（Lacut 等，1995；Murray，1996；Ben Taarit 等，2003；Colmenero 等，2004）。20%的病例出现盗汗，伴有疲劳和体重减轻。约有50%的病例伴有发热。神经功能损害是常见的（35%~60%的病例），其类型和严重程度各不相同。在25%~30%的病例中可以观察到脊髓压迫和马尾综合征（Pertuiset 等，1997）。在发达国家，由于存在窦道而发现的脊柱结核是不常见的（Davies 等，1984；Resnick，1995；Cotten 等，1996；Pertuiset 等，1999；Rasouli 等，2012）。临床检查可见节段性脊柱僵硬伴椎旁异位骨化或软组织脓肿（15%~30%的病例）。脊柱畸形是一种特殊情况（ladb 等，2019）。

12.4.1.4 影像学特征

12.4.1.4.1 X线

当怀疑脊柱结核时，X线片通常是初步检查。椎体前角的溶骨性表现和软骨下骨吸收是首位的影像学特征（图12.1）。在疾病晚期，可观察到与椎间盘相连的椎体内大空洞，通常由薄的硬化边缘限制，半数病例含有死骨（图12.2）（Hamza，1993；Dorcas 和 David，1995）。与布鲁菌性脊柱炎或化脓性脊柱炎相比，骨硬化的发生率较低（Moore 和 Rafii，2001；Stabler 和

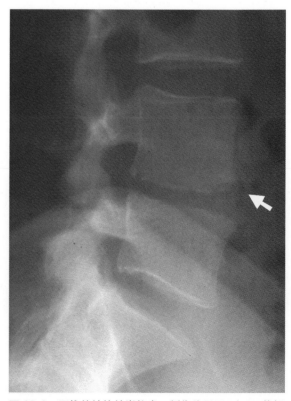

图12.1 腰椎的结核性脊柱炎。侧位片显示 L4~L5 椎间隙狭窄，邻近 L4 椎体前角软骨下破坏（箭头）

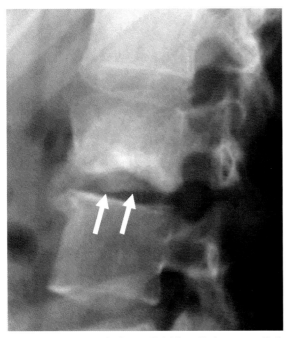

图 12.2　结核性脊柱炎。腰椎侧位 X 线片显示 L3 椎体下终板有一个溶骨区，内含死骨（箭头）。L3~L4 椎间隙邻近硬化和狭窄

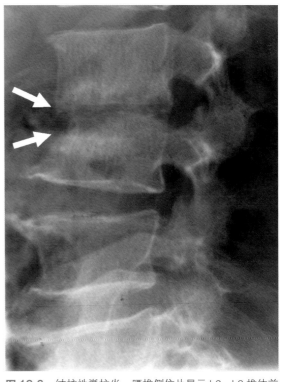

图 12.3　结核性脊柱炎。腰椎侧位片显示 L2、L3 椎体前角和 L2~L3 椎间隙破坏，伴有周围性骨硬化（箭头所示）

Reiser，2001；Dinc 等，2002）。

椎间盘最初被保留下来。随后，椎间盘完全或部分变窄，通常累及前部（图 12.3）。正常的椎间盘高度与椎体内空洞的关联高度提示脊柱结核（Davies 等，1984；Naim-Ur-Rahaman 等，1999；Mahboubi 和 Morris，2001）。自发演变可能导致椎体塌陷或椎体前方融合，导致随后的脊柱后凸（图 12.4）。颈椎椎旁脓肿在 X 线片上表现为椎前软组织增厚（图 12.5）。而在胸椎，其表现为纵隔不透明（图 12.6），可能延伸到远离椎间盘病变的地方。在腰椎，椎旁脓肿表现为腰大肌向外侧凸出（Dorcas 和 David，1995；Boussel 等，2002；Dinc 等，2002）。

12.4.1.4.2 超声

超声对脊柱结核的诊断作用有限。它可用于颈椎或腰椎水平评估椎旁脓肿和（或）指导这些脓肿的穿刺或活检（Harisinghani 等，2000）（图 12.7）。

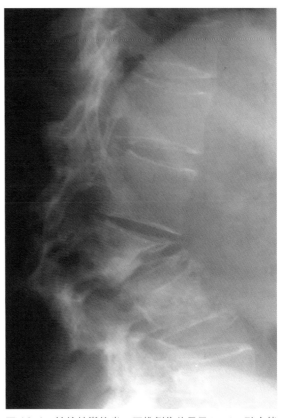

图 12.4　结核性脊柱炎。腰椎侧位片显示 L2~L3 融合伴角状后凸

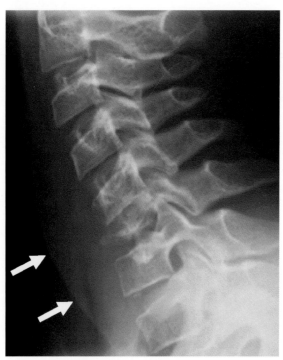

图12.5 C6结核性脊柱炎。颈椎侧位片显示C6椎体塌陷和椎前软组织增厚（箭头）

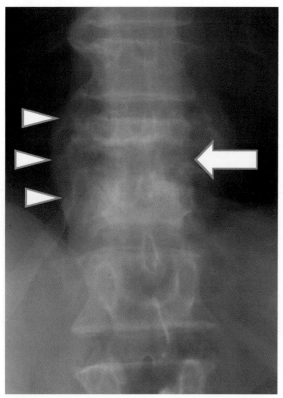

图12.6 T11~T12结核性脊柱炎。胸腰段正位X线片显示显著的椎间盘破坏（箭头）和椎旁软组织增厚（三角箭头）

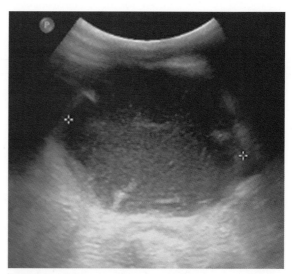

图12.7 颈椎结核性脊柱炎。超声图像显示一个巨大的软组织脓肿，周围有一层薄而光滑的壁

12.4.1.4.3 磁共振成像（MRI）

在脊柱结核的诊断和随访中，MRI是一种首选的检查方法（Sharif等，1995；Ridley等，1998；Moore和Rafii，2001；Stabler和Reiser，2001；Boussel等，2002；Moorthy和Prabhu，2002；Nassar等，2002；Teo和Peh，2004）。MRI的灵敏度使其在X线和CT出现骨变化之前就能早期发现骨变化。另外，通过这种非辐射的方式可以对整个脊柱进行评估，以寻找无症状的脊柱感染部位，也称为"跳跃性感染"，这种情况在16%~70%的病例中观察到（Cotten等，1996；Morvan等，1998；Engin等，2000；Harisinghani等，2000；Jain，2010；Rivas-Garcia等，2013）（图12.8）。

MRI使用脊柱阵列线圈进行，在静脉注射钆造影剂前后至少在两个正交平面上进行自旋回波T1加权序列。冠状面对于评估椎旁脓肿的扩展和排除骶髂关节和（或）髋关节的附加累及特别有用（Sharif等，1995；Boussel等，2002）。自旋回波或快速自旋回波T2加权像伴脂肪抑制或增强脂肪抑制T1加权像对发现骨、椎管和椎旁软组织的早期异常更为敏感（Narlawar等，2002）。

受累椎体常表现为T1低信号、T2高信

和 Peh，2004）。骨内脓肿表现为 T1 低信号和 T2 高信号，边缘强化（图 12.9 和图 12.10）。T1 加权序列上描述的半影征代表脓肿壁内层相对较高的 T1 信号，这是由于活化巨噬细胞产生的顺磁自由基的存在。其对结核脓肿有很强的特异性（99%）（图 12.11）（Moser 等，2012）。已报道了非典型的 MRI 表现，包括椎体的 T2 中至低信号或 T1 高信号（Pertuiset 等，1999）。T1 高信号情况，通常在年轻患者中观察到，其可能的原因是酪蛋白（结核病灶的中心坏死物质）含量升高（Boussel 等，2002）。

感染后，椎间盘 T2 信号长时间保持正常，随着椎间盘间隙消失，椎间盘呈 T2 高信号。在 T1 像上，椎间盘呈中等信号（Pertuiset 等，1999；Boussel 等，2002）。静脉注射造影剂可导致弥漫性强化或边缘强化。在疾病的早期阶段，可以在儿童肉芽肿性椎间盘炎或脊柱炎中观察到呈 T2 正常或低的椎间盘信号（Teo 和 Peh，2004；Chelli Bouaziz 等，2013，2017）。MRI 还可以精确评估疾病向椎旁软组织和椎管延伸情况。

脓肿表现为 T2 高信号、T1 低信号，周围

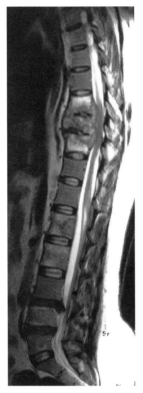

图 12.8　多灶性脊柱结核。矢状 T2 MRI 图像显示连续的 T8~T10 椎间盘炎伴多发跳跃性感染，累及 L1、L2、L4 和 L5 椎体，椎间盘相对较少

号，在对比增强的 T1 加权像上表现为不均匀强化（Morvan 等，1984；Ridley 等，1998；Harisinghani 等，2000；Nassar 等，2002；Teo

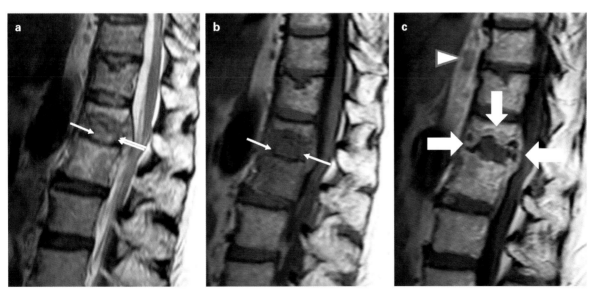

图 12.9　结核性脊柱炎。矢状位 T2-W（a）、T1-W（b）和增强 T1-W（c）MRI 图像显示椎间盘（小箭头）和相邻椎体 T1 低信号，T2 高信号，相邻椎体周围被强化（大箭头），硬膜外脓肿，脊髓受压。注意椎前淋巴结（三角箭头）

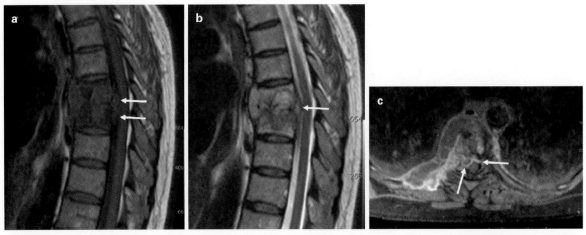

图 12.10　T8~T9 脊柱结核。矢状位 T1-W（a）、T2-W（b）和轴位脂肪抑制 T1-W（c）MRI 图像显示椎体和椎间盘 T1 低信号，T2 高信号，并向硬膜外侵犯（箭头）。注意硬膜外脓肿的双叶外观（箭头）和向右侧肋椎关节的侵犯

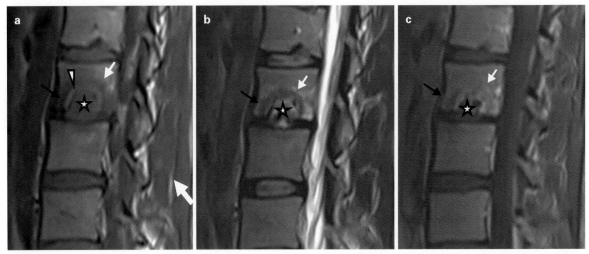

图 12.11　L2~L3 结核性脊柱炎伴半影征。矢状位 T1-W（a）、T2-W（b）和增强 T1-W（c）MRI 图像显示 L2 终板软骨下椎体脓肿的靶样外观，有 4 个同心层：脓肿中心（脓液）为 T1 低信号和 T2 高信号（星形），脓肿壁 T1 高信号对应肉芽组织（半影征）（三角箭头），反应性硬化 T1 和 T2 低信号（黑色箭头），外周骨水肿 T1 低信号和 T2 高信号及对比增强（白色箭头）

为光滑、边界清晰、血管化良好的壁（Morvan 等，1984；Boussel 等，2002；Teo 和 Peh，2004）。硬膜外蜂窝织炎呈 T1 等信号和 T2 高信号的硬膜外肿块，在对比增强 T1 加权像上强化（Boussel 等，2002）。硬膜外脓肿和蜂窝织炎呈典型的"双叶状"表现（Madhok 和 Sachdeva，2016）（图 12.12）。MRI 是评估硬膜外脓肿或肿块纵向范围及其对脊髓或马尾神经影响的极佳工具（Morvan 等，1998；Boussel 等，2002）。

相关的病变，包括蛛网膜炎、脊髓炎或髓内结核瘤，在 MRI 中均能很好地得到展现，尤其是在增强 T1 加权像上，它们表现为蛛网膜下腔、脊髓或神经根的线状或结节状强化（Davies 等，1984）（图 12.13）。髓内结核瘤的特征是在增强 T1 加权像上有中央低信号区和边缘强化区，有或无中央 T2 高信号区（Mishra 等，2015）。神经根受累可表现为脊膜强化、神经根聚集，软组织肿块替代蛛网膜下腔或混合模式（Gupta 等，2015）。

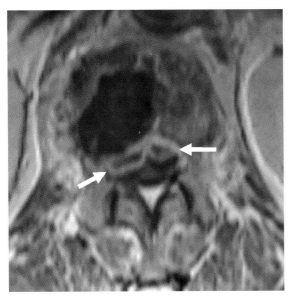

图 12.12　结核性脊柱炎。轴位对比增强脂肪抑制 T1-W MRI 图像显示双叶状硬膜外脓肿（箭头）

目前，功能性 MRI 序列通常不被常规使用。MRI 弥散成像通过证明在感染病例中没有限制，已经被建议用于区分结核性脊柱炎和转移瘤。然而，观察到一些可疑病例（Ansari 等，2013；Ladeb 等，2013）。一些作者评估

了磁共振波谱（MRS）的作用，并显示在脊柱结核诊断中脂质／乳酸峰值增加（Rauf 等，2015）。

12.4.1.4.4　计算机断层摄影（CT）

CT 对早期骨破坏的检测比 X 线更敏感。它还能精确评估病变向椎管和后方结构的扩散，并观察后方的关节炎（Cotten 等，1996）。矢状位和冠状位 CT 图像能更好地评估椎体塌陷的细节（Dorcas 和 David，1995；Sharif 等，1995；Pertuiset 等，1999；Boussel 等，2002；Dinc 等，2002；Teo 和 Peh，2004）。钙化和死骨在 CT 上比在 MRI 上更清晰（图 12.14 和图 12.15），受累椎间盘可能表现为盘内低密度，这在矢状位和冠状位图像上可以更好地观察到。

椎旁结核性脓肿通常是双侧的巨大脓肿（Cotten 等，1996；Ridley 等，1998；Naim-Ur-Rahaman 等，1999；Mahboubi 和 Morris，2001；Stabler 和 Reiser，2001）。它们在 CT 上表现为低密度聚集影，被薄而光滑以及血管化良好的壁所包裹（图 12.15）。脓肿中心或周围

图 12.13　结核性蛛网膜炎矢状位 T2-W（a）和对比增强脂肪抑制 T1-W（b）MRI 图像显示脊髓和蛛网膜下腔的高信号和结节状强化（箭头）

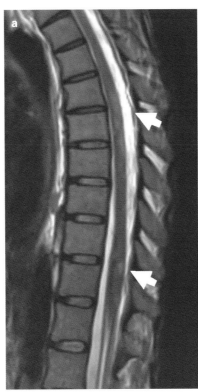
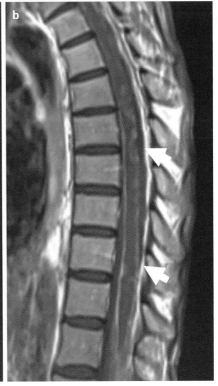

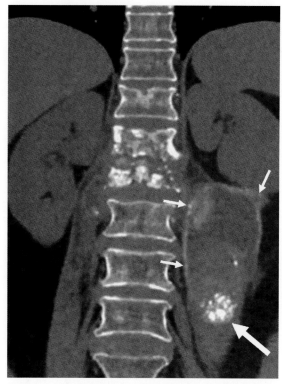

图 12.14 结核性脊柱炎。胸腰段脊柱的冠状位 CT 图像显示一个破坏性的脊柱炎，伴有左侧腰大肌脓肿。注意左侧腰大肌脓肿的脓肿壁（小箭头）和中心（大箭头）的小钙化，以及胸腰段椎间盘的破坏性改变

出现钙化是脊柱结核的特征表现（图 12.16 和图 12.17）。硬膜外扩张是多变的，可见硬膜外脓肿或自发高密度肿块，经对比增强后呈均匀强化。脓肿和蜂窝织炎侵犯后纵韧带，在轴位图像上呈双叶状（Stabler 和 Reiser，2001；Boussel 等，2002）（图 12.10 和图 12.12）。

与 MRI 相比，CT 更常用于评估骨破坏。在我们的实践中，CT 可用于继发于扩散至椎弓板的椎体破坏的脊髓压迫，用于怀疑脊柱不稳定，以及有 MRI 禁忌证时。它也用于经皮活检引导，以获得组织学和细菌学标本。它还适用于继发性脊柱畸形的术前评估（Sharif 等，1995；Harisinghani 等，2000；Stabler 和 Reiser，2001；Turgut，2001；Teo 和 Peh，2004）。

12.4.1.4.5 核素成像

当无法获得 MRI 时，特别建议对疑似脊柱感染的患者进行核素成像（Berbari 等，2015）。锝 –99m（⁹⁹ᵐTc）核素成像在脊柱结核的诊断中

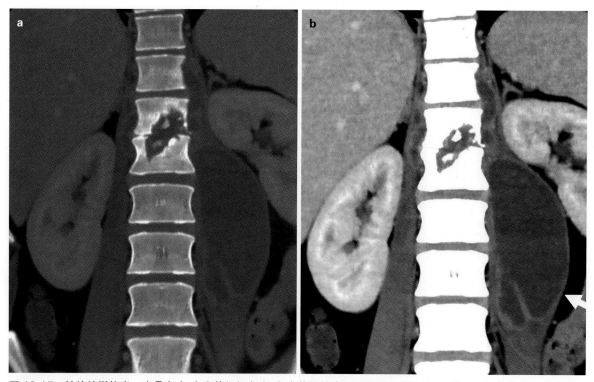

图 12.15 结核性脊柱炎。在骨窗（a）和软组织窗（b）中获得的胸腰段脊柱冠状位 CT 图像显示相邻椎体骨质破坏区域，包括死骨和左侧腰大肌脓肿，壁薄而光滑（箭头所示）

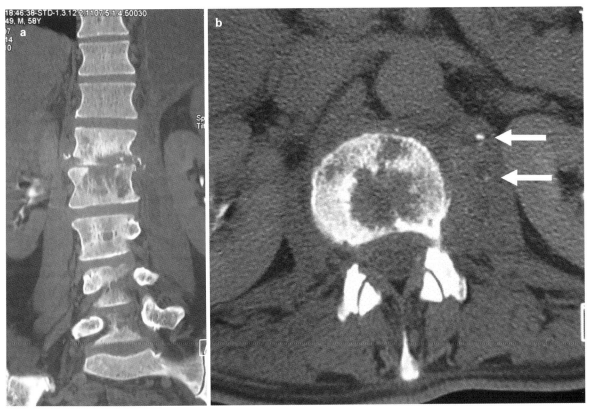

图 12.16 L1~L2 结核性脊柱炎。在设置的骨窗冠状位（a）和轴位（b）CT 图像上显示椎间盘破坏和脓肿壁的小钙化灶（箭头）

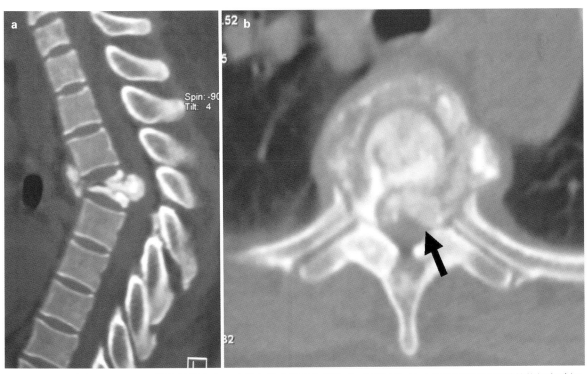

图 12.17 长期存在的 T4~T6 结核性脊柱炎。在骨窗下拍摄的矢状位（a）和轴位（b）CT 图像显示严重的椎间盘破坏，伴有骨硬化和钙化的椎旁和硬膜外脓肿（箭头）

占有一席之地,其灵敏度为65%~100%,但特异性较低。它可以用于脊柱感染的早期诊断和其他无症状部位的检测。最常用的示踪剂是 ^{99m}Tc-二膦酸盐和镓-67(^{67}Ga)柠檬酸盐,两者都很敏感,但特异性较差。^{67}Ga骨显像扫描的有用性仍然不确定,几位作者报道了许多假阴性病例(Cotten等,1996;Pertuiset等,1999;Boussel等,2002;Shikhare等,2011)。

三相核素骨扫描可能显示充血和血池活动增加。单光子发射断层扫描(SPET)和单光子发射计算机断层扫描(SPECT)具有比放射性核素骨显像更好的空间分辨率,因此可以揭示平面图像上未发现的异常(Shikhare等,2011)。放射性核素骨扫描现在逐渐被氟-18-2′-脱氧-2-氟-D-葡萄糖正电子发射断层扫描([^{18}F]FDG PET/CT)所取代。使用[^{18}F]FDG的PET诊断肌肉骨骼感染的敏感性为97.5%,特异性为86.3%。在诊断时,它在60%~80%的患者中检测到额外的结核病灶,这在某些情况下会影响治疗(Ladeb等,2015)。一些作者注意到,与化脓性感染相比,标准化摄取值(SUV)升高(>21)(Yang等,2003;Heysell等,2013)。最近的研究表明,[^{18}F]FDG PET/CT对最初2周内的脊柱炎有较高的诊断价值(Smids等,2017)。在此之后,对于脊柱炎的诊断,[^{18}F]FDG PET/CT的诊断价值相当于MRI对整个脊柱的评估价值(Altini等,2020)。PET也用于治疗后的随访,因为FDG摄取在3~4个月恢复到正常值,并且SUV的量化已被提议用于检测残余病变(Rivas-Garcia等,2013)。

12.4.1.5 局部解剖图:颅颈交界结核

颅颈交界结核(图12.18和图12.19)是一种相对罕见的脊柱结核(占脊柱结核的2%),累及C1、C2、寰枕关节和寰枢关节(Resnick,1995;Boussel等,2002)。有学者提出两种假说来解释其发病机制,即:(1)最初累及C1侧块,横韧带破坏,感染延伸至咽后间隙和邻近关节;(2)最初累及咽后间隙,随后通过淋巴和静脉吻合支延伸至C1~C2椎体。颅颈交界结核可因C1~C2脱位(横韧带断裂)、齿状突脱位上移或前方硬膜外脓肿延伸而导致脊髓受压(Boussel等,2002)。这种情况的X线检查评估可能相当困难。CT有助于描述骨质破坏,尤其是椎弓板的破坏,而MRI是评估椎管内扩散的首选方法。

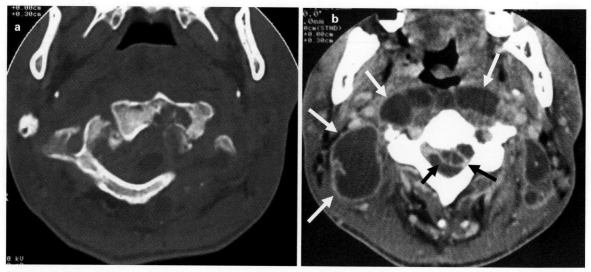

图12.18 颅颈交界结核。在骨窗(a)和软组织窗(b)中获得的轴位CT图像显示C1和C2椎体破坏,伴有寰枢椎脱位、硬膜外(黑色箭头)和椎旁脓肿(白色箭头)

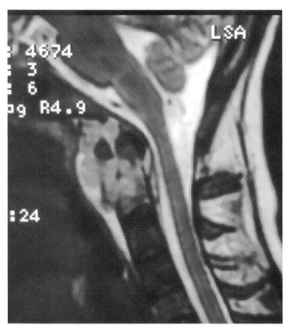

图 12.19　颅颈交界结核。矢状 T2-W MRI 显示 C1 和 C2 椎体高信号，伴有脓肿向硬膜外和椎旁延伸

12.4.1.6 鉴别诊断

　　Pott 病的鉴别诊断主要包括其他脊柱炎（表 12.1）和侵蚀性退行性椎间盘病（表 12.2）（Resnick，1995；Cotten 等，1996；Narlawar 等，2002；Nassar 等，2002）。临床特点可能有所帮

助，但结核性、布鲁菌性、真菌性和化脓性脊柱感染之间的鉴别可能比较困难（Morvan 等，1984；Ridley 等，1998；Harisinghani 等，2000；Moore 和 Rafi，2001；Attia 等，2004）。

　　在典型病例中，结核性和布鲁菌性脊柱感染的鉴别诊断非常简单。然而，布鲁菌性脊柱炎可能与 TB 相似（多灶性脊柱受累、椎间盘广泛破坏、有或无钙化的大脓肿），即所谓的假性 Pott 布鲁菌性脊柱炎（图 12.20）。需要进行细菌学和或免疫学检查才能做出阳性诊断（Madkour 等，1988；Sharif 等，1989；Al-Shahed 等，1994；Chelli Bouaziz 等，2008，2010）。

　　真菌性脊柱炎是一种非常罕见的疾病，占感染性脊柱炎的 0.6%~1.6%（图 12.21）。然而，由于糖尿病、艾滋病和化疗患者等免疫抑制疾病的增加，近年来发病率一直在上升。最常见的病原体是念珠菌属和曲霉菌属。临床和影像学检查结果并不能明确，诊断常常延迟，并需要对椎间盘标本进行病理解剖学检查（Williams 等，1999；Wrobel 等，2001）。在 24%~50% 的病例中血液培养呈阴性（Arias

表 12.1　结核性脊柱炎（Pott 病）、布鲁菌性脊柱炎和化脓性脊柱炎的主要鉴别征象

	结核性脊柱炎	布鲁菌性脊柱炎	化脓性脊柱炎
椎间隙狭窄	晚期、显著	晚期、中度	早期、中度
椎体破坏	显著	轻微	显著
椎体硬化	晚期、中度	早期、显著	早期、显著
真空现象	缺乏	可能：周边、小	缺乏
软组织脓肿	多发、大、界限清楚	多样、小、界限清楚	大小不一、界限不清楚
最常见部位	胸椎和胸腰椎	下腰椎	腰椎

表 12.2　Pott 病与侵蚀性退行性椎间盘疾病的 MRI 主要鉴别特征

	侵蚀性退行性椎间盘疾病	Pott 病
椎间盘	真空现象 T2 低信号 +/- 线性 T2 高信号 线性强化	弥漫性 T2 高信号 弥漫或边缘增强
椎体	显著硬化 表面侵蚀 均匀强化	中度和晚期硬化 重要的骨破坏 非均一强化
椎旁脓肿	缺乏	50%~70% 的病例

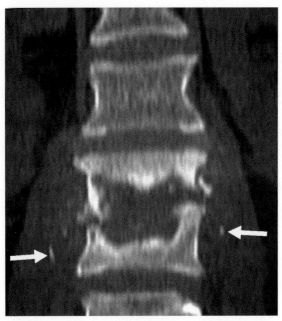

图12.20 假性Pott布鲁菌性脊柱炎。冠状位CT显示椎体终板广泛破坏，周围有骨硬化和多发性邻近小钙化灶（箭头）

等，2004）。

基于循环细胞壁真菌抗原检测的抗原和抗体检测分析在真菌感染中是很有用的，它们对白色念珠菌的诊断具有很高的阳性预测值。分子技术也被用于真菌感染检测，并且提高了

用于真菌诊断的常规方法的灵敏度（Skaf等，2010）。真菌性脊柱炎的影像学表现通常类似于结核性脊柱炎，这是由于其常出现韧带下扩散和累及多个相邻或非相邻椎体（跳跃性病变）。在这两种情况下都可以观察到椎间盘和软骨下骨的T2低信号。然而，典型的脊柱结核脓肿壁薄而光滑，真菌性脊柱炎脓肿壁厚而不规则。

骨结节病通常累及手和脚的小管状骨，但也可能累及中轴骨或四肢骨，发病率为1%~14%（Rua-Figueroa等，2002）。骨病变可以是单发或多发的，也可以是溶骨性、硬化性或混合性的（图12.22）。在MRI上，椎体显示T1低信号和T2高信号，静脉注射钆对比剂后强化程度不同。后部结构和椎间盘很少累及（Lefere等，2014）。胸部CT显示纵隔和肺部异常，提示结节病。骨显像扫描和PET/CT敏感但不特异（Valencia等，2009）。

脊柱包虫病（由寄生虫细粒棘球蚴引起）可能发生在疾病的晚期，在椎间盘受累后类似于结核病。椎体高度和形状的维持提示棘球蚴病，以及在超声、CT和MRI上存在多个

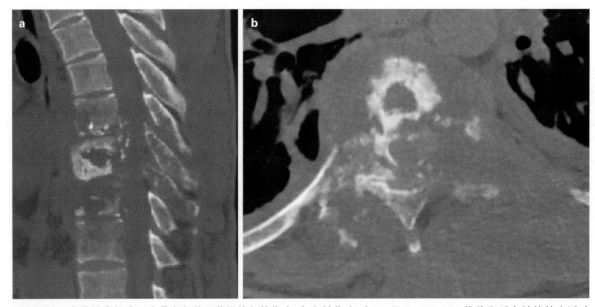

图12.21 真菌性脊柱炎。在骨窗条件下获得的矢状位（a）和轴位（b）CT显示，T8~T11椎体和后方结构的广泛破坏，伴有肋椎和肋横韧带感染性关节炎和软组织受累

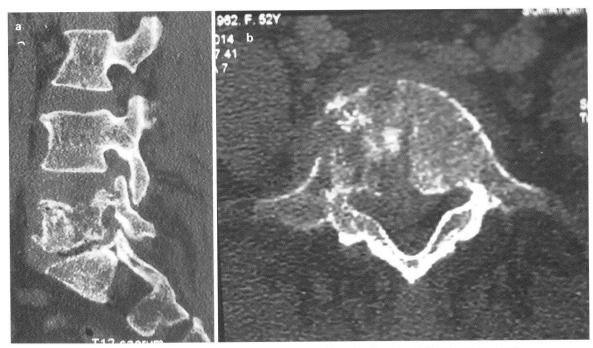

图 12.22 脊柱结节病。矢状位（a）和轴位（b）CT 显示 L5 椎体有破坏性区域，无椎间盘或软组织受累

骨内和骨外囊泡。其他特征是缺少骨髓水肿和常扩散到邻近骨骼（如肋骨、髂骨）的情况（Ladeb 等，2013）。

12.4.1.7 影像学随访

结核性脊柱炎的影像学随访分为 3 个阶段。首先，可以观察到病变的进展（椎间隙变窄、骨质破坏和椎骨塌陷的进展），表明可能出现诊断错误或对抗生素的耐药性。治疗 1~2 个月后，观察到疾病稳定，随后出现骨愈合迹象（周围硬化和骨赘形成）。晚期取决于治疗恢复时椎间盘病变的严重性。椎体完全融合（图 12.23）是由于骨破坏暴露出椎骨松质骨所致。在中度骨质破坏的情况下，椎体融合可能不完全。只有在早期治疗的情况下才能恢复到原来的状态。在 MRI 上，椎间盘和椎体信号在 T2 加权像和对比增强 T1 加权像上降低。椎体骨髓的脂肪再转化与良好的临床结果相关（图 12.24）。脓肿应在 1~12 个月消失。信号异常可能仍然存在，但并不表明治疗失败。PET/CT 可用于对脊柱炎的治疗后随访。

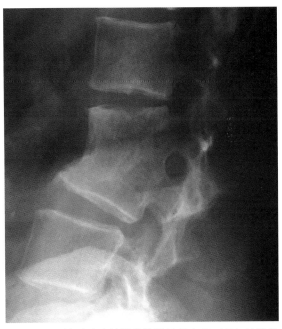

图 12.23 接受治疗的结核性脊柱炎患者。两年的随访侧位片显示椎体完全融合

12.4.1.8 并发症

结核性脊柱炎的主要并发症是脊柱后凸和脊髓压迫。在 30%~40% 的病例中观察到结核性脊柱炎形成的脊髓压迫（Hamza，1993；

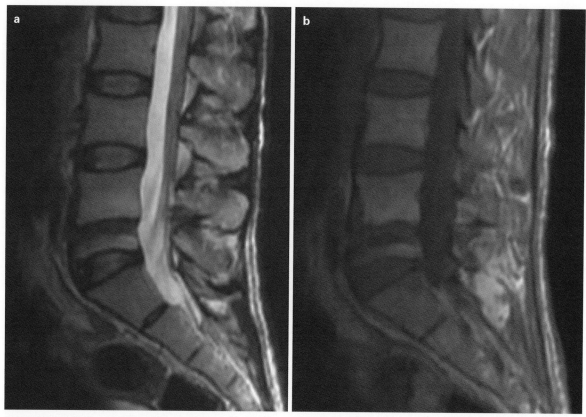

图 12.24　接受治疗的结核性脊柱炎患者。两年随访矢状位 T2-W（a）和 T1-W（b）MRI 图像显示椎体脂肪骨髓再转化，提示愈合

Pertuiset 等，1997；Lolge 等，2003）。进展性结核的早期压迫必须与恢复数年后出现的晚期压迫区分开来。早期压迫可由硬膜外脓肿、死骨、不全脱位、蛛网膜炎、脊髓缺血或上述因素的组合引起，而晚期压迫主要由脊柱后凸引起（Martini，1988）。结核性脊柱炎的神经损害通常是对称的和进行性的（Ridley 等，1998）。结核性截瘫通常在治疗后会消退。

CT（图 12.17）和 MRI（图 12.25）有助于确定压迫的原因，尤其对于骨性原因 CT 比MRI 更佳（Sharif 等，1995；Cotten 等，1996；Morvan 等，1998；Pertuiset 等，1999；Dinc 等，2002；Moorthy 和 Prabhu，2002；Narlawar 等，2002；Teo 和 Peh，2004）。脊柱后凸是脊柱炎导致多个椎体破坏的结果。用 Cobb 测量法进行影像学评估。脊柱后凸的进展可能是由骨修复不全引起的，儿童比成人更常见。脊

柱后凸可能导致慢性疼痛、脊髓压迫或心肺问题。

12.4.2　椎体骨髓炎（孤立性椎体受累）

在孤立性椎体受累中，感染仅累及椎体，不累及椎间盘。然而，可能涉及 1 个或多个椎骨，无论是否相邻。大约 45% 的病例的 X 线片是正常的（Lolge 等，2003）。否则，它们可能显示圆形或椭圆形溶骨性病变，通常位于椎体中心，周围有硬化边缘（Cotten 等，1996；Pertuiset 等，1999；Boussel 等，2002）。也可以观察到虫蚀样骨溶解，有时会导致椎体塌陷，同质或异质性骨硬化可能隐藏潜在的骨溶解（图 12.26）。

鉴别诊断包括淋巴瘤、多发骨髓瘤、转移瘤和嗜酸性肉芽肿。临床和生物学表现以及椎

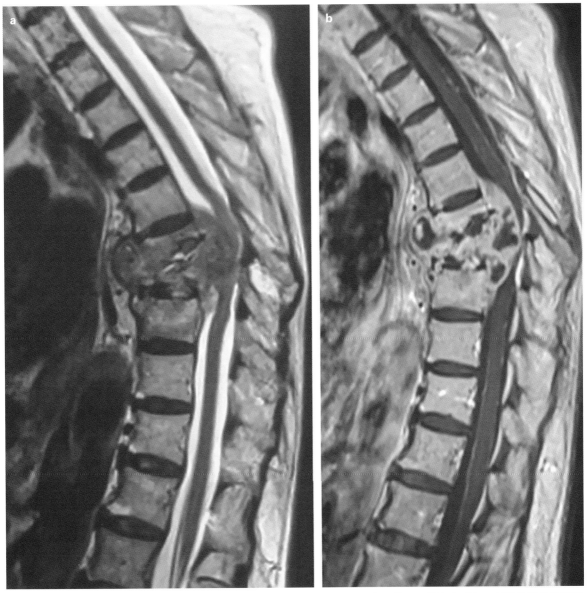

图 12.25　脊柱结核病性截瘫。矢状位 T2-W（a）和对比增强 T1-W（b）图像显示椎间盘破坏、硬膜外脓肿和脊髓压迫

旁和（或）硬膜外脓肿的存在有助于诊断。脊椎破坏最好用 CT 来评估。MRI 通常显示一个或几个椎体的 T1 中等信号和 T2 高信号，而椎间盘被保留。静脉注射钆增强剂显示弥漫性或不均一性椎体强化，可用于评估疾病的椎管内和椎旁扩散情况。椎间盘和（或）椎体周围脓肿的存在对于区分结核性孤立性椎体病变和其他单个椎体病变的鉴别诊断至关重要。当脓肿不存在并且没有感染的临床和生物学证据时，

可能需要经皮活检来确诊。

12.4.3　原发椎弓结核

椎弓结核可累及 1 个或多个脊柱节段，通常见于颈胸段脊柱（图 12.27）（Resnick，1995；Sharif 等，1995；Cotten 等，1996；Pertuiset 等，1999；Boussel 等，2002；Ben Taarit 等，2003）。椎弓受累有时可能是结核病的初始部

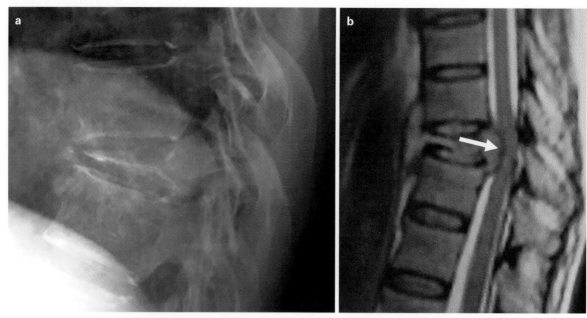

图 12.26 结核性脊柱炎（单个椎体受累）侧位片显示单个椎体的严重塌陷，不影响邻近椎间盘（a）。矢状位 T2-W MRI 图像显示脊髓受压（箭头）（b）

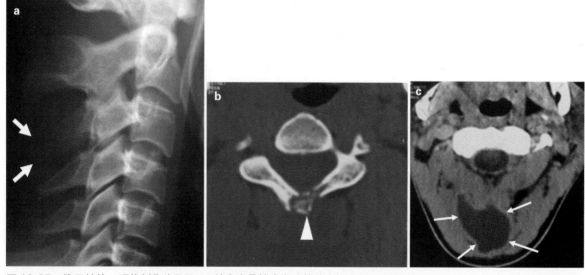

图 12.27 椎弓结核。颈椎侧位片显示 C3 棘突溶骨性病变（箭头）（a）。对比剂注射后，在骨窗（b）和软组织窗（c）设置中获得的轴位 CT 图像显示骨溶解、死骨（三角箭头）和邻近软组织脓肿（小箭头）

位（Resnick，1995）。单个椎弓受累更为常见（Wallace 和 Cohen，1976；Kumar，2017）。影像学在诊断中起着重要作用，X 线片的分析并不总是容易的，在不到 10% 的病例中可以检测到椎弓异常（Morvan 等，1998；Narlawar 等，2002）。X 线片可以显示棘突、椎板或椎弓根

的骨溶解。骨破坏可以延伸到椎体的后部皮质或相邻的肋骨，相对不侵犯椎间盘（Resnick，1995；Morvan 等，1998）。也可以观察到明显或不明显的骨硬化（Cotten 等，1996）。

CT 可对骨和邻近软组织进行更精确的评估。它显示了感染向椎管内和椎管外的扩散，

在椎弓结核情况下尤其常见（Cotten 等，1996；Narlawar 等，2002；Nassar 等，2002）。存在相关的关节突关节炎、肋椎关节炎或肋横突关节炎具有很大的诊断价值（Cotten 等，1996）。在 MRI 上，病灶显示 T1 低信号和 T2 高信号，并有对比增强（Morvan 等，1998）。椎弓受累可能导致脊柱不稳定，其中影像学诊断对手术计划很重要。鉴别诊断包括转移瘤、原发脊柱肿瘤和包虫病（Garg 和 Somvanshi，2011；Momjian 和 George，2014）。

12.5 脊柱结核的诊断

12.5.1 初步诊断特征

当有近期原发性感染史（30%）、另一个活动性结核病灶（19%~30%）、卫星淋巴结结核（10%）和结核菌素皮内反应阳性（75%~100%）时，怀疑为结核。在结核性脊柱炎期间，ESR 和 CRP 分别在 55% 和 75% 的病例中观察到升高。表 12.3 列出了可能的影像学征象。

12.5.2 确诊

病原学确认通常是通过显微镜 / 培养显示抗酸杆菌或通过对病变活检后获得的材料进行组织学检查来确定的（Somvanshi，2011）。在 17%~30% 的病例中，Ziehl-Neelsen 显微镜检查结果呈阳性。其敏感度低的原因是骨关节结核的贫杆菌特性。培养是鉴定结核分枝杆菌复合体和测试其对抗结核药物的敏感性的必要手段。在 42% 的病例中，结核分枝杆菌是通过培养椎旁脓肿的脓液分离出来的（Wallace 和 Cohen，1976）。结核分枝杆菌在固体培养基（罗文斯坦培养基）上生长 4 周（2~6 周）。使用液体培养基可以将培养时间缩短至 2 周（8~14 天）。基因扩增技术鉴定结核分枝杆菌复合体，在阳性涂片的敏感性为 98%，阴性涂片的敏感性为 75%。它们还提供了结核病的早期和快速诊断（Garg 和 Somvanshi，2011）。

经皮穿刺活检技术的改进减少了手术活检的次数。在大约 90% 的病例中，椎间盘组织活检可显示上皮样和巨细胞肉芽肿，伴或不伴坏死，从而实现快速组织病理学检查（Trecarichi 等，2012）。当纤维化开始出现时，在疾病的晚期可看到假阴性结果（Francis 等，1999）。细胞学穿刺是一种廉价、快速、相对无创的技术，其并发症风险非常低（Masood，2013）。在结核病高度流行的国家，只要操作者和细胞病理学家训练有素，细胞病理学检查

表 12.3 脊柱结核的影像学征象

部位	胸腰椎交界处或下胸椎
扩散	多病灶的 在 3 个及以上椎体的韧带下延伸
椎骨	邻近椎间盘的骨质溶解 死骨 椎体受累，椎间盘不受累 椎管内脓肿 椎弓受累：发生率（儿童 68%，成人 52%）；可能是孤立性的 椎体不均一强化
椎间盘	后期受累
硬膜外扩张	硬膜外脓肿或蜂窝织炎的双叶状外观
软组织脓肿	常见，大，边界清楚且光滑 脓肿中心或边缘钙化
骨外部位	肺部、泌尿生殖系统、淋巴结

可以替代组织病理学（Masood，2013）。这特别推荐用于伴有皮质中断的椎旁脓肿和溶骨性病变；在结核性脊柱炎中经常观察到这些症状（Gupta 等，1999）。

在细胞学中，观察到上皮样肉芽肿、巨细胞和干酪样坏死的发生率为 50%~68%（Ben Taarit 等，2003）。如果临床影像学和细胞学结果之间存在差异，则需要进行脊椎或椎间盘活检以进行诊断（Kang 等，1999；Jorda 等，2000；Handa 等，2009；Gasbarini 等，2012）。脊柱结核的组织病理学鉴别诊断与其他肉芽肿性感染有关，如布鲁菌病、真菌病和结核病。化脓型很少见，在没有上皮样肉芽肿的情况下可以考虑化脓性细菌感染。组织切片上，特别是细菌学检查中抗酸染色呈阳性，可以做出正确的诊断。

通常，布鲁菌病的炎性浸润是多态性的，富含淋巴细胞，并与浆细胞和中性粒细胞相关，小的组织细胞肉芽肿由小簇的组织细胞组成（Li 等，2016），但已报道了相关的肉芽肿性布鲁菌病伴坏死的病例（Halimi 等，1999）。真菌性脊柱炎也可以是肉芽肿性和坏死性的。通过对酵母菌感染中的孢子和菌丝以及丝状真菌感染中的菌丝的特殊染色可以证明真菌起源。在没有干酪样坏死的情况下，脊柱结节病与结核的组织学区分并不容易。

12.6 治疗

抗结核药物治疗是治疗结核性脊柱炎的金标准，而外科治疗作为辅助治疗发挥着重要作用。

12.6.1 抗结核治疗

脊柱结核的治疗基本上是内科治疗。它包括 4 种抗生素（异烟肼、利福平、乙胺丁醇和吡嗪酰胺），持续 2 个月，然后是 2 种抗生素（异烟肼和利福平）持续 7~10 个月，总治疗时间为 9~12 个月（Eschard 等，1993；Ramachandran 等，2005）。坚持治疗是治愈的必要条件，而且必须坚持。抗结核药物副作用的频率需要定期进行临床和生物学监测。

12.6.2 联合治疗

在颈椎结核和合并脊柱压迫或不稳定的结核中，脊柱制动是必要的（Hamza，1993）。在急性休息期和骨病变稳定后，必须考虑康复。预防肌肉萎缩是必要的（Eschard 等，1993）。手术的目的是完全切除病变，实现脊髓减压和稳定，并恢复正常的脊柱平衡（De Backer 等，2006）。手术适应证如下：（1）急性脊髓压迫、骨源性压迫和弛缓性截瘫（Hamza，1993）；（2）对药物治疗和经皮穿刺引流疗效不佳的大型椎旁脓肿；（3）进行性脊柱后凸伴脊柱不稳定（Golden 和 Vikram，2005；Ramachandran 等，2005）。

12.7 总结

脊柱结核占肌肉骨骼系统结核的 25%~60%。3 种主要的解剖 – 影像学类型包括结核性脊柱炎（也称为 Pott 病），孤立性结核性脊柱骨髓炎和原发椎弓结核。得益于影像学的进步，诊断时间从过去的 6~24 个月缩短到现在的平均 3 个月。影像学也有助于了解感染的程度及其对脊髓和神经根的影响，但它仅提供脊柱结核的初步诊断。在没有活动性脊柱外结核的情况下，可通过组织学和或细菌学提供结核诊断的确认。

参考文献

[1] Agrawal V, Patgaonkar PR, Nagariya SP (2010) Tuberculosis of spine. J Craniovertebr Junction Spine 1:74–85.

[2] Aït Khaled N, Enarson D, Billo N (1997) Epidémiologie de la

tuberculose et de la résistance aux antituberculeux. Rev Mal Resp 14:5S8–5S18.

[3]　Al-Shahed MS, Sharif HS, Haddad MC et al (1994) Imaging features of musculoskeletal brucellosis. Radiographics 14:333–348.

[4]　Altini C, Lavelli V, Niccoli-Asabella A et al (2020) Comparison of the diagnostic value of MRI and whole body 18F-FDG PET/CT in diagnosis of spondylodiscitis. J Clin Med 9:1581. https://doi.org/10.3390/jcm9051581.

[5]　Ansari S, Ashraf AN, Al-Moutaery K (2001) Spinal infection: a review. Neurosurg Q 11:112–123.

[6]　Ansari S, Amanullah MF, Ahmad K, Rauniyar RK (2013) Pott's spine: diagnostic imaging modalities and technology advancements. N Am J Med Sci 5:404–411.

[7]　Arias F, Mata-Essayag S, Landaeta ME et al (2004) Candida albicans osteomyelitis: case report and literature review. Int J Infect Dis 8:307–314.

[8]　Attia M, Harnof S, Knoller N et al (2004) Cervical Pott's disease presenting as a retropharyngeal abscess. Isr Med Assoc J 6:438–439.

[9]　Ben Taarit C, Turki S, Ben Maïz H (2003) La tuberculose ostéoarticulaire en Tunisie: étude rétrospective de 180 cas. Med Mal Infect 33:210–214.

[10]　Berbari EF, Kanj SS, Kowalski TJ et al (2015) Infectious Diseases Society of America (IDSA) clinical practice guidelines for the diagnosis and treatment of native vertebral osteomyelitis in adults. Clin Infect Dis 61:e26–e46.

[11]　Bernard L, Perronne C (1997) La tuberculose ostéo-articulaire aujourd'hui. Presse Med 26:308–310.

[12]　Billo NE (1996) Tendances épidémiologiques de la tuberculose. Rev Prat 46:1332–1335.

[13]　Boussel L, Marchand B, Blineau N et al (2002) Imagerie de la tuberculose ostéo-articulaire. J Radiol 83:1025–1034.

[14]　Chebbi Y, Riahi H, Bouaziz MC et al (2019) Mycobacterium bovis spondylodiscitis: report of 4 cases. J Clin Rheumatol 10:1097.

[15]　Chelli Bouaziz M, Ladeb MF, Chakroun M, Chaabane S (2008) Spinal brucellosis: a review. Skeletal Radiol 37:785–790.

[16]　Chelli Bouaziz M, Bougamra I, Kaffel D, Hamdi W, Ghannouchi M, Kchir MM (2010) Non-contiguous multilevel spondylitis: an exceptional presentation of spinal brucellosis. Tunis Med 88:280–284.

[17]　Chelli Bouaziz M, Ladeb MF, Chakroun M (2013) Tuberculose rachidienne. In: Laredo JD, Wybier M, Petrover D (eds) Imagerie rhumatologique et orthopédique. Ed Sauramps Medical, pp 523–538.

[18]　Chelli Bouaziz M, Riahi H, Ladeb MF, Chakroun M, Rammeh S (2017) Imagerie de la tuberculose rachidienne. Encycl Med Chir Radiologie et imagerie médicale-musculosquelettique-neurologiquemaxillofaciale 31-670-C-10.

[19]　Colmenero JD, Jimenez-Mejias ME, Reguera JM et al (2004) Tuberculous vertebral osteomyelitis in the new millennium: still a diagnostic and therapeutic challenge. Eur J Clin Microbiol Infect Dis 23: 477–483.

[20]　Comacle P, Le Govic Y, Hoche-Delchet C et al (2016) Spondylodiscitis due to Aspergillus terreus in an immunocompetent host: case report and literature review. Mycopathologia 181:575–581.

[21]　Cotten A, Flipo RM, Drouot MH et al (1996) La tuberculose vertébrale. Etude des aspects cliniques et radiologiques à partir d'une série de 82 cas. J Radiol 77:419–426.

[22]　Davies PD, Humphries MJ, Byfield SP et al (1984) Bone and joint tuberculosis. A survey of notifications in England and Wales. J Bone Joint Surg Br 66: 326–330.

[23]　De Backer AI, Mortelé KJ, Vanhoenacker FM, Parizel PM (2006) Imaging of extraspinal musculoskeletal tuberculosis. Eur J Radiol 57:119–130.

[24]　Dinc H, Ahmetoglu A, Baykal S et al (2002) Image-guided percutaneous drainage of tuberculous iliopsoas and spondylodiskitic abscesses: midterm results. Radiology 225:353–358.

[25]　Dorcas CY, David JS (1995) Musculoskeletal tuberculosis.

Radiol Clin North Am 33:679–689.

[26]　Durieux P (1990) Epidémiologie de la tuberculose. Rev Prat 40:703–705.

[27]　Engin G, Acunas B, Acunas G, Tunaci M (2000) Imaging of extrapulmonary tuberculosis. Radiographics 20:471–488.

[28]　Eschard JP, Leone J, Etienne JC (1993) Tuberculose osseuse et articulaire des membres. Encycl Méd Chir, Appareil locomoteur, 14-185-A-10, 15 p.

[29]　Francis IM, Das DK, Luthra UK et al (1999) Value of radiologically guided fine needle aspiration cytology (FNAC) in the diagnosis of spinal tuberculosis: a study of 29 cases. Cytopathology 10:390–401.

[30]　Garg RK, Somvanshi DS (2011) Spinal tuberculosis: a review. J Spinal Cord Med 34:440–454.

[31]　Gasbarrini A, Boriani L, Salvadori C et al (2012) Biopsy for suspected spondylodiscitis. Eur Rev Med Pharmacol Sci 16:26–34.

[32]　Golden MP, Vikram HR (2005) Extrapulmonary tuberculosis: an overview. Am Fam Physician 72:1761–1768.

[33]　Gupta S, Takhtani D, Gulati M et al (1999) Sonographically guided fine-needle aspiration biopsy of lytic lesions of the spine: technique and indications. J Clin Ultrasound 27:123–129.

[34]　Gupta R, Garg RK, Jain A et al (2015) Spinal cord and spinal nerve root involvement (myeloradiculopathy) in tuberculous meningitis. Medicine (Baltimore) 94(3):e404.

[35]　Halimi C, Bringard N, Boyer N et al (1999) Brucellome hépatique: deux nouveaux cas et revue de la littérature. Gastroenterol Clin Biol 23:513–517.

[36]　Hamza M (1993) Tuberculose articulaire et vertébrale. Rev Rhum (Ed Fr) 60:115–118.

[37]　Handa U, Garg S, Mohan H, Garg SK (2009) Role of fineneedle aspiration cytology in tuberculosis of bone. Diagn Cytopathol 38:1–4.

[38]　Harisinghani MG, Mcloud TC, Shepard JA et al (2000) Tuberculosis from head to toe. Radiographics 20:449–470.

[39]　Heysell SK, Thomas TA, Sifri CD, Rehm PK, Houpt ER (2013) 18-fluorodeoxyglucose positron emission tomography for tuberculosis diagnosis and management: a case series. BMC Pulm Med 13:14.

[40]　Huchon G (1997) Tuberculose et mycobactérioses non tuberculeuses Encycl Med Chir, Maladies Infectieuses, 8-038-C-10, 20 p.

[41]　Jain AK (2010) Tuberculosis of the spine: a fresh look at an old disease. J Bone Joint Surg Br 92:905–913.

[42]　Jorda M, Rey L, Hanly A, Ganjei-Azar P (2000) Fine-needle aspiration cytology of bone: accuracy and pitfalls of cytodiagnosis. Cancer 90:47–54.

[43]　Kang M, Gupta S, Khandelwal N et al (1999) CT-guided fine-needle aspiration biopsy of spinal lesions. Acta Radiol 40:474–478.

[44]　Kumar K (2017) Posterior spinal tuberculosis: a review. Mycobact Dis 7:243.

[45]　Lacut JY, Dupon M, Paty MC (1995) Tuberculoses extrapulmonaires. Revue et possibilités de diminution des délais d'intervention thérapeutiques. Méd Mal Infect 25:304–320.

[46]　Ladeb MF, Chelli Bouaziz M, Chakroun M, Loussaief C (2013) Atteintes parasitaires de l'appareil locomoteur. Encycl Med Chir Radiologie et imageriemédicale - musculosquelettique - neurologique – maxillofaciale 31-225-A-10.

[47]　Ladeb MF, Chelli Bouaziz M, Riahi H, Chakroun M (2015) Imagerie de la tuberculose articulaire extra-rachidienne. Encycl Med Chir Radiologie et imagerie médicale-musculosquelettiqueneurologique-maxillofaciale 31-220-A-10.

[48]　Ladeb MF, Riahi H, Chelli Bouaziz M, Mechri M (2019) Clinical evolution of tuberculous spondylodiscitis in Tunisia. Bull Acad Natl Med 203:328–333.

[49]　Lamer S, Garel C, Holvoet-Vernaut L, Hassan M (1998) Lésion lytique épiphyso-métaphysaire. Presse Med 27:1197–1198.

[50]　Le Roux P, Quinque K, Bonnel AS, Le Luyer B (2005) Les

atteintes extrapulmonaires de la tuberculose de l'enfant. Arch Pédiatr 12:S122–S126.

[51] Lefere M, Larbi A, Malghem J, Vande Berg B, Dallaudière B (2014) Vertebral sarcoidosis: long-term follow-up with MRI. Skeletal Radiol 43:1185–1190.

[52] Li T, Liu T, Jiang Z, Cui X, Sun J (2016) Diagnosing pyogenic, brucella and tuberculous spondylitis using histopathology and MRI: a retrospective study. Exp Ther Med 12:2069–2077.

[53] Lolge S, Maheshwari M, Shah J, Patkar D, Chawla A (2003) Isolated solitary vertebral body tuberculosis-study of seven cases. Clin Radiol 58:545–550.

[54] Madhok R, Sachdeva P (2016) Evaluation of apparent diffusion coefficient values in spinal tuberculosis by MRI. J Clin Diagn Res 10:TC19–TC23.

[55] Madkour MM, Sharif HS, Abed MY, Al-Fayez MA (1988) Osteoarticular brucellosis. AJR Am J Roentgenol 150:1101–1105.

[56] Mahboubi S, Morris MC (2001) Imaging of spinal infections in children. Radiol Clin North Am 39:215–222.

[57] Martini M (1988) Tuberculosis of bone and joints. Springer, Berlin, Heidelberg.

[58] Masood S (2013) Ultrasound guided fine needle aspiration biopsy: the new challenges and opportunities for cytopathologists. Diagn Cytopathol 41:1017–1018.

[59] Mishra SS, Das D, Das S, Mohanta I, Tripathy SR (2015) Spinal cord compression due to primary intramedullary tuberculoma of the spinal cord presenting as paraplegia: a case report and literature review. Surg Neurol Int 6:42.

[60] Momjian R, George M (2014) Atypical imaging features of tuberculous spondylitis: case report with literature review. J Radiol Case Rep 8:1–14.

[61] Moon MS (2014) Tuberculosis of spine: current views in diagnosis and management. Asian Spine J 8:97–111.

[62] Moore SL, Rafii M (2001) Imaging of musculoskeletal and spinal tuberculosis. Radiol Clin North Am 39:329–342.

[63] Moorthy S, Prabhu NK (2002) Spectrum of MR imaging findings in spinal tuberculosis. AJR Am J Roentgenol 179:979–983.

[64] Morvan G, Martin N, Massare C, Nahum H (1984) La tuberculose du rachis cervical: étude radiologique à propos d'une série multicentrique de 53 cas. Rev Chir Orthop Reparatrice Appar Mot 70:76–80.

[65] Morvan G, Laredo JD, Wibier M (1998) Imagerie ostéo-articulaire, vol 2. Médecine-Sciences-Flammarion, Paris, pp 756–763.

[66] Moser T, Ehlinger M, Chelli Bouaziz M, Ladeb MF, Durckel J, Dosch JC (2012) Pitfalls in osteoarticular imaging: how to distinguish bone infection from tumour? Diagn Interv Imaging 93:351–359.

[67] Murray JF (1996) Expressions cliniques actuelles de la tuberculose. Rev Prat 46:1344–1349.

[68] Naim-Ur-Rahaman, El Bakry A, Jamjoom ZA, Kolawole TM (1999) Atypical forms of spinal tuberculosis: case report and review of the literature. Surg Neurol 51:602–607.

[69] Narlawar RS, Shah JR, Pimple MK et al (2002) Isolated tuberculosis of posterior elements of spine: magnetic resonance imaging findings in 33 patients. Spine 27:275–281.

[70] Nassar I, Mahi M, Semlali S et al (2002) Tuberculose de l'arc vertébral postérieur. J Neuroradiol 29: 204–207.

[71] Papavero R, Bissuel F, Gruel S et al (1999) Tuberculose vertébrale de l'enfant. Place de l'imagerie dans la démarche diagnostique et thérapeutique. Presse Med 28:1980–1982.

[72] Pertuiset E, Beaudreuil J, Horusitzky F et al (1997) Aspects épidémiologiques de la tuberculose ostéo-articulaire de l'adulte. Etude rétrospective de 206 cas diagnostiqués en région parisienne de 1980 à 1994. Presse Med 26:311–315.

[73] Pertuiset E, Beaudreuil J, Liote F et al (1999) Spinal tuberculosis in adults. A study of 103 cases in a developed country, 1980-1994. Medicine 78:309–320.

[74] Ramachandran S, Clifton IJ, Collyns TA, Watson JP, Pearson SB (2005) The treatment of spinal tuberculosis: a retrospective study. Int J Tuberc Lung Dis 9:541–544.

[75] Rasouli MR, Mirkoohi M, Vaccaro AR, Yarandi KK, Rahimi-Movaghar V (2012) Spinal tuberculosis: diagnosis and management. Asian Spine J 6:294–308.

[76] Rauf F, Chaudhry UR, Atif M, ur Rahaman M (2015) Spinal tuberculosis: our experience and a review of imaging methods. Neuroradiol J 28:498–450.

[77] Resnick D (1995) Osteomyelitis, septic arthritis and soft tissue infection: organisms. In: Resnick D (ed) Diagnosis of bone and joint disorders, vol 4, 3rd edn. Saunders, Philadelphia, pp 2448–2558.

[78] Ridley N, Shaikh MI, Remedios D, Mitchell R (1998) Radiology of skeletal tuberculosis. Orthopaedics 21:1213–1220.

[79] Rivas-Garcia A, Sarria-Estrada S, Torrents-Odin C, Casas-Gomila L, Franquet E (2013) Imaging findings of Pott's disease. Eur Spine J 22(Suppl 4): 567–578.

[80] Rua-Figueroa I, Gantes MA et al (2002) Vertebral sarcoidosis: clinical and imaging findings. Semin Arthritis Rheum 31:346–352.

[81] Sharif HS, Aideyan OA, Clark DC et al (1989) Brucellar and tuberculous spondylitis: comparative imaging features. Radiology 171:419–425.

[82] Sharif HS, Morgan JL, Al Shahed MS, Al Thagafi MY (1995) Role of CT and MR imaging in the management of tuberculous spondylitis. Radiol Clin North Am 33:787–804.

[83] Shikhare SN, Singh DR, Shimpi TR, Peh WCG (2011) Tuberculous osteomyelitis and spondylodiscitis. Semin Musculoskelet Radiol 15:446–458.

[84] Skaf GS, Kanafani ZA, Araj GF, Kanj SS (2010) Non-pyogenic infections of the spine. Int J Antimicrob Agents 36:99–105.

[85] Smids C, Kouijzer IJ, Vos FJ et al (2017) A comparison of the diagnostic value of MRI and 18F-FDG-PET/CT in suspected spondylodiscitis. Infection 45:41–49.

[86] Stäbler A, Reiser MF (2001) Imaging of spinal infection. Radiol Clin North Am 39:115–135.

[87] Teo HEL, Peh WCG (2004) Skeletal tuberculosis in children. Pediatr Radiol 34:853–860.

[88] Trecarichi EM, Di Meco E, Mazzotta V, Fantoni M (2012) Tuberculous spondylodiscitis: epidemiology, clinical features, treatment, and outcome. Eur Rev Med Pharmacol Sci 16:58–72.

[89] Tuli SM (2002) General principles of osteoarticular tuberculosis. Clin Orthop 398:11–19.

[90] Turgut M (2001) Multifocal extensive spinal tuberculosis (Pott's disease) involving cervical, thoracic and lumbar vertebrae. Br J Neurosurg 15:142–146.

[91] Valencia MP, Deaver PM, Mammarappallil MC (2009) Sarcoidosis of the thoracic and lumbar vertebrae, mimicking metastasis or multifocal osteomyelitis by MRI: case report. Clin Imaging 33:476–481.

[92] Wallace R, Cohen AS (1976) Tuberculous arthritis: a report of two cases with review of biopsy and synovial fluid findings. Am J Med 61:277–282.

[93] Williams RL, Fukui MB, Meltzer CC et al (1999) Fungal spinal osteomyelitis in the immunocompromised patient: MR findings in three cases. AJNR Am J Neuroradiol 20:381–385.

[94] Wrobel CJ, Chappell ET, Taylor W (2001) Clinical presentation, radiological findings, and treatment results of coccidioidomycosis involving the spine: report on 23 cases. J Neurosurg 95(1 Suppl):33–39.

[95] Yang CM, Hsu CH, Lee CM, Wang FC (2003) Intense uptake of [F-18]-fluoro-2 deoxy-D-glucose in active pulmonary tuberculosis. Ann Nucl Med 17:407–410.

第十三章 脊柱包虫病的影像学

Mohamed Fethi Ladeb, Hend Riahi, Meriem Mechri, Mouna Chelli Bouaziz, Sonia Trabelsi, Soumaya Rammeh

阮玉山 / 译
杨开舜　李绍波 / 校

目录

摘要

囊性棘球蚴病，又称包虫病，是一种由细粒棘球蚴幼虫引起的全球性人畜共患病，该病通常影响成年人，骨包虫病的发生率为0.5%~4%。虽然脊柱包虫病在影像学上可能有一些提示性的表现，但该病的临床特点及其影像学特征均是非特异性的。计算机断层扫描（CT）和磁共振成像（MRI）是目前对骨包虫病确诊、局部病灶评估及术后随访的最佳影像学检查。骨包虫病外科治疗的疗效并不满意，彻底的根治性切除术并不能保证该病不再复发，但内科治疗可能降低该病复发的风险。

缩写

CT	Computed Tomography 计算机断层扫描
MRI	Magnetic Resonance Imaging 磁共振成像

13.1 引言

囊性棘球蚴病（包虫病）是一种由细粒棘球蚴（一种小绦虫）幼虫引起的寄生虫感染，主要宿主来自犬科动物（如狗、狼和狐狸），中间宿主包括有蹄类动物或其他食草类动物（如绵羊和山羊），人类是偶然的中间宿主。

13.2 细粒棘球蚴生命周期（图13.1）

成熟的细粒棘球蚴定植在终宿主（如狗或其他犬科动物）的小肠上，长度为3~6mm，它通过一个特殊的附着器官头节（头部）附着在黏膜上。细粒棘球蚴的头节有4个肌肉吸盘和两圈放射状排列的小钩，两排钩在喙上，一排大一排小（Moro和Schantz，2009；Steinmetz等，2014）。细粒棘球蚴的身体（或称为球体）被分成3节（"片段"），即未成熟节片、成熟节片及妊娠节片（含有卵子的片段），妊娠节片通过中间宿主的粪便排出（Moro和Schantz，2009；Steinmetz等，2014）。

妊娠节片随宿主的粪便排放到周围环境中，当这些废物（妊娠节片）被合适的中间宿主（如绵羊）摄入后，妊娠节片中的卵子便在中间宿主的胃中孵化，并释放出一个包含六角胚胎的六钩蚴，该六钩蚴可穿过肠壁的末梢循环，并通过循环系统迁移到其他内脏器官，特别是肝脏和肺部。在这些器官中，六钩蚴进

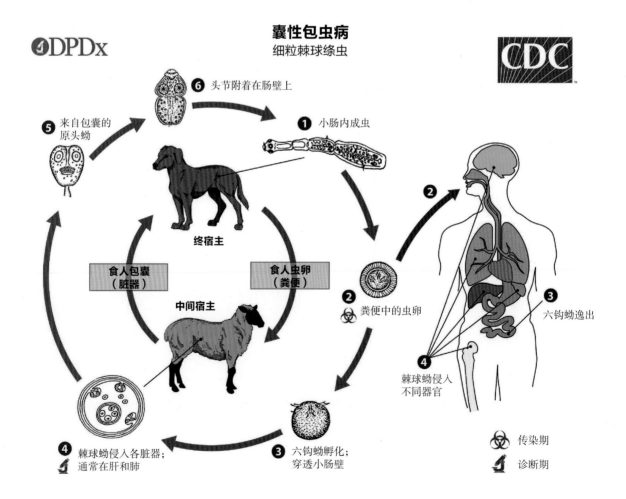

图13.1 细粒棘球蚴的生命周期

一步发育成一个逐渐增大的囊状棘球蚴，该棘球蚴囊壁进一步分化为两层，外层为透明角质层，内层为生发膜层，内层可产生原头节和子囊填充于包囊内（Moro 和 Schantz，2009；Steinmetz 等，2014）。

当终宿主摄取了被感染中间宿主的含有囊状棘球蚴的内脏器官时，囊中的头节在小肠内发育为成虫，这个循环就完成了。终宿主经过消化，包囊内的原头节外翻，并附着在肠黏膜上，经过 1~3 个月的发育，变成成虫。而人类则通过接触被棘球蚴虫卵污染的狗，或食用了被棘球蚴虫卵污染的水或蔬菜后，成为中间宿主（Brunetti 等，2010）。

13.3　地理分布及流行病学

全球包虫病患者数量为 200 万 ~300 万人，该病分布广泛，相对多见于地中海盆地、中东、南美洲、澳大利亚、中亚和中国（Liu 等，2004；ChelliBouaziz 等，2008）。到 2002 年为止，冰岛、新西兰这两个国家，以及塔斯马尼亚（一个岛国）已经宣布在其领土上消灭了包虫病。在流行地区，人类包虫病的发病率约每年每 10 万人中超过 50 例，在东非、中亚、中国、秘鲁和阿根廷的一些地区，患病率达到 5%~10%（WHO，2011）。

包虫病最常累及的内脏器官是肝脏（65%~70%）和肺（20%~25%），90% 的包虫病均累及这两个器官，其他器官较少累及，包虫病累及骨组织的发生率为 0.5%~4%。在一篇包含 721 例包虫病患者的文献回顾中发现，该病的中位发病年龄为 37 岁，78% 为男性，且骨包虫病最常见于脊柱和骨盆（50%~60%），其次是股骨、胫骨、肱骨、颅骨和肋骨（Neumayr 等，2013a、b），脊柱包虫病可发生于脊柱的任何部位，但最常累及的是胸椎（Song 等，2007；Scarlata 等，2011）。

13.4　骨包虫病的病理生理学

骨包虫病主要通过两种途径起病，即血液播散（最常见的途径）及骨周围组织的直接浸润（Neumayr 等，2013a、b）。由于骨组织对包虫包囊生长的机械阻力，包虫病在骨组织中的病理表现与其在肝或肺的表现不同（Vicidomini 等，2007；Papakonstantinou 等，2011）。棘球蚴的包囊通过囊泡的形式进行增殖，并在阻力最小的地方穿透骨小梁，引起骨小梁骨吸收的增强，进而导致骨组织的缓慢破坏及病灶处骨膨大（Dorn 等，1984）。棘球蚴呈多房性生长，伴松质骨空隙的增大，但无骨膜反应。在骨骼中，该病通常始于干骺端。

大体上，活的棘球蚴包囊内充满无色液体，其内包含子囊，受累骨骼的形状最初保持不变（Papakonstantinou 等，2011）。随着时间的推移，棘球蚴包囊到达并破坏骨皮质，并向周围软组织扩散，形成骨外聚集物（骨周围脓肿）（Papakonstantinou 等，2011），该脓肿进一步可能发生钙化（Torricelli 等，1990）。该病一般不引起骨硬化，除非有骨感染或骨科手术后。该病关节受累通常由邻近的骨病灶直接侵袭蔓延而来，最常发生于髋关节和肩关节（Engin 等，2000）。

脊髓受累是因椎体内丰富的血管海绵窦和异常的"栓塞"现象造成的，这些现象是棘球蚴通过门腔静脉吻合口进入下腔静脉，然后通过硬膜外 Batson 静脉丛进入腹膜后引起血管栓塞（Dorn 等，1984），该病首先发生在椎体，随后扩展到椎体后缘、硬膜外和椎旁间隙（Karray 等，1990）。

13.5　脊柱包虫病

在发病率为 0.5%~4% 的骨包虫病患者中，50% 以上的患者会发生脊柱包虫病，最常见于胸椎（50%），其次是腰椎（20%）、骶骨（20%）和颈椎（Song 等，2007；Scarlata 等，2011）（图 13.2），而脊柱外包虫病仅见于 17.9% 的骨包虫病患者。Dew/Braithwaite 和 Lees 等（Neumayr 等，2013a、b）将脊柱包虫病分为 5 型（图 13.3）：1 型，髓内型；2 型，髓外、硬膜内型；3 型，硬膜外椎管内型；4 型，椎体型；5 型，椎旁型（或"哑铃状"结构）。1 型和 2 型非常罕见，90% 的脊柱包虫病局限于椎体和硬膜外间隙（Neumayr 等，

2013a、b）。

13.5.1 临床表现

骨包虫病通常在成人中起病，儿童少见，临床症状因部位而异，且为非特异性。脊柱包虫病是一种进展缓慢的疾病，潜伏期可长达数年。患者可能诉疼痛，但往往延迟就医，直到出现神经功能损害或发展为病理性骨折。神经系统症状通常与脊髓压迫有关，脊髓压迫易引

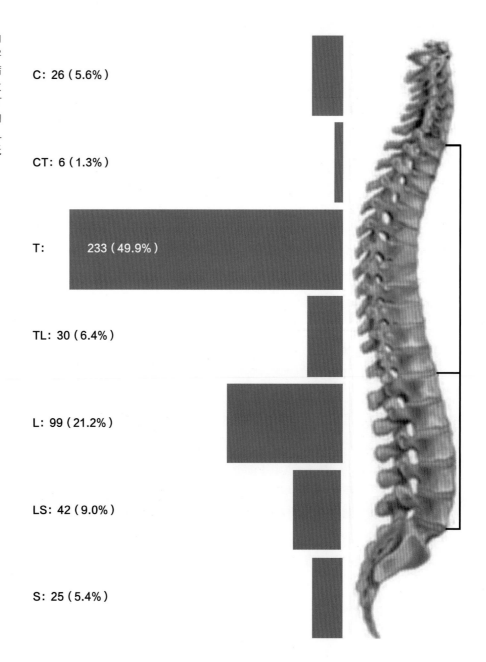

图 13.2 脊柱包虫病的解剖学定位，左侧数字代表 461 例脊柱包虫病患者受累脊柱节段的发生率（C 表示颈椎，CT 表示颈胸椎，T 表示胸椎，TL 表示胸腰椎，L 表示腰椎，LS 表示腰骶椎，S 表示骶椎）

C: 26（5.6%）

CT: 6（1.3%）

T: 233（49.9%）

TL: 30（6.4%）

L: 99（21.2%）

LS: 42（9.0%）

S: 25（5.4%）

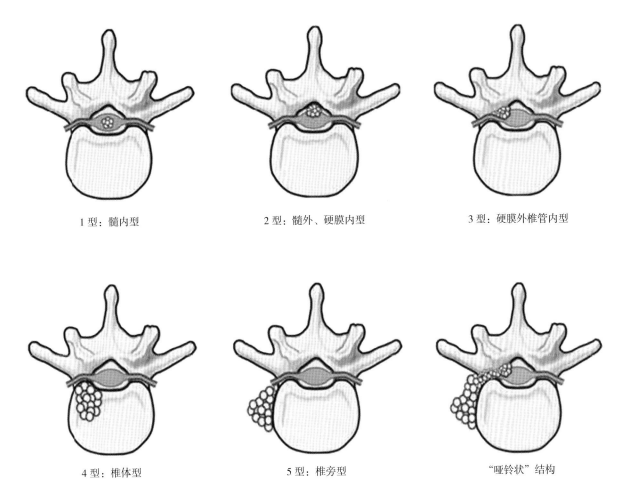

1 型：髓内型　　　　　2 型：髓外、硬膜内型　　　　　3 型：硬膜外椎管内型

4 型：椎体型　　　　　5 型：椎旁型　　　　　"哑铃状"结构

图 13.3　根据 Dew/Braithwaite 和 Lees 的分类，对脊柱包虫病进行分类（1~5 型和"哑铃状"结构）

起放射性疼痛及节段性神经功能损害，如括约肌功能紊乱、感觉异常、运动障碍和截瘫。发生于长骨的包虫病患者通常表现为疼痛、肿胀或病理性骨折。

13.5.2 影像学

X 线片显示椎体有非特异性的单纯性骨溶解，有时骨溶解可延伸至椎体的后部（图 13.4）。脊柱包虫病也可能存在一些典型的影像学特征，如病灶周围无硬化骨、椎体高度正常、经骨膜下和韧带下途径向椎间隙及椎旁延伸，特别是当病灶累及相邻肋骨或髂骨时（Engin 等，2000；Karantanas 等，2003）（图 13.5）。

椎体后缘骨皮质的扇形凹陷、椎弓根间隙的增宽及椎间孔的增大是病灶向椎管扩大的间接征象；在病灶向椎旁延伸的情况下，X 线片可能显示出椎旁脓肿，且该脓肿内可能发生钙化（Engin 等，2000）。在胸椎层面，病灶向椎体旁软组织的延伸是常见的，可形成溶骨性脓肿，表现为椎旁轮廓清晰，呈圆形或多环状，有时伴有钙化影（图 13.6）。

超声检查是评估软组织病灶的有效方法，它可能显示呈多囊性或低回声的外观（图 13.5）。对于骨包虫病患者，也应进行腹部超声检查，以寻找伴随的腹部脏器受累，尤其是明确有无肝脏受累。

CT 是评价骨破坏的最佳影像学检查，表现为低密度多泡状的囊性肿块，骨内有扇形凹

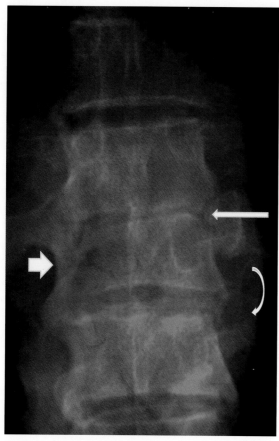

图 13.4　胸椎包虫病，胸椎正位片显示 T9 椎体破坏性病变，伴有部分椎体塌陷（短粗箭头）、T8~T9 椎间盘间隙变窄（长箭头）和椎旁肿块影（弯曲箭头）

CT 也可显示受累的软组织病灶，其特征是骨组织外呈多房性的囊肿，静脉注射造影剂后可见边缘强化。

MRI 是骨包虫病确诊、局部扩散评估、术前计划和术后随访最为有用的检查（Braithwaite 和 Lees，1981）。MRI 在评估骨和软组织受累方面比 CT 更可靠，能更好地显示骨包虫病特征性的多囊泡特征，能更好地评估病灶的局部扩散及与周围组织的关系（图 13.9），尤其是与脊髓的关系（Braithwaite 和 Lees，1981；Singh 等，1998）。骨包虫病在 T1 加权像上呈低信号，在 T2 加权像上呈高信号，静脉注射 Gd-DTPA 后病灶无强化。术后病灶内可见血管增生，相邻骨髓的信号通常是正常的。

陷，骨皮质中断（Zlitni 等，2001）（图 13.7）。对于脊柱包虫病，CT 可显示囊性病灶扩散到椎管和椎间孔，并导致椎间孔扩大（图 13.8）。

对于脊柱包虫病，MRI 能更好地显示囊性病灶延伸到椎管，以及它与脊髓和神经根的关系（图 13.10），在已确诊的骨包虫病中，囊泡是罕见的。MRI 显示 T1 低信号和 T2 高信号的囊肿内，可能包含 T2 上呈低信号的碎片。由于 MRI 的高灵敏度，故被用来检测术后的早期复发，且 MRI 有助于评估术后手术的成功率，并可作为未来 MRI 复查的参考。据我们所知，目前尚无关于骨包虫病随访的影像学共识。

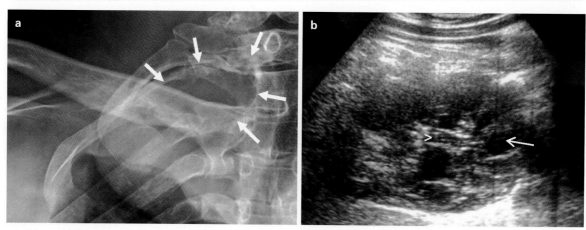

图 13.5　肋椎包虫病：a. 胸片显示 T2 右侧的椎体和横突以及相邻的右侧第二肋骨的扇形病灶（箭头）；b. 超声图像显示该肿块为多发囊泡的囊肿，为边界清晰的积液，积液内含有囊泡（箭头）、钙化和与包虫沙（箭头）相对应的低回声

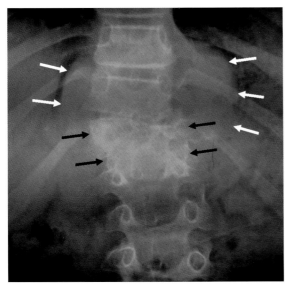

图 13.6 胸腰椎包虫病：前后位腰椎 X 线片显示 T12 和 L1 椎体有破坏性病变（黑色箭头），伴有椎体塌陷和椎旁肿块影（白色箭头）

13.5.3 鉴别诊断

该病主要与脊柱结核相鉴别（表 13.1），脊柱包虫病有一些特征性的影像学表现，包括椎体高度长期维持不变（尽管存在显著的骨质破坏），晚期椎间隙狭窄，无水肿，无骨质

疏松和骨硬化（Engin 等，2000；Thompson，2017），邻近肋骨或髂骨受累，椎旁囊性肿块形成（Braithwaite 和 Lees，1981）。该病还需与布鲁菌假性 Pott 病相鉴别，布鲁菌假性 Pott 病表现为广泛的骨破坏，多部位受累和大量的椎旁脓肿形成（ChelliBouaziz 等，2008）。

泡状棘球蚴病是一种罕见的寄生虫感染，主要见于中国（新疆维吾尔自治区）、北美洲、日本和中欧等地，通常累及脊柱，该病的影像学特征与骨包虫病相似（图 13.11）。MRI 显示，由于肝脏原发灶的直接扩散，囊泡浸润脊柱，并向椎旁软组织扩散，形成类似脓肿的且血管化良好的厚囊壁，该病在肝脏可出现典型的钙化特征（Moro 和 Schantz，2009）。

13.5.4 诊断

血清学检查有助于人类包虫病的诊断，特别是在需要与其他疾病进行鉴别的情况下。诊断包虫病的血清学检查分为两类，即患者血清抗体检测（目前血清学诊断的金标准）和抗原检测。

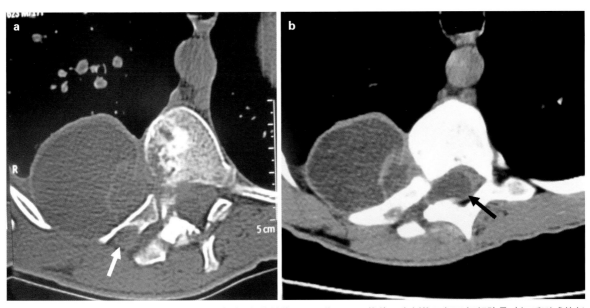

图 13.7 肋椎包虫病：骨窗（a）和软组织窗（b）的轴位 CT 图像显示，椎体、右侧椎弓根及相邻肋骨破坏后形成的低密度多房性病灶（白色箭头），囊性病灶突入胸腔和椎管（黑色箭头）

图 **13.8** 骶骨包虫病：矢状位骨窗（a）、冠状位（b）和轴位（c）软组织窗 CT 图像，显示骶骨包虫病，右侧第一骶孔扩大并延伸到骨盆（箭头）

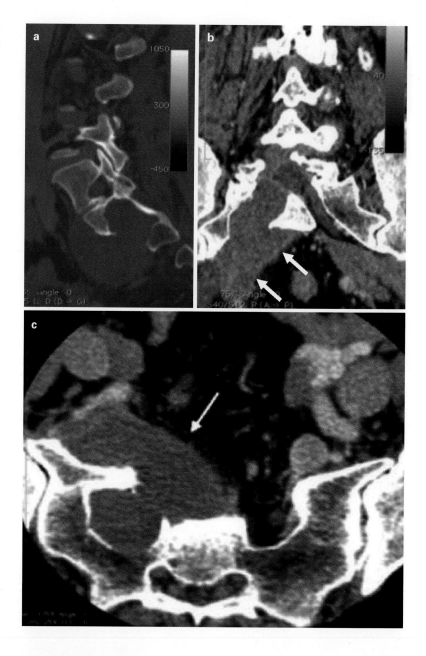

图 **13.9** 脊柱包虫病：腰椎矢状位（a）和轴位（b）T2-WI 图像，显示本病特征性的多发性的多泡性外观，骨和硬膜外受累，无脊髓受累

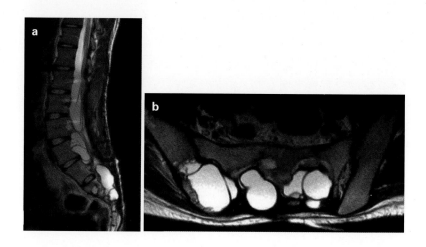

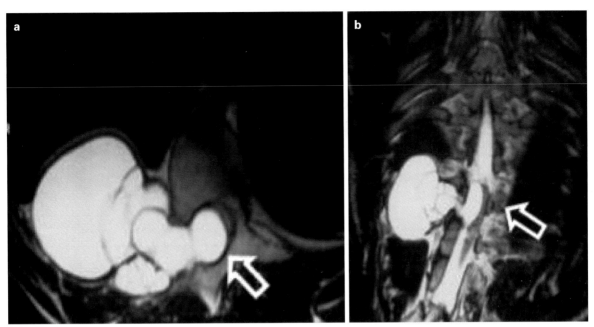

图 13.10 肋椎包虫病：轴位（a）和冠状位（b）T2-WI 图像，显示巨大多囊泡肿块向椎管内延伸（箭头），并对脊髓造成压迫

表 13.1 脊柱结核与脊柱包虫病的鉴别

	结核性脊柱炎	脊柱包虫病
椎间盘	变窄	不受损或晚期变窄
骨硬化	迟发和轻度	不存在
骨髓水肿	常见	不存在
软组织脓肿	常见，形成边缘光滑的大脓肿	连续的多囊泡聚集
肋骨和髂骨受累	罕见	常见

目前有多种免疫学方法用于人类包虫病的诊断，如：（1）免疫沉淀法检测 arc-5，如免疫电泳法、双扩散法、电凝法等；（2）间接血凝试验（IHA）；（3）乳胶凝集实验；（4）酶联免疫吸附试验（ELISA）；（5）免疫荧光法（IF）；（6）免疫印迹法（IB）。人体的免疫反应与包虫囊肿的完整性、生长活力和部位有关。事实上，包虫囊肿破裂时引起的免疫反应较高，完整时免疫反应较低，而衰老、钙化或死亡的包虫囊肿引起的免疫反应大多呈阴性。

当怀疑有骨包虫病时，应同时进行筛查和确诊试验，虽然只有 30%~40% 的患者呈现阳性反应。由于只有阳性结果才有助于确诊，而阳性率仅为 30%~40%，存在很大的漏诊率，这就是为什么不建议完全依赖血清学检查进行鉴别诊断的原因。然而，当寻找局部或远处复发时，血清学检查在术后监测中就显得特别有用（Steinmetz 等，2014）。在包虫病的慢性期，IgG 以 IgG1 和 IgG4 亚类为主（Manzano-Román 等，2015）。

完全手术切除病变会导致特异性抗体迅速下降，随后无法检测到。然而，高水平抗体的持续存在或其额外地增加可能提示疾病残留或复发，即使囊肿被成功切除，也可以观察到这种情况，从而使经验丰富的临床医生感到困惑。血清抗体可能会持续很长一段时间，在包虫囊肿切除后可达 10 年，因此，检测到这些抗体可能表明患者以前接触过细粒棘球蚴，不一定存在一个确定的、可见的感染。关于循环抗原检测试验，由于囊肿释放的抗原少，抗原抗体免疫复合物形成少，使得循环抗原检测试验不是很敏感。

采用基于 DNA 的方法可用于鉴别细粒棘

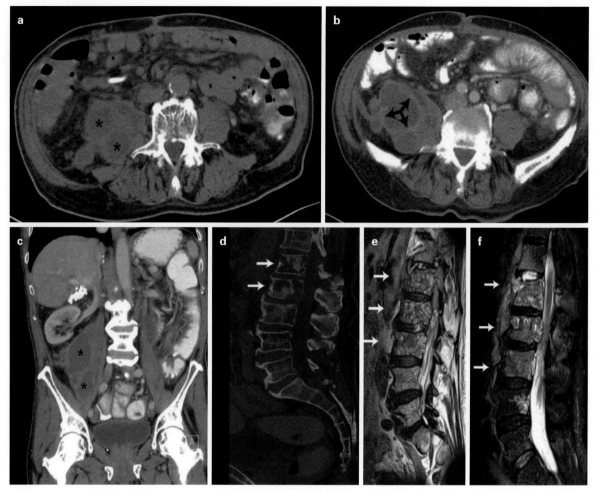

图 13.11　脊柱泡状棘球蚴病。轴位（a、b）、冠状位（c）和矢状位（d）CT 图像，显示 L1、L2（箭头）和 L3 椎体的溶骨性和硬化性病变，L1~L2 和 L2~L3 椎间盘高度保持不变。右侧腰大肌存在多房性积液（星号）。矢状位 T2-WI（e）和脂肪抑制 T2-WI（f）图像显示多个椎体被椎体前聚集的囊泡浸润（箭头）

球蚴病的种属、基因型和单倍型，并用于细粒棘球蚴病与其他种属引起的疾病的鉴别诊断（Mandal 和 Mandal，2012）。

在临床、影像学和血清学诊断可疑的情况下，细针活检有一定的作用，但应采取一些必要的预防措施。过去严重夸大了包虫病经皮穿刺相关的过敏反应的总风险，文献分析表明，包虫病经皮穿刺相关的致死性过敏反应是一种极为罕见的事件，其发生率并不比药物相关的过敏反应的副作用高（Khabiri 等，2006）。根据世界卫生组织（WHO）关于棘球蚴病非正式工作组公布的建议，基于吡喹酮良好的原头蚴活性，通过备用应急准备和建立周围介入预

防性化学预防措施，可以避免这种轻微风险（Mandal 和 Mandal，2012）。一些中心建议使用阿苯达唑和吡喹酮进行围介入期包虫病溢出的预防，但对治疗的剂量及持续时间尚未达成共识。

13.5.5　治疗

13.5.5.1　手术治疗

目前，尚无有效的药物治疗骨包虫病，因此，手术是最常用的治疗方法（Song 等，2007；Xie 等，2015）。由于骨骼坚硬，寄生虫不能像在软组织（如肝、肺）中那样生长成

大的球形囊肿，也不形成纤维包膜。寄生虫在骨组织内沿阻力最小的方向生长，像肿瘤一样侵犯并破坏骨质，并有骨折的危险（Pamir 等，2002；Song 等，2007；Vicidomini 等，2007）。在手术过程中，保护周围组织免受寄生虫污染导致进一步传播是非常重要的。然而，由于这种感染的浸润性，手术并不能保证能够完全清除寄生虫，进而导致该病具有较高的复发率。据报道，该病复发率可高达48%（Neumayr 等，2013a、b）。此外，外科治疗也可能导致残疾和畸形等并发症（Ozdemir 等，2004）。在某些情况下，可将感染的长骨（尤其是股骨、肱骨和胫骨）连同邻近的肌肉组织进行根治性切除。

脊柱包虫病通常经历一个长期慢性的过程，很少能治愈，并有较高的复发率，其治疗方法基本上都是外科手术（Bettaieb 等，1978；Torricelli 等，1990；Engin 等，2000；Liu 等，2004）。目前所有形式的非手术治疗，均尚未证实能够治愈该病（Bouvier 等，1974；Dorn 等，1984）。因此，理想的治疗方法是全椎体切除术。然而，由于病变累及的范围，这通常是不可能实现的（Neumayr 等，2013a、b；Neumayr，2015）。Del Campo（1950）是乌拉圭第一个尝试该手术的人，他通过腹腔到达 L5，这使得能够处理椎体前方的脓肿并切除整个椎体（Del Campo，1950），该手术最终通过骨性融合来完成治疗（图 13.12）。

在我们的临床实践中，椎板切除术是对脊柱包虫病并截瘫患者进行减压的常用治疗方法，主要在神经外科进行，该手术简单，但不能保证远期疗效，而且通常会复发。该手术保留了大部分后方结构（横突、关节突、椎弓根）及椎体，这在一定程度上解释了为何该病会复发。在过去的 30 年里，我们的目标是尽可能通过分期手术来彻底清除病灶，这包括一期进行后路骨切除和器械固定，15 天后行二期的椎体切除及溶骨性脓肿引流术（Fitzpatrick，

1965）。由于骨包虫病的潜在进展，术后复发可能很难被发现，如果出现神经系统并发症或有巨大的溶骨性椎旁脓肿形成，应高度怀疑该病复发。

13.5.5.2 非手术治疗

自 1928 年以来，尽管已经提出了几种包虫病非手术治疗的方案（Devé，1928；Beard 等，1978；Bekhti 等，1980；Pedrosa 等，2000），但关于骨包虫病抗菌治疗方案的选择及持续时间的建议，相关文献较少。目前国际治疗指南主要针对内脏器官包虫病的治疗，如肝脏，但不适用于骨包虫病的治疗。也有学者推荐使用咪唑类药物（阿苯达唑和甲苯咪唑）治疗某些骨包虫病患者（Herrera 等，2005；Song 等，2007），并且，当这些药与外科治疗联合使用以降低复发风险时，它们可能是有效的。围术期抗菌治疗应包括手术期间不可避免的寄生虫溢出，以及在手术期间直接用于含原头节囊液的治疗。它们也可以长时间单独用于难以手术的骨包虫病或多部位的骨包虫病。

阿苯达唑在血浆中药物浓度较高，是治疗骨包虫病的首选药物，虽然目前尚未正式评估该药的最佳治疗剂量和最佳持续治疗时间，但通常推荐高剂量使用，因为其毒性较小。阿苯达唑的推荐剂量为 10~15mg/（kg·d），分两次与富含脂肪的膳食一起服用。目前对该药的治疗持续时间尚未达成共识，相关报告的治疗持续时间各不相同，阿苯达唑 15mg/（kg·d），单药治疗是首选方案。基于该药早期长期应用的毒性数据，推荐进行连续给药，不建议 20 世纪 80 年代提出的一个月的中断治疗。应用阿苯达唑的平均疗程为 6 个月，且术前至少应进行一个疗程的治疗。患者对苯并咪唑的耐受性通常良好，即使服用超过 10 年，患者亦无严重的不良反应（Franchi 等，1999；Song 等，2007）。将阿苯达唑包封于脂质体中形成阿苯达唑脂质体（L-Alb），每日 10mg/kg，连续用

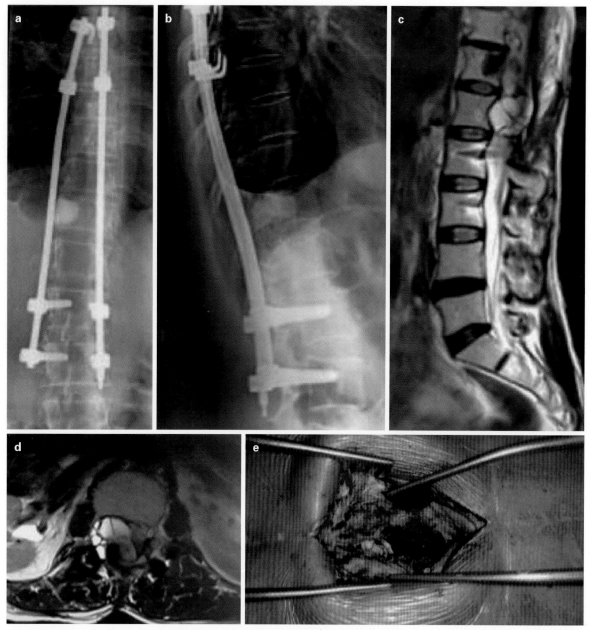

图 13.12 一名 29 岁男性患者，4 年前因 T12 脊柱包虫病接受手术治疗：胸椎正位片（a）和侧位片（b）显示半椎板切除加丙烯酸骨水泥填入。L1 椎体术后 2 年首次复发，行脊柱后路固定及囊肿清除术。矢状位（c）和轴位（d）T2-WI 显示 L1 椎体术后第二次复发，术中照片显示有限的手术切除囊肿和硬膜囊（e）

药 3 个月，可改变阿苯达唑的代谢，并提高药物的生物利用度，为防止术后复发，建议术后使用 3 个月（Liu 等，2004）。

对于无法手术治疗的骨包虫病患者，放射治疗似乎是一个潜在的替代或辅助治疗方案。为了可靠地确定放射治疗的疗效，并确定最佳的放射治疗剂量及放疗方案，尚需要进行更大规模的、前瞻性的、随机对照试验和双盲结果评估（Neumayr，2015）。

13.6 总结

囊性包虫病是一种全球性的人畜共患病，尽管有一些提示性的影像学表现，脊柱包虫病的临床特点和影像学特征可能是非特异性的，而 CT 和 MRI 是诊断确认、局部病灶评估及术后随访的最佳影像学检查。骨包虫病的外科治疗效果并不令人满意，但药物治疗可能有助于降低复发的风险。

参考文献

[1] Beard TC, Rickard MD, Goodman HT (1978) Medical treatment for hydatids. Med J Aust 17: 633–635.

[2] Bekhti A, Nizet M, Capron M et al (1980) Chemotherapy of human hydatid disease with mebendazole. Follow-up of 16 cases. Acta Gastroenterol Belg 43:48–65.

[3] Bettaieb A, Khaldi M, Ben Rhouma T et al (1978) Spinal echinococcosis; clinical study of 32 cases. Neurochirurgie 24:205–210.

[4] Bouvier M, Lejeune E, Jeanneret J et al (1974) The solitary epidural hydatid cyst. Rev Rhum Mal Osteoartic 41:173–177.

[5] Braithwaite PA, Lees RF (1981) Vertebral hydatid disease: radiological assessment. Radiology 140:763–766.

[6] Brunetti E, Kern P, Vuitton DA, Writing Panel for the WHO-IWGE (2010) Expert consensus for the diagnosis and treatment of cystic alveolar echinococcosis in humans. Acta Trop 114:1–16.

[7] Chelli Bouaziz M, Ladeb MF, Chakroun M et al (2008) Spinal brucellosis: a review. Skeletal Radiol 37:785–790.

[8] Del Campo JC (1950) Vertebral echinococcosis; total resection of the fifth lumbar vertebra. Arch Urug Med Cir Espec 36:337–335.

[9] Devé F (1928) L'échinococcose vertébrale. Son processus pathologique et ses lésions. Ann Anat Pathol 5:841–859.

[10] Dorn R, Knesswetter W, Wuensch P (1984) Alveolar echinococcosis of the femur. Acta Orthop Scand 55:371–374.

[11] Engin G, Acunaş B, Rozanes I et al (2000) Hydatid disease with unusual localization. Eur Radiol 10: 1904–1912.

[12] Fitzpatrick SC (1965) Hydatid disease of the lumbar vertebrae; report of a case. J Bone Joint Surg Br 47:286–291.

[13] Franchi C, Di Vico B, Teggi A (1999) Long-term evaluation of patients with hydatidosis treated with benzimidazole carbamates. Clin Infect Dis 29:304–309.

[14] Herrera A, Martinez AA, Rodriguez J (2005) Spinal hydatidosis. Spine 30:2439–2444.

[15] Karantanas AH, Paterakis K, Karavelis A (2003) Intervertebral disk hydatid cysts: MR imaging findings. AJR Am J Roentgenol 180:1739–1740.

[16] Karray S, Zlitni M, Fowles JV et al (1990) Vertebral hydatidosis and paraplegia. J Bone Joint Surg Br 72:84–88.

[17] Khabiri AR, Bagheri F, Assmar M et al (2006) Analysis of specific IgE and IgG subclass antibodies for diagnosis of Echinococcus granulosus. Parasite Immunol 28:357–362.

[18] Liu D, Xie ZR, Zhang R et al (2004) Treatment and diagnosis of bone hydatid disease. Chin J Orthop 24:403–406.

[19] Mandal S, Mandal MD (2012) Human cystic echinococcosis: epidemiologic, zoonotic, clinical, diagnostic and therapeutic aspects. Asian Pac J Trop Med 5:253–260.

[20] Manzano-Román R, Sánchez-Ovejero C, Hernández-González A et al (2015) Serological diagnosis and follow-up of human cystic echinococcosis: a new hope for the future? Biomed Res Int 2015:428205. https://doi.org/10.1155/2015/428205.

[21] Moro P, Schantz PM (2009) Echinococcosis: a review. Int J Infect Dis 13:125–133.

[22] Neumayr A (2015) Radiotherapy of osseous echinococcosis: where is the evidence? Int J Infect Dis 33: 75–78.

[23] Neumayr A, Tamarozzi F, Goblirsch S et al (2013a) Spinal cystic echinococcosis—a systematic analysis and review of the literature: part 1. Epidemiology and anatomy. PLoS Negl Trop Dis 7:e2450.

[24] Neumayr A, Tamarozzi F, Goblirsch S et al (2013b) Spinal cystic echinococcosis—a systematic analysis and review of the literature: part 2. Treatment, follow-up and outcome. PLoS Negl Trop Dis 7:e2458.

[25] Ozdemir HM, Ogün TC, Tasbas B (2004) A lasting solution is hard to achieve in primary hydatid disease of the spine: long-term results and an overview. Spine 29:932–937.

[26] Pamir MN, Ozduman K, Elmaci I (2002) Spinal hydatid disease. Spinal Cord 40:153–160.

[27] Papakonstantinou O, Athanassopoulou A, Passomenos D et al (2011) Recurrent vertebral hydatid disease: spectrum of MR imaging features. Singapore Med 52:440–445.

[28] Pedrosa I, Saíz A, Arrazola J et al (2000) Hydatid disease: radiologic and pathologic features and complications. Radiographics 20:795–817.

[29] Savioli L, Abdykerimov K, Christofi G et al (2011) Report of the WHO Informal Working Group on cystic and alveolar echinococcosis surveillance, prevention and control, with the participation of the Food and Agriculture Organization of the United Nations and the World Organisation for Animal Health. WHO 1–26.

[30] Scarlata F, Giordano S, Saporito L et al (2011) Cystic hydatidosis: a rare case of spine localization. Infez Med 19:39–41.

[31] Singh S, Korah IP, Gibikote SV et al (1998) Sacral hydatidosis: value of MRI in the diagnosis. Skeletal Radiol 27:518–521.

[32] Song XH, Ding LW, Wen H (2007) Bone hydatid disease. Postgrad Med J 83:536–542.

[33] Steinmetz S, Racloz G, Stern R et al (2014) Treatment challenges associated with bone echinococcosis. J Antimicrob Chemother 69:821–826.

[34] Thompson RCA (2017) Biology and systematics of echinococcus. Adv Parasitol 95:65–109.

[35] Torricelli P, Martinelli C, Biagini R et al (1990) Radiographic and computed tomographic findings in hydatid disease of bone. Skeletal Radiol 19:435–439.

[36] Vicidomini S, Cancrini G, Gabrielli S et al (2007) Muscular cystic hydatidosis: case report. BMC Infect Dis 30:23.

[37] Xie Z, Chen L, Xie Q et al (2015) Surgery or radiotherapy for the treatment of bone hydatid disease: a retrospective case series. Int J Infect Dis 33:114–119.

[38] Zlitni M, Ezzaouia K, Lebib H et al (2001) Hydatid cyst of bone: diagnosis and treatment. World J Surg 25:75–82.

第十四章　真菌性脊柱炎的影像学

Hend Riahi, Mohamed Fethi Ladeb, Mouna Chelli Bouaziz, Lamia Ammari, Soumaya Rammeh

杨保家 / 译
王仕永　何健荣 / 校

目录

摘要

真菌性脊柱炎最常见于免疫功能低下的患者，真菌感染的发病率在过去 10 年中有所增加，而念珠菌和曲霉菌是机会性真菌感染最常见的致病菌。真菌性脊柱感染的影像学表现与化脓性感染的影像学表现相似，表现为感染椎体的终板软骨在 T1-WI 上呈低信号改变。然而，在真菌性脊柱炎患者中，相对较少出现 T2-WI 信号的异常改变。尽管真菌性脊柱炎比化脓性或结核性脊柱炎少见，但在鉴别诊断中应该考虑真菌感染，并结合患者的病史和临床表现来获得更准确的影像学诊断。

缩写

CT　　Computed Tomography
　　　计算机断层扫描
MRI　Magnetic Resonance Imaging
　　　磁共振成像
PCR　Polymerase Chain Reaction
　　　聚合酶链反应

14.1 引言

真菌性脊柱炎并不常见，但易受真菌感染的免疫功能低下的人群正不断增加（Kim 等，

2006）。多种多样的真菌均可引起脊柱感染，但引起脊柱炎最常见的真菌包括曲霉菌属、念珠菌属和新型隐球菌（Kim 等，2006）。隐球菌、念珠菌和曲霉菌在世界范围内广泛分布，而其他真菌如粗球孢子菌和皮炎芽孢杆菌则局限于特定的地理区域。因此，在对慢性脊柱炎患者进行评估时，应考虑其在流行地区居住史或旅行史。在大多数病例中，其共同的特点似乎是由宿主防御机制的不健全，包括糖尿病、使用皮质类固醇激素、化疗、营养不良或静脉注射药物等情况引起的。

14.2 发病机制及临床特点

真菌性脊柱炎可通过两种途径发生。第一种是通过血液系统传播，由于成人椎间盘没有直接的血液供应，大多数椎间隙的血源性感染是邻近感染的骨组织直接播散的结果，也有由最初的肺部真菌感染经血液播散导致感染的报道。第二种传播途径是邻近感染组织的直接播散或手术期间该病原微生物的直接种植（Kim 等，2006）。

最常见的主诉是隐匿性的背痛，神经损害相对少见（Kim 等，2006）。由于感染的隐匿性，也会导致脊柱后凸畸形，感染累及椎体可导致椎体压缩性骨折和脊柱畸形。此外，感染沿前纵韧带扩散可导致椎旁或腰大肌脓肿（Skaf 等，2010）。

14.3 曲霉菌病

曲霉菌是一种环境中大量存在的机会性菌丝体，它以腐生生物的形式存在，其在空气中的浓度呈季节性变化（夏季较高）。院内曲霉菌病是由于分生孢子从室外渗入病房空气所致。曲霉菌是慢性肉芽肿性疾病患者感染和死亡最常见的原因（Heinrich 等，1991），曲霉菌病也是癌症患者中第二常见的侵袭性真菌感染，大

多数患者伴随有或曾经有嗜中性粒细胞减少。骨髓移植接受者可能有侵袭性曲霉菌感染的风险，特别是处于严重的中性粒细胞减少期间（Govender，2003）。曲霉菌是骨骼真菌病最常见的致病菌，而椎体又是真菌性骨髓炎最常侵袭的结构。最常见的致病菌是烟曲霉菌，其他相对少见的曲霉菌包括：黄曲霉菌、黑曲霉菌、构巢曲霉菌和土曲霉菌（Govender 等，1991）。

曲霉菌性脊柱炎的影像学特征是非特异性的，可累及单个或多个椎体，腰椎是受累的主要区域，约占 63%（Hummel 等，1993）。脊柱曲霉菌病常会与结核性脊柱炎混淆，与结核性脊柱炎一样，曲霉菌感染可从前纵韧带下方的椎体前部病变延伸至相邻椎间盘和椎体前部，或累及多个椎体节段并伴有跳跃性病变。然而，硬膜外或椎旁脓肿的形状可能有助于区分它们，曲霉菌脓肿壁厚而不规则，而结核脓肿壁薄而光滑（Jung 等，2004）（图 14.1）。

此外，侵袭性曲霉菌病的病灶沿周向扩散比纵向扩散多。它破坏椎体和椎弓，然后延伸到胸壁和胸腔（Ur-Rahman 等，2000）。曲霉菌引起的椎间盘炎的核裂可能被保留，曲霉菌感染可能在 T2 加权像中显示软骨下骨髓的带状低信号。软骨下 T2 低信号是由于真菌中顺磁性和铁磁性元素的存在。这一发现与真菌性鼻窦炎 T2 低信号机制相似（Hong 等，2009；Kwon 等，2011）。

生物学诊断的基础是在琼脂培养基上培养椎间盘碎片后检测到曲霉菌，并在同一样品上直接检查观察到菌丝。真菌生物标志物的检测是非常重要的。血清学是基于不同的技术（ELISA，Western Blot）检测抗烟曲霉抗体。对半乳甘露聚糖抗原的检测特别推荐用于中性粒细胞减少症患者，而（1-3）-β-d- 葡聚糖抗原具有阴性预测价值。RT-PCR 分子生物学也具有良好的阴性预测值（Nicolle 等，2013）。

曲霉菌性脊柱炎的治疗是多模式的，包括早期抗真菌治疗和手术干预（Korovessis 等，

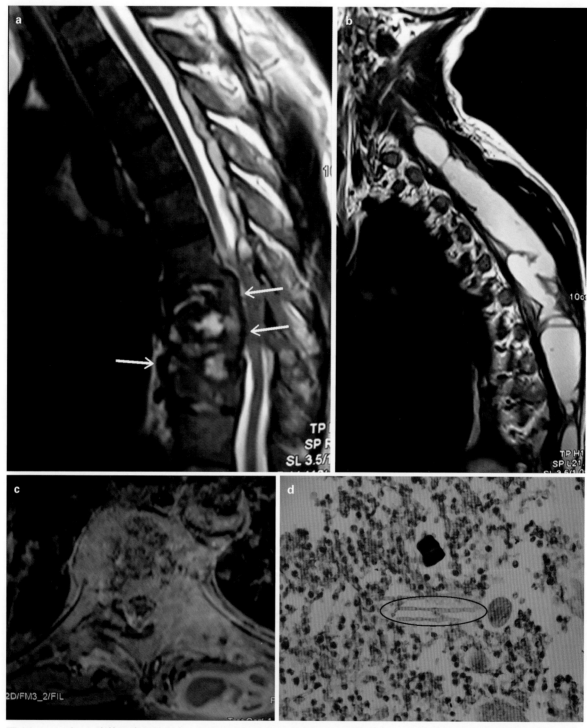

图 14.1 一名 55 岁糖尿病男性患者，表现为进行性背部疼痛和大小便失禁。a、b. 矢状位 T2-W MRI 显示 T9、T10、T11、T12 椎体和椎间盘的高信号区域。也有较大的汇合性椎旁脓肿和硬膜外病变。沿着椎体的前、后缘可见感染在韧带下扩散（箭头）。c. 轴位增强 T1-W MRI 显示小关节和肋椎关节感染性关节炎和椎旁脓肿，周围边缘呈薄层强化。CT 引导下经皮穿刺活检，真菌学检查显示黄曲霉菌。d. 组织病理学检查显示急性炎症和玻璃样变性坏死，伴有分枝分隔的菌丝（椭圆形）

2014）。多项研究表明，伏立康唑治疗侵袭性曲霉菌病优于两性霉素 B，生存率更高，毒性更低（Herbrecht 等，2002）。尽管伏立康唑治疗脊柱曲霉菌感染的经验有限，但目前美国传染病学会（IDSA）指南建议免疫功能低下患者使用伏立康唑治疗至少 6~8 周（Walsh 等，2008）。

14.4　念珠菌病

念珠菌性脊柱炎约占感染性脊柱炎的 1%（Richaud 等，2017）。此前被认为是静脉药物使用的并发症（Cornely 等，2012；Pappas 等，2016），但现在主要是一种医疗保健相关的感染，如侵袭性念珠菌感染。随着侵袭性念珠菌感染的增加，念珠菌性脊柱炎的病例也在增加，而且这一趋势在未来很可能会持续下去。虽然有近 10 种念珠菌对人类致病，但 62% 的椎体骨髓炎病例是由白色念珠菌引起的，19% 是由热带念珠菌引起的，14% 是由光滑念珠菌引起的（Kim 等，2006）。由光滑念珠菌引起的感染正变得越来越普遍。下胸椎或腰椎最常受累，这在 95% 的患者中可以见到。在就诊时，83% 的患者主诉背痛超过 1 个月，只有 32% 的患者发热（Kim 等，2006）。

X 线片经常显示侵蚀性和破坏性的椎体变化，但这些变化可能在几周到几个月内看不到（Bonakdarpour 和 Gaines，1983）。假丝酵母菌性脊柱炎看起来像化脓性感染，椎体在 T1 加权像上表现为低信号，在 T2 加权像上表现为轻微的高信号或等信号。然而，T2 加权像上微小信号变化的临床应用可能有限，因为最近一项对脊柱骨髓炎 MRI 表现的回顾显示，只有 56% 的病例椎体出现 T2 高信号（Dagirmanjian 等，1996）。在念珠菌性脊柱炎中，有后柱结构的累及，这在化脓性脊柱炎中不常见，而在结核病中更常见。此外，椎管旁炎症的程度通常是最小到中等，与骨破坏和椎间盘间隙累及的程度相对应。这与结核形成了鲜明对比，结核的特点是伴有巨大的椎管旁炎症成分（Whelan 等，1985）（图 14.2）。

24%~50% 的病例血液培养呈阴性（Arias 等，2004）。抗原和抗体检测在真菌感染中是很有用的，它们对白色念珠菌的诊断有很高的阳性预测价值。这些检测是基于对循环细胞壁真菌抗原的检测。分子技术也被用于真菌感染检测，并提高了用于真菌学诊断的传统方法的敏感性（Skaf 等，2010）。

对于免疫能力强或免疫功能不受影响的患者，尚没有治疗指南或基于证据的建议。此外，真菌性脊柱炎的最佳用药和治疗时间尚不清楚。与其他病原体相比，念珠菌对抗真菌药物的耐药性问题较少。首选治疗方案为氟康唑 6~12 个月或两性霉素 B 6~10 周（Kim 等，2006）。

14.5　隐球菌病

隐球菌病是一种全身性真菌病，常累及肺部和中枢神经系统。它是由新型隐球菌引起的，这种球菌存在于水果、牛奶、土壤和一些鸟类的粪便中。这种疾病在世界各地都有分布。与 T 细胞功能改变相关的免疫抑制是最常见的易感因素。在非人类免疫缺陷病毒（HIV）感染的患者中，隐球菌病的易感因素包括恶性肿瘤、实体器官移植、结缔组织疾病和免疫抑制治疗。据估计，在非艾滋病病毒感染者中，隐球菌病的年发病率为 1.3/10 万 ~8/10 万（Legarth 等，2014）。

该疾病通常是通过呼吸道吸入悬浮孢子获得的。隐球菌性肺部感染可无症状或有症状。它可能消退，进一步进展，或多年保持稳定。肺外感染通常由血源性播散引起，可累及任何器官。最常见的肺外表现是中枢神经系统受累（Kim 等，2006）。骨质受累是播散性隐球菌病的一种表现，占 5%~10%。最常累及的骨骼部位是脊柱、骨盆、肋骨、颅骨、胫骨和膝关节（Chemhem 等，2001）。

图 14.2 一名 27 岁男性患有地中海贫血和镰状细胞性贫血。冠状位 T2-W（a）和增强 T1-W（b）MRI 显示由于血液病（箭头）导致的广泛的信号异常，累及整个脊柱，L3~L4 椎间盘破坏和椎旁脓肿造成的不规则斑片状低信号，右侧（三角箭头）更明显。轴位增强 T1-W MRI 显示椎旁多个小脓肿（箭头）和左侧椎旁弥漫性强化的炎性肿块（三角箭头）（c）。CT 引导下经皮穿刺活检，真菌学检查示热带念珠菌。组织病理学检查示肉芽肿性炎性组织及坏死灶（d）

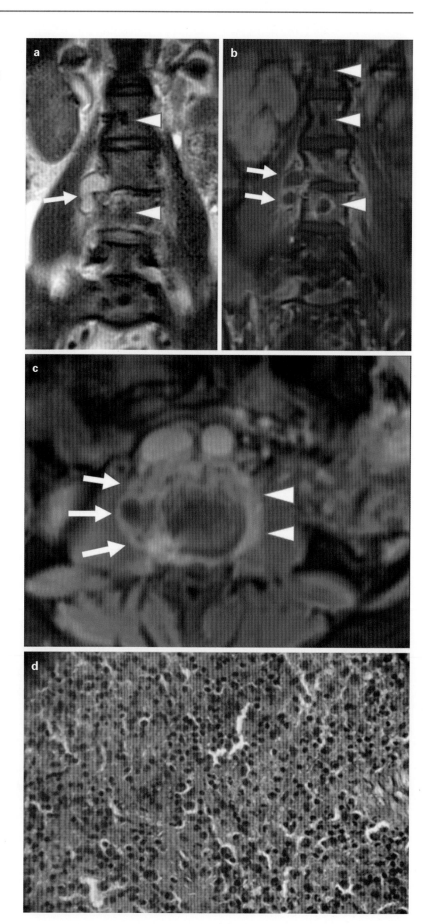

胸椎是最常受累的脊柱节段。脊柱隐球菌病的放射学表现并无特异性，通常与结核性脊柱炎相似。椎体、椎体后部、椎旁和椎体周围软组织广泛受累，椎间盘相对完整（Andres等，2014）。X线片可显示单个或多个椎体的囊性病变，可能类似转移性疾病或多发性骨髓瘤。在免疫能力强的患者中，肺野可能是正常的，但在免疫功能不全的患者中，胸片可能显示肺炎或原肺空洞中的真菌球（Hoeprich等，1994）（图14.3）。

据报道，血清隐球菌抗原试验在免疫功能正常的隐球菌病患者中准确率为66%（Kiertiburanakul等，2006）。PCR检测真菌核酸是一种很有前景的诊断工具。活检和组织病理学评估是诊断真菌感染的关键。隐球菌的酚氧化酶反应有助于进一步鉴别。至关重要的是，显微镜下的外观与微生物学检测和其他特定宿主抗体、真菌抗原和真菌核酸的检测相关（O Shaughnessy等，2003）。两性霉素 B 联合口服氟胞嘧啶是推荐的药物治疗（Casadevall 和

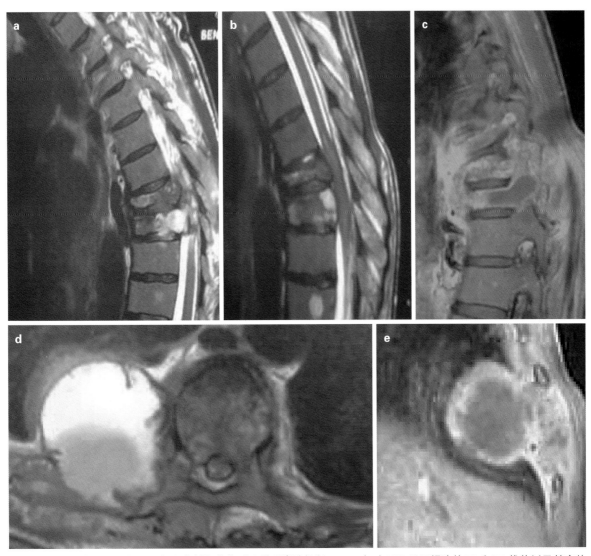

图 14.3 矢状位 T2-W（a、b）和右侧矢状位对比增强脂肪抑制 T1-W（c）MRI 显示塌陷的 T8 和 T9 椎体以及棘突处 T2 高信号。T8~T9 节段也可见硬膜外脓肿伴脊髓压迫和较大的椎前脓肿。脓肿也可延伸到 T8 和 T9 右侧椎弓根和椎板。椎体和右后方结构显示边缘强化。注意相邻椎间盘的正常高度和信号强度。轴位（d）和锥形右矢状旁脂肪抑制 T1-W（e）MRI 显示一个巨大的椎旁脓肿，突出到胸膜腔并累及邻近的后方肋骨。CT 引导下经皮穿刺活检明确为隐球菌病

Perfect，1998）。手术有助于确定诊断，减少感染负荷并稳定脊柱（Gupta 等，2003）。

14.6 球孢子菌病

球孢子菌病是南非、南美洲和美国的地方病（Dalinka 等，1971）。球孢子菌病是由于吸入了这种真菌的孢子而引起的，在受影响的个体中引起不同的肺部反应。大约 0.5% 的患者发生肺外播散。大约 25% 的播散性疾病患者出现脊柱受累（Huntington 等，1967；Galgiani，1993）。

在球孢子菌性脊柱炎患者中，X 线片通常显示单个或多个边界模糊的溶骨性病变。接受两性霉素治疗的患者可能出现边缘硬化（Herron，2003）。球孢子菌性脊柱炎的 MRI 表现是非特异性的。异常但轻微变窄的椎间隙、广泛的软组织受累、不均匀的骨髓信号强度和无骨结构畸形是球孢子菌病的特征（Olson 等，1998）。仅脊柱后柱结构可能很少受影响，但在疾病晚期并不罕见。1/3 的患者有相邻或不连续的多节段病变（Olson 等，1998）。骨外软组织受累广泛而典型，并伴有纵向韧带下蔓延和硬膜外病变（图 14.4）。

血清学检查和活检是诊断该病的主要手段。病理学上带有内孢子的成熟球体表明球虫病感染（Herron，2003）。首选的药物治疗是两性霉素 B 和氟西汀（2 周），然后是至少 10 周的氟康唑（Kim 等，2006）。球孢子菌脊柱炎的外科治疗指征为一般脊柱外科手术的指征，即脊柱不稳定、神经功能缺陷和（或）畸形（Herron，2003）。

14.7 芽生菌病

皮炎芽生菌病是在美国东南部和中南部各州特有的一种二型真菌。它生长在土壤中，人类通过吸入分生孢子发生感染。在最初肺部受累的几个月到几年之后，几乎所有器官都可发生血液播散性感染（Kuzo 和 Goodman，1996）。皮肤是最常见的肺外受累部位，发病率为 40%~80%（Hadjipavlou 等，1998）。骨骼芽生菌病见于 14%~60% 的播散性病例（Riegler 等，1974；Hadjipavlou 等，1998）。脊柱是骨骼最常见的受累部位，其次是颅骨、肋骨、胫骨以及脚部和腕部的骨骼。

下胸椎和腰椎受影响最大。最初受影响的通常是椎体的前部。进一步的骨质破坏可导致椎体压缩性骨折，并通过椎间盘扩散到邻近的椎体（Kim 等，2006）。非邻近椎体也可因感染沿前纵韧带扩散而受影响。感染可导致腰大肌或椎旁脓肿。对于芽孢菌，塌陷和后凸畸形更为常见。与结核一样，芽孢菌病可形成大的椎旁脓肿，偶尔延伸到腹股沟和大腿上部并形成瘘管。

只有通过观察脓液、痰和分泌物中的酵母，并根据组织学检查，才能做出诊断（Hadjipavlou 等，1998）。最敏感的检测方法，同时也是诊断的金标准，仍然是真菌培养，这可能需要几天或几周的时间。芽孢菌病抗原的检测可通过尿液和血清进行，采用酶免疫分析法（EIA）。还可以对培养材料和福尔马林固定石蜡包埋组织进行 PCR 检测（Emamian 等，2019）。芽生菌病的首选治疗方法是对危及生命的重症患者采用两性霉素 B，对轻中度患者采用伊曲康唑治疗 6~12 个月。对于脊柱或皮肤受累，局部清创加脓肿引流可能是必要的（Detrisac 等，1980）。

14.8 足分枝菌病

足分枝菌病是一种被忽视的热带疾病，在许多热带和亚热带地区流行。足分枝菌病是一种由真菌（真菌肿）或细菌（放线菌瘤）引起的皮肤和皮下组织的慢性致残性疾病。报道的足分枝菌病中最常见的病原体是足马杜拉分枝

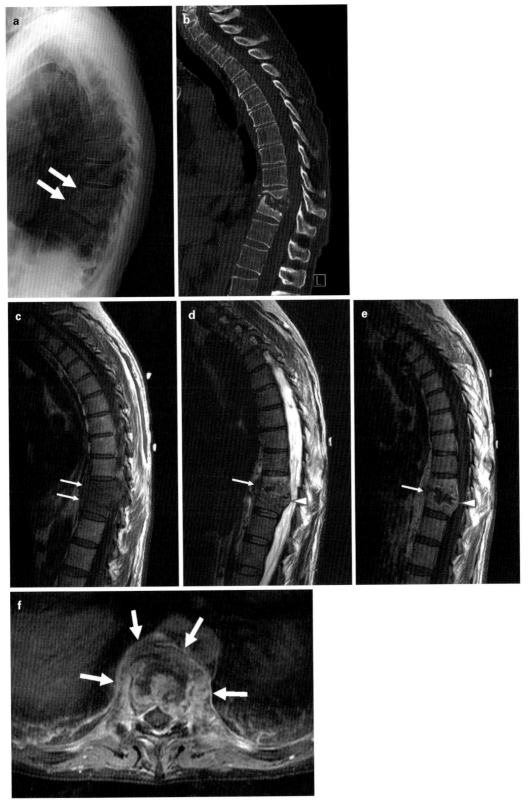

图 14.4　一名 59 岁男性患有 T10~T11 球孢子菌性脊柱炎。侧位片显示 T10、T11 椎体和 T10~T11 椎间盘（箭头）破坏和塌陷，产生后凸畸形（a）。矢状位 CT 图像更详细地显示病变的椎体、椎间盘范围，包括几个小的骨碎片（b）。矢状位 T1-W（c）、T2-W（d）和脂肪抑制的 T1-W（e）MRI 增强图像显示感染椎体的 T1-W 低信号和不均匀的 T2-W 高信号改变，增强呈中度强化，包括 T10~T11 椎间隙液体聚集周围的边缘强化。在前纵韧带下（箭头）和硬膜外（三角箭头）延伸。轴位增强脂肪抑制 T1-W（f）MRI 图像显示双侧后方部分受累，以及在椎前和椎旁软组织中延伸（箭头）

菌、灰马杜拉分枝菌、博伊迪假丝酵母菌和塞内加尔钩端螺旋体。将感染微生物植入皮下组织，感染从皮下组织扩散到皮肤和骨骼。这些微生物形成小的微菌落，通过窦道排放到皮肤表面，或者可以钻到包括骨骼在内的其他邻近组织中（Zijlstra 等，2016）。

足分枝菌病发生在所有年龄组，但很少在儿童中见到。它通常发生在牧场工人和与土壤直接接触的农民中（Lichon 和 Khachemoune，2006）。足分枝菌病最常见的发病部位是足部（70%），其次是手（12%）（Fahal，2004）。脊髓受累是罕见的，只有少数病例被报道（Cascio 等，2011；Fahal，2011）。足分枝菌病局部扩散，并通过淋巴管传播。血液扩散也有描述。

在疾病早期，X 线片基本正常。逐渐可以见到高密度的软组织肿块阴影或多个散在的软组织阴影。随后，可能出现骨扇形改变、骨膜反应和多个穿孔空洞。MRI 对于确定病变的程度和结构的侵犯是有用的。它通常表现为多个小的（2.5mm）高信号病灶，散布在低信号基质内。圆形培养皿中出现的圆点样标志表明真菌的存在，并且有高度特异性（Fahal，2017）。

不同的实验室诊断技术可用于确定和识别病原体。除了经典的真菌培养和分子基础技术，还包括直接显微镜和细胞学、组织病理学和免疫组化技术（Fahal，2017）。在没有世界卫生组织治疗指南的情况下，足分枝菌病的治疗仍以专家意见为基础。放线菌病有不同的抗菌治疗方案。真菌病的治疗通常会面临挑战。在许多情况下，手术和抗真菌药物的结合是首选（Emmanuel 等，2018）。

14.9 总结

尽管报道真菌性脊柱炎的病例在不断增加，但其仍然是一种罕见的疾病。对于伴有腰痛的免疫缺陷患者，进行性发作时脊柱影像学出现非典型改变，培养阴性，尽管进行了抗生素治疗，但症状仍持续时，应考虑真菌感染。

参考文献

[1] Andres A, Feliza R, Mauricio C (2014) Spinal infections: clinical and imaging features. Top Magn Reson Imaging 23:303–314.

[2] Arias F, Mata-Essayag S, Landaeta ME et al (2004) Candida albicans osteomyelitis: case report and literature review. Int J Infect Dis 8:307–314.

[3] Bonakdarpour A, Gaines VD (1983) The radiology of osteomyelitis. Orthop Clin North Am 14:21–33.

[4] Casadevall A, Perfect JR (1998) Cryptococcus neoformans. ASM Press, Washington, DC, pp 407–456.

[5] Cascio A, Mandraffino G, Cinquegrani M et al (2011) Actinomadura pelletieri mycetoma—an atypical case with spine and abdominal wall involvement. J Med Microbiol 60:673–676.

[6] Chhem RK, Wang S, Jaovisidha S et al (2001) Imaging of fungal, viral, and parasitic musculoskeletal and spinal diseases. Radiol Clin North Am 39:357–378.

[7] Cornely OA, Bassetti M, Calandra T et al (2012) ESCMID guideline for the diagnosis and management of Candida diseases 2012: non-neutropenic adult patients. Clin Microbiol Infect 18(Suppl 7): 19–37.

[8] Dagirmanjian A, Schils J, McHenry M et al (1996) MR imaging of vertebral osteomyelitis revisited. AJR Am J Roentgenol 167:1539–1543.

[9] Dalinka MK, Dinnenberg S, Greendyk WH et al (1971) Roentgenographic features of osseous coccidioidomycosis and differential diagnosis. J Bone Joint Surg Am 53:1157–1164.

[10] Detrisac DA, Harding WG, Greiner AL et al (1980) Vertebral North American blastomycosis. Surg Neurol 13:311–312.

[11] Emamian S, Fox MG, Boatman D et al (2019) Spinal blastomycosis: unusual musculoskeletal presentation with literature review. Skeletal Radiol 48:2021–2027.

[12] Emmanuel P, Dumre SP, John S et al (2018) Mycetoma: a clinical dilemma in resource limited settings. Ann Clin Microbiol Antimicrob 17:35. https://doi.org/10.1186/s12941-018-0287-4.

[13] Fahal AH (2004) Mycetoma: a thorn in the flesh (2006). Trans R Soc Trop Med Hyg 98:3–11.

[14] Fahal AH (2011) Mycetoma. Review article. Khartoum Med J 4:514–523.

[15] Fahal AH (2017) Mycetoma. In: Current progress in medical mycology. Springer Nature, pp 355–380.

[16] Galgiani JN (1993) Coccidioidomycosis. West J Med 159:154–171.

[17] Govender S (2003) Aspergillosis of the spine. In: Govender S, Leong JCY (eds) Inflammatory diseases of the spine. TTG Asia, Singapore, pp 13.1–13.8.

[18] Govender S, Rajoo R, Goga IE et al (1991) Aspergillus osteomyelitis of the spine. Spine 16:746–749.

[19] Gupta SK, Chhabra R, Sharma BS et al (2003) Vertebral cryptococcosis simulating tuberculosis. Br J Neurosurg 17:556–559.

[20] Hadjipavlou AG, Mader JT, Nauta HJ et al (1998) Blastomycosis of the lumbar spine: case report and review of the literature, with emphasis on diagnostic laboratory tools and management. Eur Spine J 7:416–421.

[21] Heinrich SD, Finney T, Craver R et al (1991) Aspergillus osteomyelitis in patients who have chronic granulomatous disease. J Bone Joint Surg Am 73: 456–460.

[22] Herbrecht R, Denning DW, Patterson TF et al (2002) Invasive Fungal Infections Group of the European Organisation for Research and Treatment of Cancer and the Global Aspergillus Study Group. Voriconazole versus amphotericin B for primary

therapy of invasive aspergillosis. N Engl J Med 347:408–415.

[23] Herron L (2003) Coccidioidal spondylitis. In: Govender S, Leong JCY (eds) Inflammatory diseases of the spine. TTG Asia, Singapore, pp 14.1–14.9.

[24] Hoeprich PD, Hoeprich PD, Jordan C et al (1994) Cryptococcosis. In: Infectious diseases. Lippincott-Raven, Philadelphia, pp 1132–1140.

[25] Hong SH, Choi JY, Lee JW et al (2009) MR imaging assessment of the spine: infection or an imitation? Radiographics 29:599–612.

[26] Hummel M, Schuler S, Weber U et al (1993) Aspergillosis with Aspergillus osteomyelitis and diskitis after heart transplantation: surgical and medical management. J Heart Lung Transplant 12:599–603.

[27] Huntington RW, Waldmann WJ, Sargent JA et al (1967) Pathologic and clinical observations on 142 cases of fatal coccidioidomycosis. In: Ajello L (ed) Coccidioidomycosis. University of Arizona Press, Tucson, pp 221–222.

[28] Jung NY, Jee WH, Ha KY et al (2004) Discrimination of tuberculous spondylitis from pyogenic spondylitis on MRI. AJR Am J Roentgenol 182:1405–1410.

[29] Kiertiburanakul S, Wirojtananugoon S, Pracharktam R et al (2006) Cryptococcosis in human immunodeficiency virus-negative patients. Int J Infect Dis 10:72–78.

[30] Kim CW, Perry A, Currier B et al (2006) Fungal infections of the spine. Clin Orthop Relat Res 444:92–99.

[31] Korovessis P, Repanti M, Katsardis T et al (2014) Anterior decompression and fusion for aspergillus osteomyelitis of the lumbar spine associated with paraparesis. Spine 19:2715–2718.

[32] Kuzo RS, Goodman LR (1996) Blastomycosis. Semin Roentgenol 31:45–51.

[33] Kwon JW, Hong SH, Choi SH et al (2011) MRI findings of Aspergillus spondylitis. AJR Am J Roentgenol 197:W919–W923.

[34] Legarth RA, Christensen M, Calum H et al (2014) Cryptococcal rib osteomyelitis as primary and only symptom of idiopathic CD4 penia. Med Mycol Case Rep 4:16–18.

[35] Lichon V, Khachemoune A (2006) Mycetoma: a review. Am J Clin Dermatol 7:315–321.

[36] Nicolle A, De la Blanchardière A, Bonhomme J et al (2013) Aspergillus vertebral osteomyelitis in immunocompetent subjects: case report and review of the literature. Infection 41:833–840.

[37] O'Shaughnessy EM, Shea YM, Witebsky FG (2003) Laboratory diagnosis of invasive mycoses. Infect Dis Clin North Am 17:135–158.

[38] Olson EM, Duberg AC, Herron LD et al (1998) Coccidioidal spondylitis: MR findings in 15 patients. AJR Am J Roentgenol 171:785–789.

[39] Pappas PG, Kauffman CA, Andes DR et al (2016) Clinical Practice Guideline for the Management of Candidiasis: 2016 update by the Infectious Diseases Society of America. Clin Infect Dis 62:e1–e50.

[40] Richaud C, De Lastours V, Panhard X et al (2017) Candida vertebral osteomyelitis (CVO) 28 cases from a 10-year retrospective study in France. Medicine (Baltimore) 96:e7525.

[41] Riegler HF, Goldstein LA, Betts RF (1974) Blastomycosis osteomyelitis. Clin Orthop Relat Res 100: 225–231.

[42] Skaf GS, Kanafani ZA, Araj GF et al (2010) Non-pyogenic infections of the spine. Int J Antimicrob Agents 36:99–105.

[43] Ur-Rahman N, Jamjoom ZA, Jamjoom A (2000) Spinal aspergillosis in non-immunocompromised host mimicking Pott's paraplegia. Neurosurg Rev 23: 107–111.

[44] Walsh TJ, Anaissie EJ, Denning DW et al (2008) Infectious Diseases Society of America. Treatment of aspergillosis: clinical practice guidelines of the Infectious Diseases Society of America. Clin Infect Dis 46:327–360.

[45] Whelan MA, Schonfeld S, Post JD et al (1985) Computed tomography of nontuberculous spinal infection. J Comput Assist Tomogr 9:280–287.

[46] Zijlstra EE, Van de Sande WW, Welsh O et al (2016) Mycetoma: a unique neglected tropical disease. Lancet Infect Dis 16:100–112.

第十五章　脊柱感染的诊断策略

Kheng Song Leow, Say Tat Ooi, Wilfred C. G. Peh

吴海芸 / 译
王仕永　童　欢 / 校

目录

摘要

    脊柱感染的临床表现通常是非特异性的，延迟诊断会导致其发病率和死亡率明显升高。MRI 已成为检测和诊断脊柱感染的首选影像学检查方法。对于病原菌的识别及疾病的靶向治疗，无论是开放手术取材活检或是影像学引导下的经皮穿刺活检，都是推荐的。而使用诊断流程图是有效诊断和治疗脊柱感染的一种系统性方法。

缩写

CT	Computed Tomography 计算机断层扫描
ESR	Erythrocyte Sedimentation Rate 红细胞沉降率
MRI	Magnetic Resonance Imaging 磁共振成像
WBC	White Blood Cell Count 白细胞计数

15.1 引言

脊柱感染可由病原体感染引起，如细菌（化脓性感染）、结核分枝杆菌和真菌（肉芽肿性感染），以及较为少见的寄生虫感染。目前，大多数脊柱感染的病原学都是细菌性的，最常见的是金黄色葡萄球菌感染，其发病率占所有微生物感染的 50%~75%（Jensen 等，1997；Mackenzie 等，1998）。病原体的传播途径可分为外源性的直接接种（来自手术和腰椎穿刺）、邻近组织的直接播散（这与咽后脓肿的形成及食管穿孔有关）以及血源性的远处播散（例如继发于肺炎和尿路感染）。老年人、静脉吸毒者、糖尿病患者、人类免疫缺陷病毒感染者、肿瘤及风湿病患者，均是脊柱感染的易感人群（Fantoni 等，2012）。

15.2 脊柱感染的诊断

脊柱感染的诊断通常因其非特异性的临床表现及隐匿性而被延迟。从首次出现临床表现到诊断确立，可被延迟多达 2~6 个月（Frangen 等，2006；Tsiodras 和 Falagas，2006）。脊柱感染的精确诊断，通常需要结合临床表现、实验室检查、影像学检查，和（或）病理组织学结果，方能得出。

15.2.1 临床表现

脊柱感染的诊断始于主治医生对其高度怀疑。脊柱感染的患者可能会出现非特异性的颈部或背部疼痛，这些疼痛起病隐匿，持续存在，典型患者出现夜间疼痛加重，但多达 15% 的脊柱感染患者未曾经历过疼痛（Fantoni 等，2012）。其他相对少见的临床症状包括发热（约 48% 的患者会发生），如果感染累及颈椎，可能出现神经功能损害、吞咽困难和斜颈（Schimmer 等，2002；Mylona 等，2009；

Kim 等，2010）。在感染早期，临床查体通常无明显异常；但在感染晚期，可表现为背部肿胀，病理性压缩骨折引起的后凸畸形，以及继发于脊髓或马尾神经受压引起的神经功能损害（Duarte 和 Vaccaro，2013）。

15.2.2 实验室检查

当患者机体对感染启动免疫应答时，炎症标志物常会升高。通常需要进行的实验室检查包括：白细胞计数（WBC）、C- 反应蛋白（CRP）及红细胞沉降率（ESR）。在这些检测中，由于 WBC 灵敏度较低，导致其是最无临床价值的标志物（Beronius 等，2001；Euba 等，2008）。ESR 和 CRP 相对较为敏感，但它们缺乏特异性。90% 以上的脊柱炎患者会出现 CRP 升高（Beronius 等，2001；Euba 等，2008），而 ESR 可以作为一个评估治疗反应的有用标志物。抗生素治疗后初始 ESR 值的降低，被认为是一个预后良好的指标（Carragee 等，1997）。当疑似脊柱感染时，建议进行血液培养，根据临床疑似病的倾向诊断，采集的标本应送检革兰涂片、细菌培养、抗酸杆菌涂片及结核菌聚合酶链反应（PCR）（Duarte 和 Vaccaro，2013）。在化脓性脊柱炎患者中，高达 59% 的患者血液培养可检测出特异性的致病微生物（Sobottke 等，2008；Duarte 和 Vaccaro，2013）。

15.2.3 影像学检查

X 线检查是一线的检查方法，通常用于初筛疑似的脊柱感染，尽管它在疾病的早期阶段缺乏敏感性和特异性，但对于压缩骨折、大体解剖畸形及骨破坏区域的检测，X 线检查是非常有用的（Pineda 等，2011）。与 X 线检查相比，计算机断层扫描（CT）可以更好地描述骨皮质的破坏和早期的骨膜反应，通常用于影像学引导下的经皮穿刺活检，特别适用于椎体的微小病灶。然而，与磁共振成像（MRI）相比，CT具有电离辐射，其对软组织的分辨率较差（Peh，2006；Chihara和Segreti，2010），使得MRI检查成为脊柱感染影像学评估的首选检查方法。关于X线、CT及MRI在不同脊柱感染中的作用的细节讨论，参见本书先前的相关章节。

15.3 影像学引导下的经皮穿刺活检

活组织检查通过切取受感染的组织，以确定病原体并确立明确的诊断。活组织检查可以通过手术（开放活检）或经皮穿刺（闭合活检）的方法进行。与手术活检相比，经皮穿刺活检更安全、成本更低、更具时效性和成本效益（住院时间较短），可避免全身麻醉且并发症发生率较低（Peh，2006）。经皮穿刺活检术的详细情况详见"脊柱感染的经皮穿刺活检"这一章节。

CT是目前指导脊柱病变经皮穿刺活检的首选方式，尤其适用于那些病变微小，或病变发生于外科手术难以介入，以及其他影像学检查难以发现的组织结构中。CT引导穿刺活检前，应与之前的MRI图像进行比较，特别是对于在CT上未发现清晰感染区的患者。如果感染病灶比较表浅，也可以尝试超声引导下穿刺活检。活组织检查无绝对的禁忌证，相对禁忌证包括易出血体质、凝血功能障碍和缺少活检的安全窗口（Srinivasan和Peh，2011）。

在活检过程中应至少取3个样本，以保证充足的活检标本。对于疑似脊柱炎的患者，除了椎间盘外，还应对邻近的软骨下骨进行活检，因为这些是血源性传播微生物沉积的常见部位（Michel等，2006）。对于胸椎、腰椎和颈椎后方的病变，活检标本通常可通过经椎弓根、经肋椎关节或后外侧椎旁入路的途径获得，对于颈椎的前方病变，通常采用前外侧入

路来取材，该入路避免了颈动脉、颈内静脉和邻近神经的损伤（Peh，2006）。

针吸活组织检查和核心活检标本具有互补作用（Schweitzer等，1996）。CT引导下的穿刺活检术能准确地鉴别活动性的细菌性椎间盘感染，但对于真菌感染则不太可靠。在微生物学分析中加入细胞病理学则可以提高感染性病变的检测灵敏度（Peh，2006）。细针吸入的血凝块也应该被送往分析，不得丢弃，因为它们可能含有病原微生物（Hewes等，1983；Peh，2006）。经皮穿刺活组织检查技术的详尽细节可参见"脊柱感染的经皮活组织检查"这一章节。

在进行活检前停用经验性的抗生素是公认的做法，这能够显著增加活检的阳性率。术前没有使用抗生素患者的诊断率为60%，而术前使用抗生素患者的诊断率则显著下降到23%（De Lucas等，2009）。Kim等（2015）研究了58例原发性的化脓性脊柱炎患者，结果发现，与对照组相比，接受经验性抗生素治疗患者的组织培养阳性率显著降低（12.7%和46.7%）。最近的另一项研究得出结论，与经验性使用抗生素治疗1~3天的患者相比，使用抗生素治疗4天或以上的患者，其血液培养阳性率较低（Agarwal等，2016）。然而，对于严重脓毒症或血流动力学不稳定的患者，在收集了血液培养标本后，应经验性使用抗生素治疗（Lazzeri等，2019）。

15.4 诊断流程

诊断流程图的应用，可以系统地对疑似脊柱感染患者进行有效的诊断和及时的治疗，该诊断流程分为两个部分。基于大量的文献综述，Duarte和Vaccaro（2013）构建了一个有效的两部分诊断流程，以帮助诊断、评估和治疗脊柱感染。作者采纳了来自欧洲核医学协会（EANM）、欧洲神经系统放射学学会（ESNR）、

欧洲临床微生物学和传染病学会（ESCMID）、美国传染病学会（IDSA）发布的 2015 版临床实践指南（CPG）的共识声明，同时结合其在诊断和治疗脊柱感染患者的经验，对这两部分的诊断流程进行了修正。第一部分（图 15.1）旨在临床疑似病例中明确或排除脊柱感染的诊断，而第二部分（图 15.2）旨在构建恰当的治疗方法和识别致病微生物。

15.4.1 第一部分：临床怀疑脊柱感染（图 15.1）

当患者的临床表现怀疑为脊柱感染时，需常规评估实验室检查，如 CRP、ESR、WBC、血液培养以及脊柱影像学检查。紧接着首选的检查方式是静脉注射钆造影剂进行 MRI 的增强扫描。当发现典型的脊柱感染的磁共振影像时，脊柱感染的诊断即可明确。然而，对于有 MRI 检查的禁忌证或 MRI 结果无定论的患者，推荐采用氟 -18-2′- 脱氧 -2- 氟 -D- 葡萄糖正电子发射计算机断层扫描（[^{18}F]FDG PET/CT）。最近的一项 Meta 分析结果显示，[^{18}F]FDG PET/CT 对脊柱感染具有良好的诊断效能，据报道其敏感性为 94.8%，特异性为 91.4%（Treglia 等，2020）。如果不能进行 [^{18}F]FDG PET/CT 检查，可考虑采用 ^{99m}Tc-MDP 骨扫描或 ^{67}Ga 柠檬酸盐骨扫描检查（Lazzeri 等，2019）。脊柱感染的 MRI 特征和放射性核素成像特征已在该书的前几章中讨论。

15.4.2 第二部分：脊柱感染的处理和病因诊断（图 15.2）

在完成临床疑似脊柱感染的诊断调查后，两种可能的情况是：（a）有 MRI 证据的脊柱感染；（b）临床上高度怀疑脊柱感染，但影像学结果不确定。对于有紧急手术适应证的患者，如脊柱不稳定（伴或不伴畸形）、出现神经损害、硬膜外或硬膜下的聚集物占位效应和脊髓压迫，应遵循手术路径。手术的目的是重建脊柱的稳定性，椎管减压，解除神经压迫的致压物，以及对感染组织进行清创和引流。在手术过程中，应通过开放式活检获得标本，因为这些标本通常会获得更高的组织活检阳性率（Berbari 等，2015；Lazzeri 等，2019）。

50%~60% 的患者会获得阳性的血液培养或血清学结果（Duarte 和 Vaccaro，2013；Lazzeri 等，2019）。当血液培养（例如，金黄色葡萄球菌、路邓葡萄球菌）或血清学（例如，布鲁菌）中出现明确的微生物时，则无须再进行经皮穿刺活组织检查（Berbari 等，2015）。一项关于 125 例椎体骨髓炎患者的回顾性研究表明，24% 的先前患金黄色葡萄球菌血症的椎体骨髓炎患者，随后可从活检标本中检出与之前血液培养相同的微生物（Wang 等，2012）。在地中海地区、中东、中美洲和南美洲等流行国家和地区，布鲁菌是引起脊柱感染较为常见的致病菌。Bozgeyik 等（2008）在凝集试验中发现，所有布鲁菌病脊柱感染患者的血清抗体滴度均 ≥ 1∶160，因此，对生活在该病流行地区的布鲁菌血清学强阳性的患者，不进行活检是合理的（Berbari 等，2015）。

约有 50% 的患者其血液培养可能是阴性的（Duarte 和 Vaccaro，2013；Berbari 等，2015）。对于这组患者，当对血液培养明确的微生物与脊柱感染之间的关联存在疑问时，应进行影像学引导下的经皮穿刺活检（Lazzeri 等，2019）。对于后一种可疑组，在血液培养中检测到的微生物可能是污染（例如，来自皮肤），也可能是来自另一个合并的感染部位（例如，肺炎、尿路感染）。经皮穿刺活组织检查这一技术相对安全，且具有较高的诊断精准率，这是一种非常有用的方法，可识别特定的病原体，限制非必要的抗生素的使用，降低抗生素耐药性（Hadjipavlou 等，2000；Turunc 等，2007；Euba 等，2008；Karadimas 等，2008；Duarte

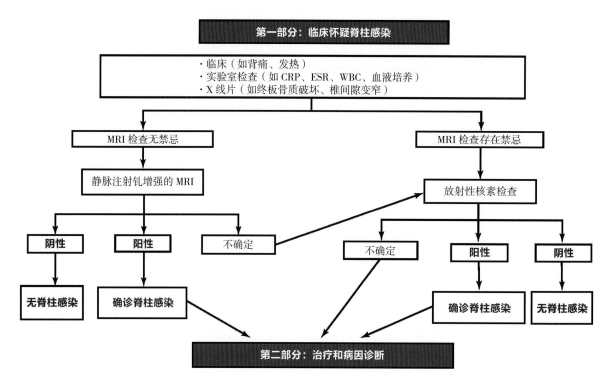

图 15.1 流程图显示了对临床疑似脊柱感染患者的诊断策略（第一部分）

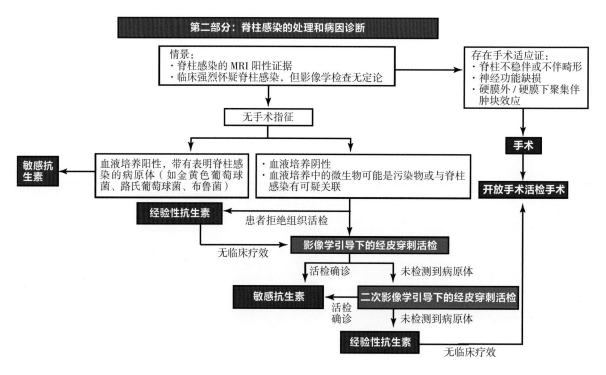

图 15.2 流程图显示了脊柱感染患者的处理和病因诊断策略（第二部分）

和 Vaccaro，2013；Lazzeri 等，2019）。一旦发现了一种特定的病原体，就可以使用敏感抗生素治疗。如果第一次活检的结果为阴性，可能需要进行二次活检。如果二次活检再次呈阴性，则经验性使用抗生素治疗是一种相对合理的方法。如果经验性抗生素治疗效果欠佳，则应考虑进行开放活检（Duarte 和 Vaccaro，2013；Berbari 等，2015；Lazzeri 等，2019）。脊柱感染的微生物学、组织病理学、细胞学和分子诊断的详细细节参见"脊柱感染经皮活组织检查"这一章节。

15.4.3 第三部分：未怀疑脊柱感染的患者

少部分患者由于其他临床症状进行影像学检查，可能会偶然发现典型的脊柱感染的影像学特征。因此，当患者出现如下临床症状时，有必要进行脊柱 MRI 检查，包括：（a）儿童出现非特异性的背部疼痛、发热和心动过速；（b）老年患者出现压缩性骨折（最初目的是区分急性与慢性骨折，或病理性与骨质疏松性椎体骨折）；（c）成年患者出现无发热的持续性背部疼痛（英国放射学会 2017）。若这组患者尚未进行相关的实验室检查，则应检测 WBC、CRP、ESR 和血液培养（Lazzeri 等，2019），这组患者接下来按第二部分诊断策略进行处理（图15.2.）。

15.5 总结

脊柱感染的临床表现通常是非特异性的，对疑似患者要高度警惕。利用诊断策略这个系统方法可以实现对脊柱感染患者的有效诊断和处理。

参考文献

[1]　Agarwal V, Wo S, Lagemann GM et al (2016) Image-guided percutaneous disc sampling: impact of antecedent antibiotics on yield. Clin Radiol 71: 228–234.

[2]　Berbari EF, Kanj SS, Kowalski TJ et al (2015) Infectious Diseases Society of America (IDSA) clinical practice guidelines for the diagnosis and treatment of native vertebral osteomyelitis in adults. Clin Infect Dis 61:e26–e46.

[3]　Beronius M, Bergman B, Andersson R (2001) Vertebral osteomyelitis in Göteborg, Sweden: a retrospective study of patients during 1990-95. Scand J Infect Dis 33:527–532.

[4]　Bozgeyik Z, Ozdemir H, Demirdag K et al (2008) Clinical and MRI findings of Brucellar spondylodiscitis. Eur J Radiol 67:153–158.

[5]　Carragee EJ, Kim D, van der Vlugt T et al (1997) The clinical use of erythrocyte sedimentation rate in pyogenic vertebral osteomyelitis. Spine 22:2089–2093.

[6]　Chihara S, Segreti J (2010) Osteomyelitis. Dis Mon 56:5–31.

[7]　de Lucas EM, González MA, Gutiérrez A et al (2009) CT-guided fine-needle aspiration in vertebral osteomyelitis: true usefulness of a common practice. Clin Rheumatol 28:315–320.

[8]　Duarte RM, Vaccaro AR (2013) Spinal infection: state of the art and management algorithm. Eur Spine J 22:2787–2799.

[9]　Euba G, Narváez JA, Nolla JM et al (2008) Long-term clinical and radiological magnetic resonance imaging outcome of abscess-associated spontaneous pyogenic vertebral osteomyelitis under conservative management. Semin Arthritis Rheum 38:28–40.

[10]　Fantoni M, Trecarichi EM, Rossi B et al (2012) Epidemiological and clinical features of pyogenic spondylodiscitis. Eur Rev Med Pharmacol Sci 16:2–7.

[11]　Frangen TM, Kälicke T, Gottwald M et al (2006) Surgical management of spondylodiscitis. An analysis of 78 cases. Unfallchirurg 109:743–753.

[12]　Hadjipavlou AG, Mader JT, Necessary JT et al (2000) Hematogenous pyogenic spinal infections and their surgical management. Spine 25:1668–1679.

[13]　Hewes RC, Vigorita VJ, Freiberger RH (1983) Percutaneous bone biopsy: the importance of aspirated osseous blood. Radiology 148:69–72.

[14]　Jensen AG, Espersen F, Skinhøj P et al (1997) Increasing frequency of vertebral osteomyelitis following Staphylococcus aureus bacteraemia in Denmark 1980-1990. J Infect 34:113–118.

[15]　Karadimas EJ, Bunger C, Lindblad BE et al (2008) Spondylodiscitis. A retrospective study of 163 patients. Acta Orthop 79:650–659.

[16]　Kim CJ, Song KH, Jeon JH et al (2010) A comparative study of pyogenic and tuberculous spondylodiscitis. Spine 35:1096–1100.

[17]　Kim CJ, Kang SJ, Yoon D et al (2015) Factors influencing culture positivity in pyogenic vertebral osteomyelitis patients with prior antibiotic exposure. Antimicrob Agents Chemother 59:2470–2473.

[18]　Lazzeri E, Bozzao A, Cataldo MA et al (2019) Joint EANM/ESNR and ESCMID-endorsed consensus document for the diagnosis of spine infection (spondylodiscitis) in adults. Eur J Nucl Med Mol Imaging 46:2464–2487.

[19]　Mackenzie AR, Laing RBS, Smith CC et al (1998) Spinal epidural abscess: the importance of early diagnosis and treatment. J Neurol Neurosurg Psychiatry 65:209–212.

[20]　Michel SCA, Pfirrmann CWA, Boos N et al (2006) CT-guided core biopsy of subchondral bone and intervertebral space in suspected spondylodiskitis. AJR Am J Roentgenol 186:977–980.

[21]　Mylona E, Samarkos M, Kakalou E et al (2009) Pyogenic vertebral osteomyelitis: a systematic review of clinical characteristics. Semin Arthritis Rheum 39:10–17.

[22]　Peh WCG (2006) CT-guided percutaneous biopsy of spinal lesions. Biomed Imaging Interv J 2:1–12.

[23]　Pineda C, Pena A, Espinosa R et al (2011) Imaging of osteomyelitis: the key is in the combination. Int J Clin Rheumatol 6:25–33.

[24]　Royal College of Radiologists (2017) iRefer: RCR imaging guidelines. In: Making the best use of clinical radiology, 8th

edn. https://www.rcr.ac.uk/clinical-radiology/being-consultant/rcr-referral-guidelines/about-irefer.

[25] Schimmer RC, Jeanneret C, Nunley PD et al (2002) Osteomyelitis of the cervical spine: a potentially dramatic disease. J Spinal Disord Tech 15:110–117.

[26] Schweitzer ME, Gannon FH, Deely DM et al (1996) Percutaneous skeletal aspiration and core biopsy: complementary techniques. AJR Am J Roentgenol 166:415–418.

[27] Sobottke R, Seifert H, Fätkenheuer G et al (2008) Current diagnosis and treatment of spondylodiscitis. Dtsch Arztebl Int 105:181–187.

[28] Srinivasan S, Peh WCG (2011) Imaging-guided biopsy in musculoskeletal infections. Semin Musculoskelet Radiol 15:561–568.

[29] Treglia G, Pascale M, Lazzeri E et al (2020) Diagnostic performance of 18F-FDG PET/CT in patients with spinal infection: a systematic review and a bivariate meta-analysis. Eur J Nucl Med Mol Imaging 47:1287–1301.

[30] Tsiodras S, Falagas ME (2006) Clinical assessment and medical treatment of spine infections. Clin Orthop Relat Res 444:38–50.

[31] Turunc T, Demiroglu YZ, Uncu H et al (2007) A comparative analysis of tuberculous, brucellar and pyogenic spontaneous spondylodiscitis patients. J Infect 55:158–163.

[32] Wang Z, Lenehan B, Itshayek E et al (2012) Primary pyogenic infection of the spine in intravenous drug users: a prospective observational study. Spine 37:685–692.

脊柱感染的影像学诊断